uE KB

MÉDECINE

LECTURE CRITIQUE D'ARTICLE

Mathilde VERMERSCH

Editions Vernazobres-Grego
99 bd de l'Hôpital
75013 PARIS - Tél : 01 44 24 13 61
www.vg-editions.com

MAI 2014 - ISBN : 978-2-8183-1198-1

Remerciements :

- A mes parents pour leur soutien et leur amour pendant toutes ces années
- A mes sœurs Charlotte et Marie, vous êtes les meilleures
- A mes grands-parents, pour leur amour
- A Maxime, merci mon chéri pour ta présence dans les moments difficiles, pour ton amour et ta compréhension
- A mes amies Clémentine et Ludivine, vous êtes géniales tout simplement
- A Roxane pour tous ces fous rires aussi bien en soirée qu'en conférence ; pour tous ces petits plats qui nous ont aidés à survivre dans les longues soirées de conférence ; et un petit clin d'œil aux Roxiches
- A mes anciens maîtres de LCA qui ont su me faire apprécier cette matière

TABLE DES MATIERES

PREMIERE PARTIE :
MODALITES DU CNCI

DEUXIEME PARTIE :
LE COURS PAR OBJECTIF

5	Identifier la technique de randomisation et vérifier sa cohérence, le cas échéant.	43			
6	Discuter la comparabilité des groupes soumis à la comparaison.	47			
7	Discuter l'évolution des effectifs étudiés et leur cohérence dans la totalité de l'article ; savoir si le calcul du nombre de sujets nécessaires a été effectué à priori	51			
8	S'assurer que la méthode employée est cohérente avec le projet du travail et qu'elle est effectivement susceptible d'apporter « une » réponse à la question posée dans l'introduction.	57			
9	Vérifier que les analyses statistiques (en fonction de notions élémentaires) sont cohérentes avec le projet du travail ; connaître les limites de l'analyse par sous groupe ; connaître la notion de perdus de vue.	71			
10	Vérifier le respect des règles d'éthique.	87			
11	Analyser la présentation, la précision et la lisibilité des tableaux et des figures, leur cohérence avec le texte et leur utilité	91			
12	Vérifier la présence des indices de dispersion permettant d'évaluer la variabilité des mesures et de leurs estimateurs.	95			
13	Discuter la nature et la précision des critères de jugement des résultats.	97			
14	Relever les biais qui ont été discutés. Rechercher d'autres biais d'information et de sélection éventuels non pris en compte dans la discussion et relever leurs conséquences dans l'analyse des résultats.	101			
15	Vérifier la logique de la discussion et sa structure. Reconnaître ce qui relève des données de la littérature et ce qui est opinion personnelle de l'auteur.	105			
16	Discuter la signification statistique des résultats.	107			

TROISIEME PARTIE

ANNEXES

QUATRIEME PARTIE
TRAINING

PARTIE 1

MODALITES DU CNCI

SOMMAIRE

PRESENTATION DE L'EPREUVE DE LCA

Chapitre 1

1 OBJECTIFS GENERAUX DE LA LCA

- L'objectif de l'épreuve est d'amener l'étudiant à **lire de façon critique** et à **analyser le contenu d'un article** en vue de son **autoformation actuelle et future**.

- **Le mot "critique" ne doit pas être** entendu dans le sens où l'on demanderait aux étudiants de **chercher systématiquement tous les défauts d'un article.**

- Cette épreuve part du **principe** que **toute information médicale doit être analysée avec du recul**, en cherchant les **défauts** éventuels mais aussi les **limites**, les **implications**, **l'utilité pour la pratique.**

- **L'article choisi doit être considéré comme de bonne qualité** (le but de l'enseignement de la lecture critique est de donner à la fois le sens critique et le goût de la lecture).

2 PLACE DE LA LCA DANS VOTRE NOTE FINALE

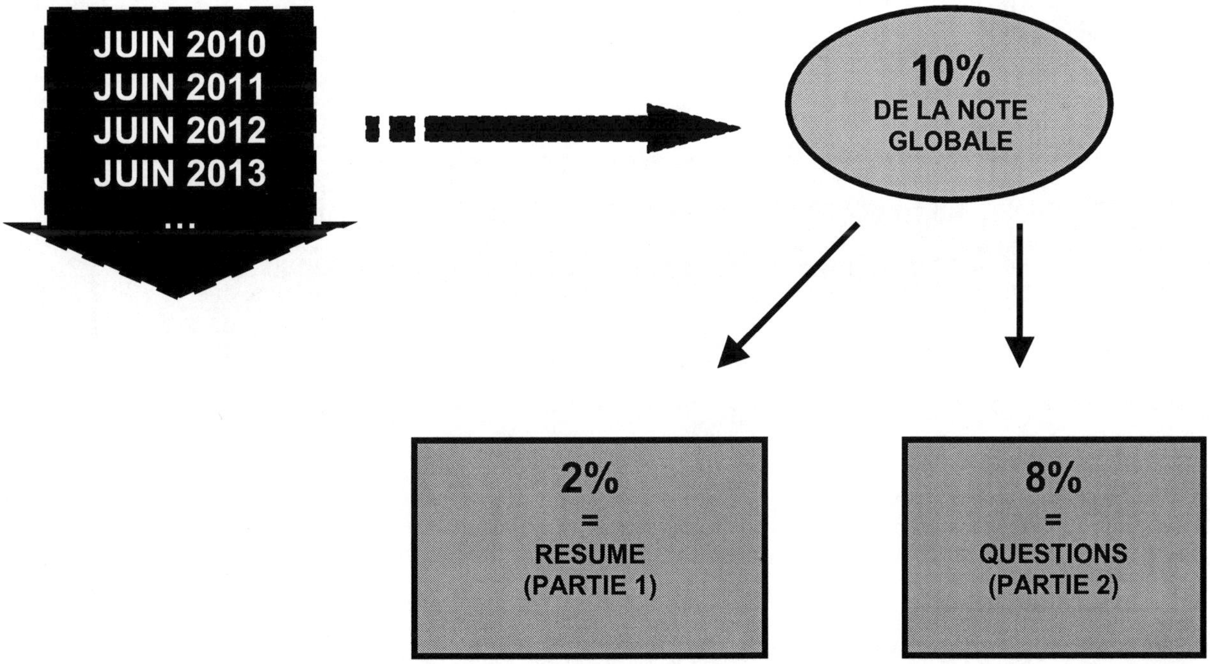

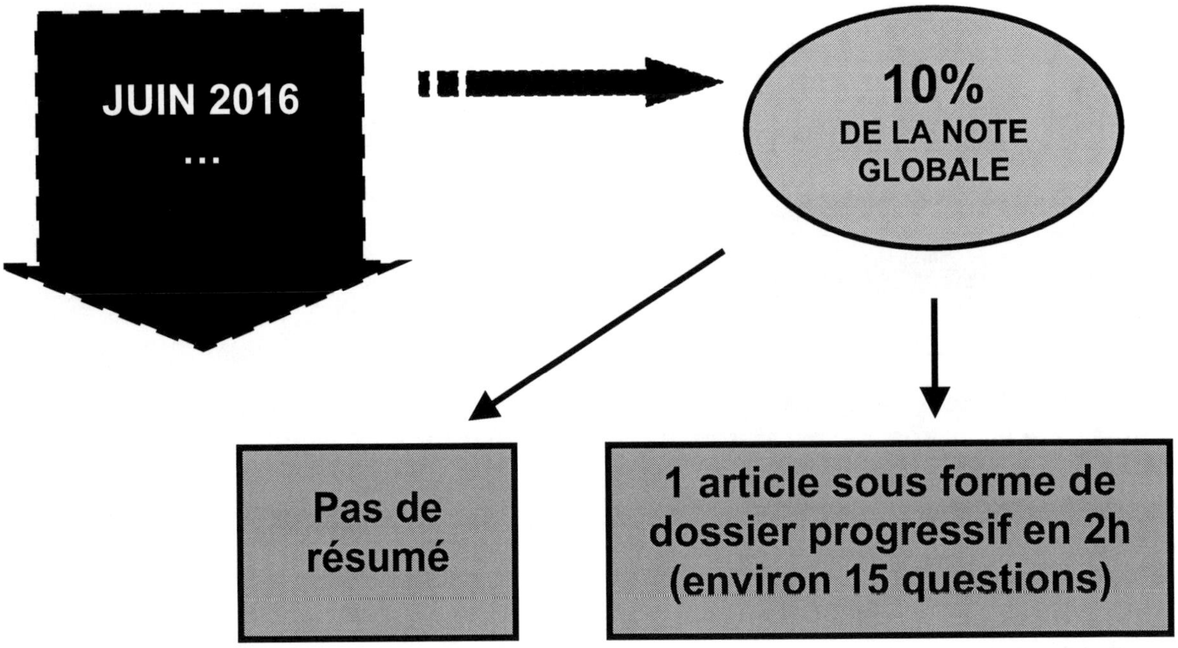

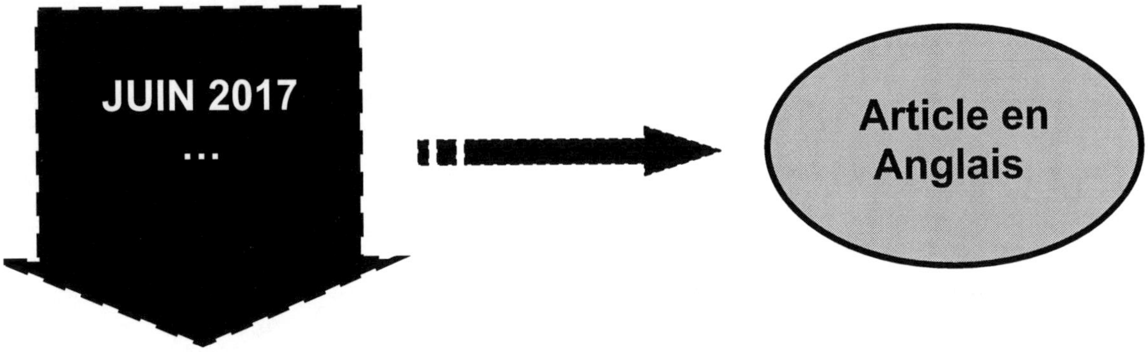

MINISTÈRE DE L'ENSEIGNEMENT SUPÉRIEUR ET DE LA RECHERCHE

Arrêté du 6 décembre 2007 fixant la pondération de l'épreuve de lecture critique d'articles lors des épreuves classantes nationales du troisième cycle des études médicales

NOR : *ESRS0772655A*

La ministre de l'enseignement supérieur et de la recherche et la ministre de la santé, de la jeunesse et des sports,

Vu le code de l'éducation ;

Vu le code de la santé publique ;

Vu la loi n° 2007-1199 du 10 août 2007 relative aux libertés et responsabilités des universités ;

Vu le décret n° 2004-67 du 16 janvier 2004 relatif à l'organisation du troisième cycle des études médicales,

Arrêtent :

Art. 1er. – En application des dispositions de l'article 39 de la loi du 10 août 2007 susvisée, les épreuves classantes nationales du troisième cycle des études médicales comportent, à compter de l'année universitaire 2008-2009, une épreuve de lecture critique d'un ou plusieurs articles scientifiques.

Art. 2. – L'épreuve de lecture critique d'articles comptera pour 5 % de la note globale lors des épreuves organisées au titre de l'année universitaire 2008-2009 et pour 10 % de la note globale à compter de l'année universitaire suivante.

Art. 3. – Le directeur général de l'enseignement supérieur et la directrice de l'hospitalisation et de l'organisation des soins sont chargés, chacun en ce qui le concerne, de l'exécution du présent arrêté, qui sera publié au *Journal officiel* de la République française.

Fait à Paris, le 6 décembre 2007.

3 PRESENTATION DE L'ARTICLE LORS DE L'ECN

L'épreuve portera sur des articles :

- **Médicaux scientifiques originaux**, c'est-à-dire
  - Rapportant une **étude d'observation ou expérimentale**
  - **Traitant d'un sujet mentionné dans le programme de la deuxième partie du 2ème cycle**
- Issus d'une **revue médicale avec comité de lecture**
- En **français** (articles **primitivement** en français **ou traduits** d'une autre langue).
- Utilisés **en entier** (ce qui est souhaitable) **ou partiellement** s'ils sont trop longs.
- **Seront supprimés :**
  - **Le résumé de l'article** puisque élaborer un résumé est constitutif de l'épreuve
  - **Les noms des auteurs et la référence de la revue** dans la mesure où l'article peut être traduit ou constituer un extrait du texte original.

4 COMMENT SERA NOTEE LA LCA ?

Cas du dépassement du nombre de 254 mots :

- Le résumé ne doit pas dépasser 254 mots et doit être fidèle à l'article.
- Il sera proposé un cadre matérialisé.
- Une pénalité sera décidée, le cas échéant, par le jury en cas de dépassement, proportionnelle au degré de dépassement.
- Ne pas oublier de mettre les 4 titres de chapitre car des points sont attribués pour le chapitre dans lequel sont mises les réponses. En cas d'oubli un zéro pourrait être donné à l'étudiant.

Existera-t-il une grille de réponses ?

- Une grille de réponses sera proposée par le conseil scientifique du CNCI
- Pour les deux parties :
  - Résumé
  - Questions portant sur l'article

Existera-t-il des points négatifs ?

- Des points négatifs peuvent être décidés par le jury.
- Attention depuis 2 ans, on a vu apparaître dans la grille de correction des phrases types : « si blabla zéro à la question »

Existera-t-il une double correction ?

- L'épreuve fait l'objet d'une double correction comme pour les dossiers.

Notes

DEROULEMENT DE L'EPREUVE

Modalités générales

DUREE	• **3 heures**
NOMBRE DE PARTIES	**Deux parties :** • Un résumé = 20% de la note • Des **questions (**entre 6 et 10**) = 80 %** de la note
MODALITES DE REPONSE	• **Rédactionnelles** • **Phrases** construites • **Style télégraphique n'est pas accepté** (mais bien sûr une liste claire avec des tirets est acceptée)
PEUT-ON UTILISER DES ABREVIATIONS ?	• Les **abréviations ne sont pas admises** • **Sauf celles mentionnées ci-après** (fournis par le CNCI au BO)
ORGANISATION DU TEMPS DE L'EPREUVE	• L'étudiant est **libre d'organiser et de répartir son temps comme il le souhaite entre lecture et rédaction.** • Personnellement je conseillerais de commencer par lire les questions avant de lire l'article pour pouvoir repérer les réponses aux questions dès la première lecture. Commencez par les questions. Cela vous aidera à rédiger le résumé par la suite et de plus les questions valent 80% de la note !!!

Modalités pratiques jusque 2015

PARTIE	TITRE	CONTENU
PREALABLE	LECTURE	• **Libre** • **Temps non limité**

PARTIE 1	RESUME	• Le **résumé doit être structuré en fonction du contenu de l'article**.
		• Il **comporte généralement** :
		  o **Objectifs de l'étude**
		  o **Matériel et méthodes**
		  o **Résultats et conclusion**
		  o **Discussion**
		• Il **ne doit pas dépasser 254 mots dont les titres des 4 parties** (objectif, méthode, résultats, conclusion)

PARTIE 2	QUESTIONS	• Au nombre de **6 à 10**
		• Elles **portent sur les objectifs pédagogiques** (cf. chapitre « Questions tombables : objectifs pédagogiques concernant la partie 2 »)
		• La **longueur des réponses**
		  o Peut varier selon le type de question
		  o **N'est pas limitée** par un cadre
		  o **Attention le cahier de réponse de l'épreuve de LCA est plus court que pour les dossiers !!!**
		• Le style **rédactionnel** est demandé : « sous forme de phrases »

Modalités pratiques à partir de 2016

<table>
<tr><th>PARTIE</th><th>TITRE</th><th>CONTENU</th></tr>
<tr><td>PREALABLE</td><td>LECTURE</td><td>• Libre
• Temps non limité</td></tr>
<tr><td colspan="2">QUESTIONS</td><td>• Les réponses aux questions seront à faire sur une tablette numérique
• L'organisation du temps pour chaque question est libre
• Les questions se présenteront sous la forme d'un dossier progressif c'est-à-dire que l'étudiant ne pourra pas revenir en arrière après validation de sa réponse</td></tr>
</table>

LE FOND DE L'EPREUVE

1 OBJECTIFS PEDAGOGIQUES OFFICIELS

IDENTIFIER

1°) L'objet d'un article médical scientifique, parmi les suivants : évaluation d'une procédure diagnostique, d'un traitement, d'un programme de dépistage, estimation d'un pronostic, enquête épidémiologique à l'exclusion des meta-analyses.

2°) La « question » posée par les auteurs (hypothèse)

ANALYSER LA METHODOLOGIE

Population étudiée :

3°) Identifier les caractéristiques (données démographiques) de la population étudiée, à laquelle les conclusions pourront être appliquées.

4°) Analyser les modalités de sélection des sujets, critères d'inclusion et de non inclusion et d'exclusion.

5°) Identifier la technique de randomisation et vérifier sa cohérence, le cas échéant.

6°) Discuter la comparabilité des groupes soumis à la comparaison.

7°) Discuter l'évolution des effectifs étudiés et leur cohérence dans la totalité de l'article ; savoir si le calcul du nombre de sujets nécessaires a été effectué a priori

Méthodes

8°) S'assurer que la méthode employée est cohérente avec le projet du travail et qu'elle est effectivement susceptible d'apporter « une » réponse à la question posée dans l'introduction.

9°) Vérifier que les analyses statistiques (en fonction de notions élémentaires) sont cohérentes avec le projet du travail ; connaître les limites de l'analyse par sous groupe ; connaître la notion de perdus de vue.

10°) Vérifier le respect des règles d'éthique.

ANALYSER LA PRESENTATION DES RESULTATS

11°) Analyser la présentation, la précision et la lisibilité des tableaux et des figures, leur **cohérence avec le texte et leur utilité.**

12°) Vérifier la présence des indices de dispersion permettant d'évaluer la variabilité des mesures et de leurs estimateurs.

CRITIQUER L'ANALYSE DES RESULTATS ET DE LA DISCUSSION

13°) Discuter la nature et la précision des critères de jugement des résultats.

14°) Relever les biais qui ont été discutés. Rechercher d'autres biais d'information et de sélection éventuels non pris en compte dans la discussion et relever leurs conséquences dans l'analyse des résultats.

15°) Vérifier la logique de la discussion et sa structure. Reconnaître ce qui relève des données de la littérature et ce qui est opinion personnelle de l'auteur.

16°) Discuter la signification statistique des résultats.

17°) Discuter la pertinence clinique des résultats.

18°) Vérifier que les résultats offrent une réponse à la question annoncée.

19°) Vérifier que les conclusions sont justifiées par les résultats.

20°) Indiquer le niveau de preuve de l'étude (grille de l'HAS).

EVALUER LES APPLICATIONS CLINIQUES

21°) Discuter la ou les applications potentielles proposées par l'étude

ANALYSER LA FORME DE L'ARTICLE

22°) Identifier la structure IMRAD (Introduction, Matériel et méthode, Résultats, Discussion) et s'assurer que les divers chapitres de la structure répondent à leurs objectifs respectifs.

23°) Faire une analyse critique de la présentation des références.

24°) Faire une analyse critique du titre.

2 PRECISION SUR LES QUESTIONS « TOMBABLES »

- **Aucun calcul nouveau** ne sera demandé.
- Un **commentaire de tableaux, figures ou calculs statistiques** peut être demandé .
- La **forme de l'article** peut être discutée.
- Une **nouvelle rédaction du titre ou d'un paragraphe** peut être demandée.
- **Il ne pourra être posé de questions de mémorisation sur le sujet étudié ni de questions s'écartant de l'article.**
- **Les questions ne sont pas posées dans un langage de spécialistes.** Elles doivent être comprises simplement par tout étudiant de deuxième cycle.
- Les **questions sont indépendantes les unes des autres.**
- Il sera évité les sous-questions.
- Si une définition pose problème, c'est-à-dire si elle peut faire l'objet de discussions, la définition retenue pour cette épreuve doit être précisée dans l'intitulé.

LA FORME DE L'EPREUVE
COMMENT REDIGER SA COPIE EN PRATIQUE ?

Jusque 2015

PARTIE 1 → **RESUME (20% de la note)**

Taille du résumé	• **254 mots maximum**
Mode de rédaction	• **Rédactionnels** • Utiliser des phrases
Présentation	Un tableau avec **254 cases** vous sera distribué : • **250 mots maximum = 1 mot par case** • **4 mots obligatoires= 1 mot par case** o **Objectif** o **Matériel et Méthodes** o **Résultats** o **Discussion**
Forme du tableau	• Cf. page suivante

Ce type de rédaction nouveau impose de définir ce qu'est « un mot » correspondant à une case. Vous trouverez ci-après les détails précisés par le CNCI au Journal officiel.

Comptent comme un mot (une case)	• Un **mot** : o **Simple ou composé** avec ou sans tiret (exemple: globulines, gamma globulines, α trypsine...) ; l'article (le, la, un, l'…) associé au mot doit être dans la même case o Une **conjonction** (et…) • Un **nombre** • Une **expression chiffrée** (m±SD, p< 0,05,C95(a-b)) • Un **sigle** (sauf s'il est attaché à un mot : Médicament® compte une seule case), (exemple : OBNI) • Un **acronyme accepté par le CNCI** (quel que soit le nombre de lettres) (exemple : Sida) • Les **abréviations acceptées par le CNCI** (une case par abréviation exemple Se= sensibilité= une case) • Les **lettres utilisées isolément** (α, ß…)

Ne comptent pas séparément (doivent donc être associés dans une case)	• La **ponctuation** (. , ; ? ! ;) • Les **signes conventionnels** (>, <, ≥…) ; • Les **guillemets** ; • Les **parenthèses** ou **crochets** ; • **L'article** (le, la, un, l'…) associé au mot ; • Les **numéros** ou **lettres d'une énumération** (accompagnés ou non d'une ponctuation ou d'un tiret (ex : a, a), 1-, 1)…) ; • Les **unités associées à un nombre** (ex : 18 mg, 172 ml/min.m2,26 m/s).
Comptent comme un mot (une case)	• **Tous les autres cas non cités ci dessus**

Tableau distribué avec 254 cases

1 à 6						
7 à 12						
13 à 18						
19 à 24						
25 à 30						
31 à 36						
37 à 42						
43 à 48						
49 à 54						
55 à 60						
61 à 66						
67 à 72						
73 à 78						
79 à 84						
85 à 90						
91 à 96						
97 à 102						
103 à 108						
109 à 114						
115 à 120						
121 à 126						
127 à 132						
133 à 138						
139 à 144						
145 à 150						
151 à 156						
157 à 162						
163 à 168						
169 à 174						
175 à 180						
181 à 186						
187 à 192						
193 à 198						
199 à 204						
205 à 210						
211 à 216						
217 à 222						
223 à 228						
229 à 234						
235 à 240						
241 à 246						
247 à 252						
253 à 254						

250 mots maximum
=
1 mot par case

4 mots obligatoires
=
1 mot par case

- **Objectif**
- **Matériel et Méthodes**
- **Résultats**
- **Discussion**

Dépasser 254 mots
=
PENALITE
(Proportionnelle au dépassement)

Ponctuation à insérer avec les cases remplies par des mots

PARTIE 2 → **QUESTIONS**
(20% de la note)

- Répondre aux questions **comme un dossier classique**
- Le style doit être **rédactionnel sous forme de phrases**
- La **longueur des réponses**
  - **Peut varier** selon le type de question
  - **N'est pas limitée par un cadre**

Notes

Notes

LE NOUVEL ECN
Comment rédiger en pratique ?

GENERALITES	• Le but de cette épreuve est de préparer le candidat pour l'avenir. Il doit montrer sa capacité à lire et comprendre une publication scientifique et à en donner un compte rendu fidèle.
	• Principes :
	  o savoir extraire les informations les plus pertinentes pour les retransmettre (le plus souvent dans le même ordre que le texte initial)
	  o expression française correcte
	
	• **Pas de résumé**
	• **Dossier progressif**
	  o Temps limité par questions
	  o L'étudiant est libre de gérer son temps pour chaque question mais ne peut pas revenir en arrière une fois la réponse validée

SAVOIR LIRE UN ARTICLE DE MANIERE RENTABLE	• La lecture ne doit pas faire perdre trop de temps au candidat. Il faut aller à l'essentiel et savoir trouver le plus rapidement possible les infirmations pertinentes pour le résumé et les questions.
	
	• **2 temps d'une lecture** :
	  o une première lecture très rapide pour se faire une idée de l'étude
	  o une seconde lecture plus approfondie pour une étude plus poussée
	
	• **Doivent ressortir de cette lecture** :
	  o le contexte de l'étude (pourquoi réaliser cette étude ? qu'apporte-t-elle de nouveau ?)
	  o l'objectif principal de l'étude (il se trouve le plus souvent à la fin de l'introduction)
	  o +/- objectifs secondaires
	  o population étudiée, méthode
	  o résultats de l'objectif principal
	  o conclusion des auteurs

AVOIR UN RESUME EN TETE	• Structurer selon la **méthode IMRAD** (introduction, methods, results and discussion)
	
	• **Introduction :**
	  o Phrase de contexte
	  o Objectif principal (PICO : population, intervention, contrôle, outcome)

- **Méthode :**
    - Schéma expérimental (type d'étude)
    - Lieu et période de l'étude
    - Population étudiée (critères d'inclusion, +/- exclusion, nombre de sujets calculé et randomisé, mode de randomisation, nombre de groupes,...)
    - Intervention (ce que l'on étudie)
    - Groupe contrôle
    - Critère de jugement principal (+/- critères de jugement secondaires)

- **Résultats :**
    - Résultats de l'objectif principal
    - +/- résultats des objectifs secondaires
    - Avec leur intervalle de confiance à 95% et le

- **Conclusion :**
    - Conclusion des auteurs
    - +/-extrapolation (autre étude nécessaire, autre population, ...)

PARTIE 2

LE COURS PAR OBJECTIF

SOMMAIRE

Notes

OBJECTIF PEDAGOGIQUE N°1

Chapitre 1

OBJECTIFS DE L'ECN

IDENTIFIER

L'objet d'un article médical scientifique, parmi les suivants : évaluation d'une procédure diagnostique, d'un traitement, d'un programme de dépistage, estimation d'un pronostic, enquête épidémiologique à l'exclusion des méta-analyses

MOTS CLES et REFLEXES GENERAUX

- Evaluation d'une **procédure diagnostique**
- Evaluation d'un **traitement**
- Evaluation d'un **programme de dépistage**
- Estimation d'un **pronostic**
- **Enquête épidémiologique** (sauf méta-analyse)

1 PROGRAMME OFFICIEL

LES ARTICLES TOMBABLES	**Article médical scientifique original** concernant : • Evaluation d'une **procédure diagnostique** • Evaluation d'un **traitement** • Evaluation d'un **programme de dépistage** • Estimation d'un **pronostic** • Enquête **épidémiologique (sauf méta-analyse)**

LES ARTICLES EXCLUS A L'ECN	• **Revue générale ou systématique :**
	  o Réalise la synthèse d'informations déjà publiées
	• **Mise au point :**
	  o Décrit des acquisitions récentes concernant un sujet précis et limité
	• **Cas clinique, case report :**
	  o Observation d'un effet observé chez un patient
	  o Peu de valeur scientifique
	• **Article préliminaire :**
	  o Présente des résultats préliminaires d'une étude en cours
	• **Méta-analyse :**
	  o Synthèse exhaustive rigoureuse et reproductible quantifiée

QUE SIGNIFIE « OBJET DE L'ETUDE » ?	L'objet de l'étude **concerne :** • Le **domaine** abordé • Le **sujet** abordé Elle ne concerne **pas** : • La **question** étudiée (objectif 2) • La **méthode** employée (objectif 8) • Les **conclusions** et **implications** (objectif 21)
OU TROUVER L'INFORMATION ?	L'information est indiquée dans : • Le **titre** • L'**introduction** • La **conclusion** • Les résultats
MODALITES DE LA REPONSE	• En **une phrase** • Par quelques **mots clés (cf. ci-dessous)** • **Sans indiquer la question** posée dans l'article • **Sans interpréter** les résultats • **Sans critiquer** la méthode employée

TYPE D'ARTICLE	MOTS CLES (NON EXAUSTIFS)
EVALUATION D'UNE PROCEDURE DIAGNOSTIQUE	• **Pathologie** étudiée • Nom de la **procédure diagnostique**
EVALUATION D'UN TRAITEMENT	• **Pathologie** étudiée • **Traitement testé** • **+/- Voie d'administration** du traitement (en fonction de l'objectif de l'étude)
EVALUATION D'UN PROGRAMME DE DEPISTAGE	• **Pathologie** étudiée • **Mode de dépistage** • **+/- Population** concernée
ESTIMATION D'UN PRONOSTIC	• **Pathologie** étudiée • Mot clé « **Pronostic** »
ENQUETE EPIDEMIOLOGIQUE (SAUF META-ANALYSE)	• Le **sujet de l'enquête** • Le **but** de l'enquête • +/- Mot clé « **Epidémiologie** »

OBJECTIF PEDAGOGIQUE N°2

OBJECTIFS DE L'ECN

IDENTIFIER

- **La « question » posée par les auteurs (hypothèse)**

MOTS CLES et REFLEXES GENERAUX

- **Un** objectif principal unique
- Dans une **population précise**
- **Un seul critère de jugement principal**

1 COMMENT REPONDRE ?

OU TROUVER L'INFORMATION ?	L'information est indiquée dans : • Le **titre** • L'**introduction = à la fin** • La **conclusion**

CONTENU	• **Mots clés :**
	  o **Objectif :**
	    ▪ **Unique ou principal**
	    ▪ Qui équivaut au « type de question » posée
	    ▪ (Cf. ci-après la liste des objectifs possibles en fonction du type d'étude)
	  o **Population d'étude** : pathologie, âge, sexe, …
	  o **Facteur, intervention ou exposition** : traitement, test diagnostique, facteur de risque…
	  o **Critère de jugement**
	  o **Schéma expérimental**
	• **Sans évoquer ou interpréter** les résultats
	• **Sans critiquer** la méthode employée

PRESENTATION	• **« Identifier la question** posée par les auteurs » :
	  o Répondre **sous forme d'une question**
	• **« Identifier l'hypothèse** posée par les auteurs » :
	  o Répondre **sous forme d'une affirmation**
	• Toujours répondre sous forme **rédactionnelle**

COMMENT VERIFIER LA COHERENCE ?	• Les sujets des ECN porteront sur des articles « médicaux scientifiques originaux issus d'une revue médicale avec comité de lecture ». • Ayant été publié comme tel, ils répondront à certains critères de qualité(cf. ci après**). • Il est **indispensable de vérifier la cohérence entre** votre **réponse et** ces **critères de qualité**

RAPPEL

<u>Définition d'un critère de jugement</u>

Critère qui permet de mesurer l'effet du traitement dans un essai thérapeutique ou la survenue d'un événement dans une étude épidémiologique.

L'idéal est d'avoir un seul critère de jugement, dit «critère de jugement principal».

2 IDENTIFIER L'OBJECTIF DE L'ETUDE

OBJET ============ >	**EVALUATION D'UNE PROCEDURE DIAGNOSTIQUE**	
Objectif* possible	**Critère**	**Schéma expérimental**
Evaluer la **fiabilité** d'une procédure diagnostique (précision)	**Reproductibilité** **Variabilité**	Transversal comparatif avec répétition de mesure
Evaluer la **validité d'une nouvelle procédure diagnostique par rapport au test de référence** (gold standard)	**Efficacité/Utilité** (ex :efficacité d'un nouveau test diagnostique)	Transversal comparatif (comparaison avec test de référence)
Comparer plusieurs **procédures diagnostiques**	**Sensibilité/Spécificité**	Etude contrôlée randomisée
Comparer les performances d'une procédure diagnostique donnée **sur plusieurs populations**	**Stratégie** (ex : évaluation de l'efficacité/utilité d'un dépistage)	Etude contrôlée randomisée

OBJET ============ >	**EVALUATION D'UN PROGRAMME DE DEPISTAGE**
Objectif* possible	**Critère**
Evaluer l'**efficacité** d'un programme de dépistage	**Sensibilité** (probabilité qu'un test soit positif si le patient est malade)
Evaluer le **coût-efficacité** d'un programme de dépistage	Hors programme ECN

RAPPEL

Comparaison entre programme de dépistage et procédure diagnostique

	Programme de depistage	Procedure diagnostique
Realisation	Avant un test diagnostic	Après un test de dépistage
Cible	Une collectivité	Un individu
Sujet	Apparemment sain	Malade
Precision	Mauvaise (sensible)	Bonne (spécifique)
Cout	Faible	Elevé
Consequence	N'aide pas la décision thérapeutique	Débouche sur une décision thérapeutique

OBJET ============ >	**ESTIMATION D'UN PRONOSTIC**
Objectif* possible	**Schéma expérimental**
• Etudier l'**évolution** d'une pathologie chez un groupe de malade donné : ○ **Récidive, poussées** ○ **Complications** ○ **Survie** • Identifier un **facteur pronostique**	Maladie fréquente Etude contrôlée randomisée ou suivi de cohorte Maladie rare Etude cas-témoin

OBJET ============ >	**ENQUETE EPIDEMIOLOGIQUE (SAUF META-ANALYSE)**		
Type	**Objectif* possible**	**Critère**	**Schéma expérimental**
Descriptive	**Caractériser une population**	**Incidence**	Suivi de population (suivi de cohorte ou registre)
		Prévalence	Transversal (sur échantillon représentatif)
De causalité Etiologique	**Déterminer un facteur causal**	**Facteur de risque**	Phénomène contrôlable fréquent Etude contrôlée randomisée Phénomène non contrôlable fréquent Suivi de cohorte (exposés/non exposés) Phénomène rare Etude cas-témoin

OBJET ============ >			**EVALUATION D'UN TRAITEMENT**
Type	**Objectif* possible**	**Critère**	**Schéma expérimental**
Efficacité	**Comparer le traitement par rapport à :** • **Un placebo** • **Un traitement de référence** **Comparer deux stratégies thérapeutiques**	**Pharmacologique Clinique**	Essais de supériorité Montrer qu'un traitement est supérieur à un autre Etude contrôlée randomisée Essais d'équivalence Montrer que la différence d'efficacité entre 2 traitements est négligeable Etude contrôlée randomisée
Sécurité	**Etudier les caractéristiques d'un traitement :** • **Pharmacologiques** • **Toxicologiques**	**Pharmacologique Clinique**	Etude contrôlée randomisée ou suivi de cohorte

RAPPEL

Phases d'un essai thérapeutique

Phase	**Population**		**Essai**	**Objectifs**
	Type	**Effectif**		
I	Sains Volontaires	Petit échantillon	Ouvert non contrôlé	▪ Tolérance (dose maximale tolérée) ▪ Toxicité ▪ Pharmacocinétique
II	Malades	Petit échantillon	Ouvert non contrôlé	▪ Effet thérapeutique (indications possibles) ▪ Pharmacodynamique (posologie optimale) ▪ Recherche d'effets secondaires
III	Malades	Grand échantillon	Randomisé Contrôlé (placebo, traitement de référence) Double aveugle	▪ Essai clinique proprement dit ▪ Confirme les résultats de la phase 2 dans une grande population avec une plus grande valeur statistique ▪ Efficacité comparative ▪ Toxicité ▪ Rapport bénéfice/risque
IV	Malades	Population générale	Après AMM Après commerciali sation	▪ Pharmacovigilance : recensement des effets secondaires ▪ Recherche de nouvelles indications

3 CRITERE DE QUALITE DE LA « QUESTION » DE L'ETUDE

CRITERE DE QUALITE DE LA QUESTION DE L'ETUDE	La **« question » (ou hypothèse)** de l'étude : • Doit être **justifiée** • Doit être **pertinente** et doit présenter un **intérêt** • Doit être **unique** • Doit avoir une **formulation précise**

↓

JUSTIFICATION	L'hypothèse **doit pouvoir être justifiée à partir des connaissances** disponibles au moment de la planification de l'essai
INTERET PERTINENCE	L'objectif de l'essai **doit correspondre à une question pertinente**, représentant un **problème réel concernant un traitement, un pronostic, un programme de dépistage, …**
UNIQUE	Il existe deux possibilités : • **Objectif unique** • **Objectif principal** et objectifs secondaires
FORMULATION PRECISE	La question doit être **clairement formulée** : • La **population d'étude** • Le **schéma expérimental** • Le **facteur, l'intervention ou l'exposition :** traitement, test diagnostique, facteur de risque… • Le **critère de jugement**

IDENTIFIER
La « question » posée par les auteurs (hypothèse)

OBJECTIF (UNIQUE OU PRINCIPAL)

<u>OBJET DE L'ETUDE</u>	<u>OBJECTIF POSSIBLE</u>
EVALUATION D'UNE PROCEDURE DIAGNOSTIQUE	Evaluer la **fiabilité** d'une procédure diagnostique (précision)
	Evaluer la **validité d'une nouvelle procédure diagnostique par rapport au test de référence** (gold standard)
	Comparer plusieurs **procédures diagnostiques**
	Comparer les performances d'une procédure diagnostique donnée **sur plusieurs populations**
EVALUATION D'UN PROGRAMME DE DEPISTAGE	Evaluer l'**efficacité** d'un programme de dépistage
	Evaluer le **coût-efficacité** d'un programme de dépistage
ESTIMATION D'UN PRONOSTIC	Etudier l'**évolution** d'une pathologie chez un groupe de malade donné : ○ **Récidive, poussées** ○ **Complications** ○ **Survie**
	Identifier un **facteur pronostique**
ENQUETE EPIDEMIOLOGIQUE	**Descriptive** = **Caractériser une population**
	De causalité, étiologique = **Déterminer un facteur causal**
EVALUATION D'UN TRAITEMENT	**<u>Efficacité =</u>** **Comparer le traitement par rapport à :** • **Un placebo** • **Un traitement de référence** **Comparer deux stratégies thérapeutiques**
	<u>Sécurité =</u> **Etudier les caractéristiques d'un traitement :** • **Pharmacologiques** • **Toxicologiques**

POPULATION D'ETUDE :
PATHOLOGIE, AGE, SEXE, ...

FACTEUR, INTERVENTION OU EXPOSITION :
TRAITEMENT, TEST DIAGNOSTIQUE, FACTEUR DE RISQUE...

CRITERE DE JUGEMENT

OBJECTIF PEDAGOGIQUE N°3

OBJECTIFS DE L'ECN

ANALYSER LA METHODOLOGIE

Population étudiée

- **Identifier les caractéristiques (données démographiques) de la population étudiée, à laquelle, les conclusions pourront être appliquées**

MOTS CLES et REFLEXES GENERAUX

- **Population cible / source / échantillon représentatif**
- **Critères d'inclusion**
- **Critères d'exclusion**
- **Extrapolabilité**

1 DEFINITIONS

Dans l'idéal, les populations devraient être représentées comme sur ce **schéma.**

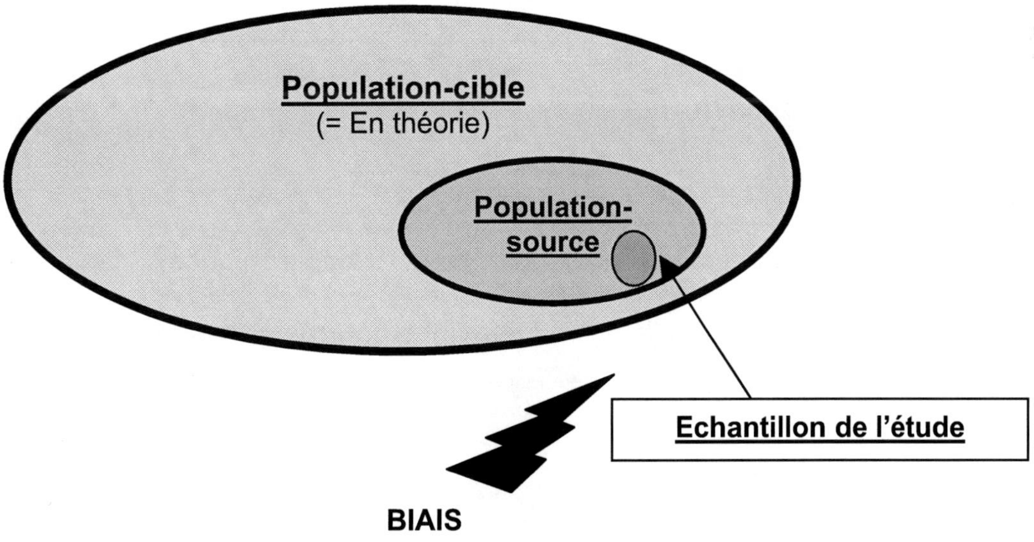

En pratique, les **biais** rendent impossibles ce schéma idéal mais **les études tentent de s'en rapprocher au maximum**.
Parfois, les conclusions de l'étude ne sont pas généralisables à la population cible. Dans ce cas, les résultats issus de **l'échantillon de l'étude** ne sont pas extrapolables **population cible théorique.**

POPULATION CIBLE	• Population à laquelle les **résultats d'une étude pourront a priori c'est-à-dire théoriquement être étendus.**
POPULATION SOURCE	• Population **au sein de laquelle l'échantillon a été tiré**.
ECHANTILLON DE L'ETUDE	• **Individus réellement inclus dans l'étude**

RAPPEL

Définition d'une « population »

Ensemble d'unités, le plus souvent des personnes définies sur des critères précis.

Définition du terme « données démographiques »

Données relatant l'étude quantitative d'une population et de sa dynamique :

- Age
- Sexe
- Activité
- Localisation
- Natalité et mortalité, nuptialité (conjugalité)
- Migration, …

2 COMMENT REPONDRE?

Comprendre l'objectif n°3 :

CARACTERISTIQUES

Cf. définition

« Identifier les caractéristiques (données démographiques) de la population étudiée, à laquelle, les conclusions pourront être appliquées »

= POPULATION CIBLE

L'objectif n°3 est d'identifier les caractéristiques de la population cible incluant des critères démographiques

OU TROUVER L'INFORMATION ?	L'information est indiquée dans : • Les **méthodes** • Les **résultats**

CONTENU DE LA REPONSE	**La population étudiée, à laquelle, les conclusions pourront être appliquées présente les caractéristiques suivantes :**
	• **Age, classe d'âge**
	• **Sexe**
	• **Sujet sain ou sujet présentant une pathologie**
	• **Pathologie :**
	  o **Type de pathologie**
	  o **Stade**
	  o **Forme clinique**
	  o **Symptomatologie**
	  o **Durée d'évolution, …**
	• **Traitements concomitants**
	• **Hospitalisé** (ambulatoire, court, moyen ou long séjour) **ou non**
	• Origine ethnique (si facteur déterminant)
	• Données morphologiques (si facteur déterminant)
	• Localisation (si facteur déterminant)
	• Activité (si facteur déterminant)
	• …

3 Etude mono ou multi centrique ?

GENERALITES	• On peut choisir de faire une étude soit dans un seul centre, soit en faisant participer différents hôpitaux, villes, pays • Le type d'étude doit toujours être mentionné dans la partie méthode
AVANTAGES ET INCONVENIENTS	(voir tableau ci-dessous)

	Monocentrique	Multicentrique
Avantages	Evite l'effet centre Plus facile à mettre en oeuvre	Meilleure représentativité de la population générale Augmente la puissance Diminue le temps d'inclusion
Inconvénients	Faible représentativité Faible nombre d'inclusion Temps long de recrutement	Effet centre

EFFET CENTRE	• Biais introduit dans une étude à cause des caractéristiques d'un centre investigateur ; il y a effet centre quand l'un des centres investigateur diffère significativement des autres sur un des aspects de l'étude (souvent lié aux différences d'évaluation du CDJ principal)

Notes

OBJECTIF PEDAGOGIQUE N°4

OBJECTIFS DE L'ECN

ANALYSER LA METHODOLOGIE

Population étudiée

- **Analyser les modalités de sélection des sujets, critères d'inclusion et de non inclusion et d'exclusion**

MOTS CLES et REFLEXES GENERAUX

- **Biais de sélection**
- **Représentativité de la population cible**

1 POPULATION CIBLE ET ECHANTILLON DE L'ETUDE

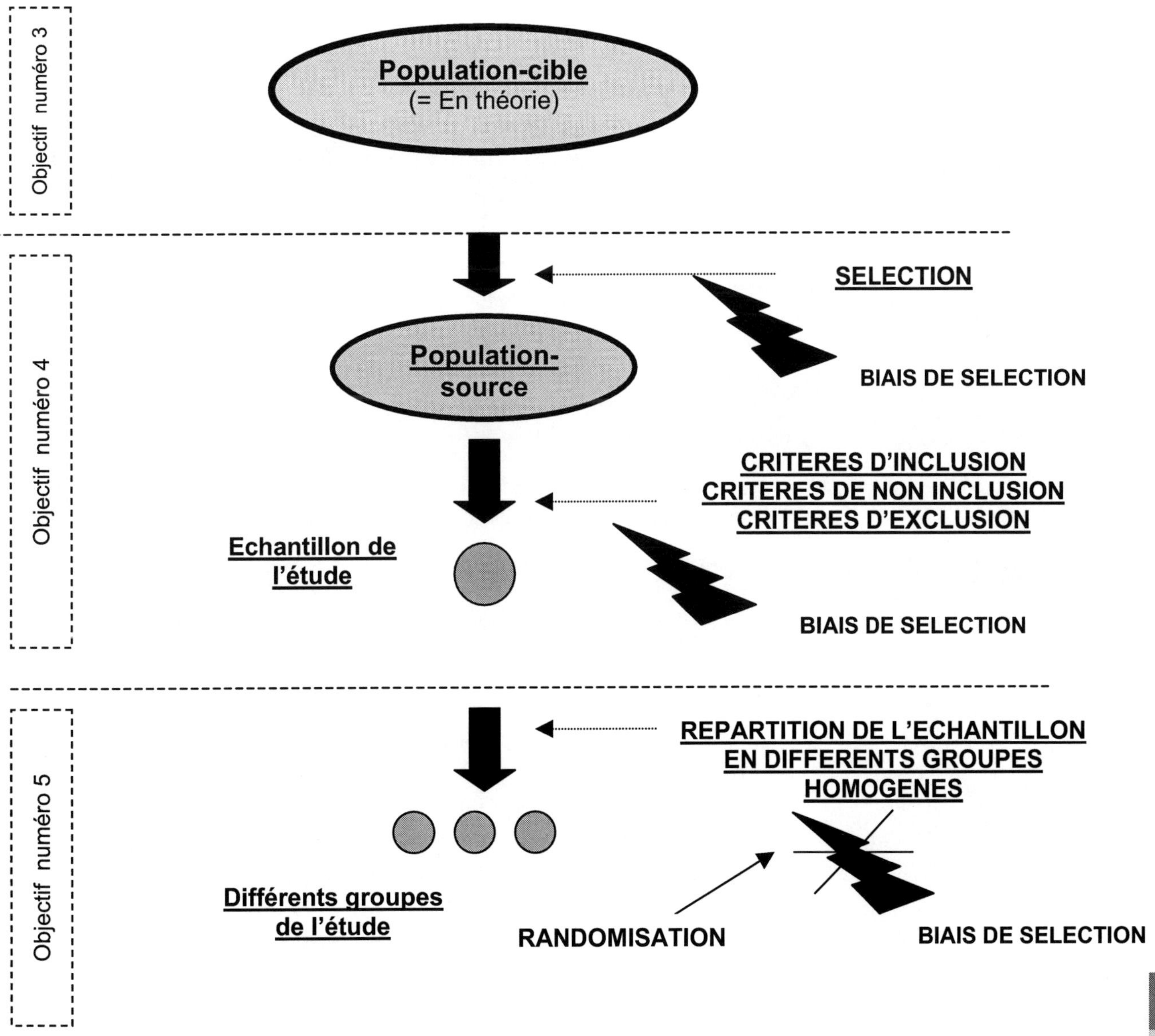

2 MODALITES DE SELECTION

METHODE DE SELECTION		
Sélection consécutive	**Tous les nouveaux patients** sont soumis aux critères de sélection	
Sélection aléatoire	**Les patients tirés au sort** sont soumis aux critères de sélection	
Sélection séquentielle	**Un patient sélectionné sur une séquence de X de patients** est soumis aux critères de sélection	
Volontariat	**Tous les patients volontaires** sont soumis aux critères de sélection	
LIEU DE SELECTION		
Type de structure	Hospitalier	• Privé ou publique • Centre universitaire, régionaux, … • Mode d'hospitalisation : ambulatoire, court, moyen ou long séjour
	Ville	• Médecins généralistes ou spécialistes
Nombre de centre de recrutement	• **Monocentrique** • **Multicentrique** (étude avec une meilleure puissance)	
AUTRE		
Durée de la sélection	• Début et fin de la période de sélection	
Qualification de l'individu réalisant la sélection	• Personnel médical • Personnel paramédical • Laboratoire • Autre	

3 MODALITES D'INCLUSION, DE NON-INCLUSION ET D'EXCLUSION

DEFINITIONS	
Critère d'inclusion	• Ensemble de critères qui définissent de façon précise les **caractéristiques des patients qui peuvent entrer dans une étude**.
Critère de non inclusion	• Ensemble de critères **ne permettant pas d'inclure certains patients.** • Ces critères ont fréquemment pour **but de prévenir d'éventuels effets secondaires**
Critère d'exclusion	• **Ensemble d'éléments définis dans un protocole d'exclusion.** • Les patients ayant tel ou tel critère **ne peuvent pas participer à l'étude**.

<table>
<tr><th colspan="2">EXEMPLES DE CRITERES</th></tr>
<tr><td>CRITERES D'INCLUSION, DE NON INCLUSION ET D'EXCLISUON</td><td>
<ul>
<li>Age, classe d'âge</li>
<li>Sexe</li>
<li>Pathologie :
<ul>
<li>Stade</li>
<li>Forme clinique</li>
<li>Symptomatologie</li>
<li>Durée d'évolution, …</li>
<li>Traitement</li>
<li>Efficacité du traitement</li>
</ul></li>
<li>Comorbidités, facteurs de risque</li>
<li>Traitements concomitants</li>
<li>Prise en charge antérieure</li>
<li>Hospitalisé ou non</li>
<li>…</li>
</ul></td></tr>
</table>

4 ANALYSE DES MODALITES DE SELECTION DES SUJETS, CRITERES D'INCLUSION, DE NON INCLUSION, ET D'EXCLUSION

<table>
<tr><th colspan="2">QUESTIONS POUR L'ANALYSE D'UN ARTICLE MEDICAL
(Conférence de consensus)</th></tr>
<tr><td>EVALUATION D'UN TRAITEMENT</td><td>
<ul>
<li>La population correspond-elle à la population habituellement traitée ?</li>
<li>Description précise des critères de sélection, d'inclusion et de non inclusion ?</li>
<li>Calcul du nombre de sujets nécessaires valide ? (objectif 7)</li>
</ul></td></tr>
<tr><td>EVALUATION D'UNE PROCEDURE DIAGNOSTIQUE</td><td>
<ul>
<li>La méthode de sélection des sujets est décrite ?</li>
<li>Les échantillons sélectionnés sont-ils représentatifs d'une population auquel le test sera appliqué ? (objectif 7)</li>
<li>La population source est-elle définie ?</li>
<li>Le lieu de l'étude est-il décrit ?</li>
<li>La méthode de sélection de l'échantillon au sein de la population source est-elle définie ?
<ul>
<li>Critères d'inclusion et de non inclusion</li>
<li>Randomisation ou non (objectif 5)</li>
</ul></li>
<li>La prévalence de la maladie dans l'échantillon est-elle en accord avec les données épidémiologiques connues ?</li>
</ul></td></tr>
</table>

QUESTIONS POUR L'ANALYSE D'UN ARTICLE MEDICAL (Conférence de consensus)	
ESTIMATION D'UN PRONOSTIC	• **Les critères d'inclusion et de non inclusion sont-ils spécifiés et adéquats ?** o **Caractéristiques démographiques** o **Critères diagnostiques, critères de sévérité** o **Moment de l'inclusion dans le cours de la maladie** • **Tous les patients sont-ils identifiés au même stade de la maladie ?** o **La définition des stades de la maladie est unanime** o **Les patients sont initialement tous au même stade** o **Le début du suivi doit être le même pour tous les patients**
ARTICLE DE CAUSALITE	• Mode de sélection décrit (critères inclusion, non inclusion, lieu) ? o Des cas et des témoins o Des exposés/non exposés (cohorte) • Biais de sélection ?

BIAIS DE SELECTION		
DEFINITION	• **Biais = erreur systématique** non corrigée par la taille de l'échantillon (opposé aux erreurs dues au hasard, réduites par une augmentation de l'échantillonnage et inhérentes aux méthodes statistiques employées) : o Biais de sélection o Biais de mesure o Biais de réalisation o Biais de confusion o Biais d'attrition • **De sélection = lié à la formation de l'échantillon de l'étude et des différents groupes**	
CAUSES	**Modalités de sélection**	Biais d'autosélection : les patients sélectionnés choisissent s'ils participent ou non à l'étude Méthode de sélection par volontariat
	Critères d'inclusion, de non inclusion et d'exclusion	Certains de ces critères ne créent-ils pas un biais rendant non extrapolable les résultats de l'échantillon à ceux de la population cible?
	Répartition de l'échantillon de l'étude en différents groupes	La randomisation favorise l'homogénéité des groupes
CONSEQUENCES	• **Toute évaluation d'un article médical nécessite une évaluation de trois points :** o **Validité interne de l'étude** o **Cohérence externe** o **Pertinence clinique et représentativité** • **Les biais de sélection** (comme tous les biais de l'étude) **altèrent** la **validité interne de l'étude**	

RAPPEL

Définition du terme « Validité interne de l'étude»

Elle correspond à la cohérence interne de l'étude :

- Absence de biais
- Analyse statistique valide
- Plan méthodologique précis avec une démarche déductive à partir d'une hypothèse claire

Définition du terme « Cohérence externe»

Elle correspond à la concordance entre les résultats de l'étude et les connaissances en vigueur :

- Autre étude présentant les mêmes résultats
- Connaissances fondamentales
- Méta-analyse
- Analyse statistique valide

Définition du terme « Pertinence clinique et représentativité »

Elle assure que l'étude concerne un critère cliniquement pertinent et que l'échantillon est représentatif de la population cible.

Les caractéristiques à prendre en compte sont les suivants :

- Balance bénéfice/risque
- Pertinence du critère de jugement
- Pertinence des interventions comparées
- Pertinence de l'objectif de l'étude
- Pertinence de la taille de l'effet
- Pertinence des patients inclus
- Contexte de soins similaire à celui de la pratique courante
- Rapport coût/efficacité

5 EXEMPLES TYPES

RECRUTEMENT HOSPITALIER	• Dans une étude si tous les cas inclus sont des cas hospitaliers, on peut penser que ce sont **des cas plus graves**
CAS PREVALENTS	• Si les cas recrutés sont des cas prévalents et non des cas incidents (venant de survenir et dont on vient de faire le diagnostic, les facteurs associés à la maladie retrouvés dans l'étude peuvent être associés à une évolution plus longue de la maladie et non à sa survenue • **Les éventuels facteurs de risques ainsi identifiés peuvent donc avoir aussi bien une signification étiologique que pronostique**
TEMOINS	• Si on choisit des témoins volontaires ou par exemple des consultants en médecine préventive on peut penser que ce sont des patients plus soucieux de leur santé qui ne sont pas alors représentatifs de la population générale • Cela constitue un biais de sélection
BIAIS DE SELECTION EN EPIDEMIOLOGIE	• Détection (effet de l'exposition sur la détection ; par exemple surveillance des patients sous oestrogènes avec cancer du sein) • Survie sélective (cas prévalents et incidents, les cas prévalants sont forcément moins graves car ils ont survécus) • D'admission (cas hospitalisés) • Travailleurs sains (mortalité inférieure à la population générale) • Perdus de vue

Notes

OBJECTIF PEDAGOGIQUE N°5

OBJECTIFS DE L'ECN

ANALYSER LA METHODOLOGIE

Population étudiée

- **Identifier la technique de randomisation et vérifier sa cohérence, le cas échéant**

MOTS CLES et REFLEXES GENERAUX

- **Tirage au sort / hasard**
- **Prise en compte des facteurs de confusion potentiels**

1 GENERALITES

DEFINITION	• **Tirage au sort** des patients permettant une répartition au **hasard**, **aléatoire**, des patients dans 2 ou plusieurs groupes. • C'est donc une allocation aléatoire des sujets dans l'un des groupes soumis à la comparaison lors de l'analyse.
OBJECTIFS	• La randomisation **permet d'assurer la comparabilité** des groupes et donc **d'éviter le biais de sélection**. Sous réserve d'un essai bien mené, la différence observée pourra être attribuée au traitement. • Elle permet **de prendre en compte l'intégralité des facteurs de confusion potentiels**. Contrairement à un ajustement sur certains paramètres, la randomisation répartie aléatoirement dans les groupes l'ensemble des caractéristiques des sujets, même celles auxquelles on ne penserait pas spontanément. • **Garantir l'imprévisibilité de l'assignation**, dans un essai thérapeutique cela permet à chaque patient d'avoir la même probabilité de recevoir chaque traitement. Il y a donc **égalité des chances,** pour tous les patients participant à l'essai, ceci est nécessaire à l'obtention de l'accord du Comité d'Ethique.

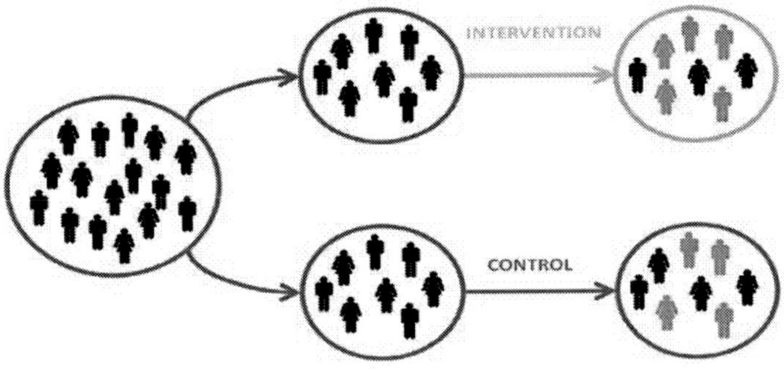

QUAND RANDOMISER ?	• Toutes les études ne se prêtent pas à la randomisation. Pour pouvoir randomiser il faut être dans le cas d'une étude : o **Prospective** o **Avec comparaison de 2 ou plusieurs groupes** o **Expérimentale (essai)** o **Avec respect des règles d'éthique** (on ne peut pas concevoir une randomisation pour étudier l'impact du délai avant prise en charge d'un AVC !!!!) • Il n'est pas pertinent de randomiser une étude : o Ne comportant qu'un seul groupe (cohorte, étude transversale) o Observationnelle o Si l'allocation à un groupe est déterminée par une caractéristique du patient (étude cas-témoins, exposés-non exposés) → Les raisons du choix de randomiser ou non doivent être clairement décrites par les auteurs (non éthique, ...). On doit trouver cette justification dans la partie méthodologie.
PIEGES A EVITER	• Le **tirage au sort d'un échantillon de patients n'est pas une randomisation**, car il n'y a qu'un seul groupe • La randomisation n'est **pas synonyme de comparabilité des groupes**, en particulier en cas d'effectifs faibles. Un tableau de comparaison (tableau 1) des caractéristiques des patients de chaque groupe est nécessaire et doit être analysé

2 TECHNIQUES DE RANDOMISATION

METHODE GENERALE	• Le principe de la randomisation repose sur le **tirage au sort** des patients, qui permet leur allocation dans un groupe • Elle repose sur le **principe de la répartition au hasard** • Le hasard permettant la **répartition équitable** entre les différents groupes
SEQUENCE DE RANDOMISATION	• Pour permettre la randomisation il faut définir au préalable une **méthode d'allocation.** • On pourrait par exemple répartir les patients selon que leur année de naissance est paire ou impaire, selon le jour de la semaine où ils ont été inclus, selon le numéro de dossier du patient. Cependant ces méthodes sont biaisées car elles permettent plus ou moins de prévoir l'allocation du patient, l'essai ne peut donc plus être dit « en aveugle ». • Le gold standard de la randomisation est donc la **génération par informatique** d'une liste de numéros auxquels correspondront des traitements.
RANDOMISATION STRATIFIEE	• On définit des **strates à partir de variables à contrôler.** • Cette méthode permet **une comparabilité « forcée »** pour certains facteurs déterminés a priori et considérés comme facteurs de confusion potentiels. • On utilisera cette méthode principalement dans les essais de petit effectif. En effet dans les essais à grand effectifs la distribution entre les groupes sur les facteurs confondants est souvent comparable.
LA RANDOMISATION PAR BLOC	• Les sujets, par ordre d'entrée dans l'étude sont regroupés par bloc. • Le nombre **de sujet dans chaque bloc doit être un multiple du nombre de traitements** • Chaque bloc est alors soumis à un scénario d'assignation. • Les scénarios sont faits de manière à ce que les traitements soient équitablement représentés (dans un bloc de 4 qui étudie 2 traitements chaque traitement apparaîtra 2 fois) • Par exemple : on étudie 2 traitements A et B et on décide de faire une randomisation par bloc de 4. Tous les 4 patients 2 recevront le traitement A et 2 le traitement B, avec des ordres variables à chaque groupe de 4 AABB ou ABAB ou ABBA..... 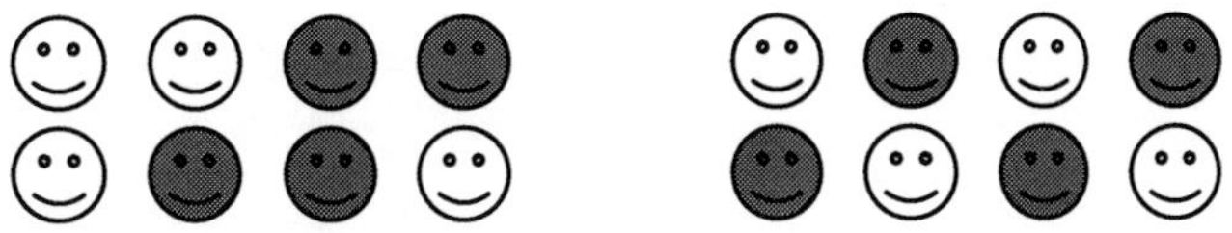 • Cette méthode permet de **garantir un équilibre entre les tailles des différents groupes** • Cependant cette méthode expose au **risque** de **prévisibilité** de l'affectation d'un patient à la fin de chaque bloc. Pour y remédier, on peut faire appel à des **blocs de taille variable** (le nombre de patients change à chaque nouveau bloc)

RANDOMISATION EN CLUSTERS (=EN GRAPPE)	• Des groupes entiers de sujets sont alloués de façon aléatoire dans un des bras de l'étude. Cette méthode est donc à opposer à la randomisation individuelle où les sujets sont répartis un par un. • Les groupes ne sont souvent pas créés par les investigateurs de l'étude mais préexistent (lieu de résidence, médecin qui a inclus le patient...) • L'avantage principal est **le contrôle de la contamination** des sujets, c'est-à-dire que le changement de comportement d'un sujet peut influencer les autres (la vaccination de 95% d'une population donne une immunité de groupe)
GOLD STANDARD DE LA RANDOMISATION	La meilleure méthode d'allocation d'un traitement est donc une randomisation : ○ **Centralisée** ○ **En aveugle** du protocole de l'étude, par une personne indépendante qui ne faussera pas le tirage au sort ○ **Par ordinateur** ○ **Par blocs de taille variable** ○ **Equilibrée**

Notes

OBJECTIF PEDAGOGIQUE N°6

OBJECTIFS DE L'ECN

ANALYSER LA METHODOLOGIE

Population étudiée

- **Discuter la comparabilité des groupes soumis à la comparaison**

MOTS CLES et REFLEXES GENERAUX

- **Facteurs confondants**
- **Analyse du Tableau 1**

1 GENERALITES

GENERALITES	• La question de la comparabilité des groupes est primordiale. • Il s'agit **d'un critère de qualité** d'une étude comparative. • Les groupes doivent être comparables à l'inclusion ET rester comparables tout au long de l'étude. • La comparabilité des groupes permet de **limiter les FACTEURS DE CONFUSION** • La **non comparabilité initiale entraîne un biais de SELECTION** • **Au cours du suivi on parle de biais d'EXECUTION** • S'il existe de nombreux critères d'exclusion avec des caractéristiques des patients exclus différentes des patients inclus alors **Biais d'EXCLUSION** (appartient aux biais d'attrition)

SCHEMA D'UNE ETUDE

FLOW CHART

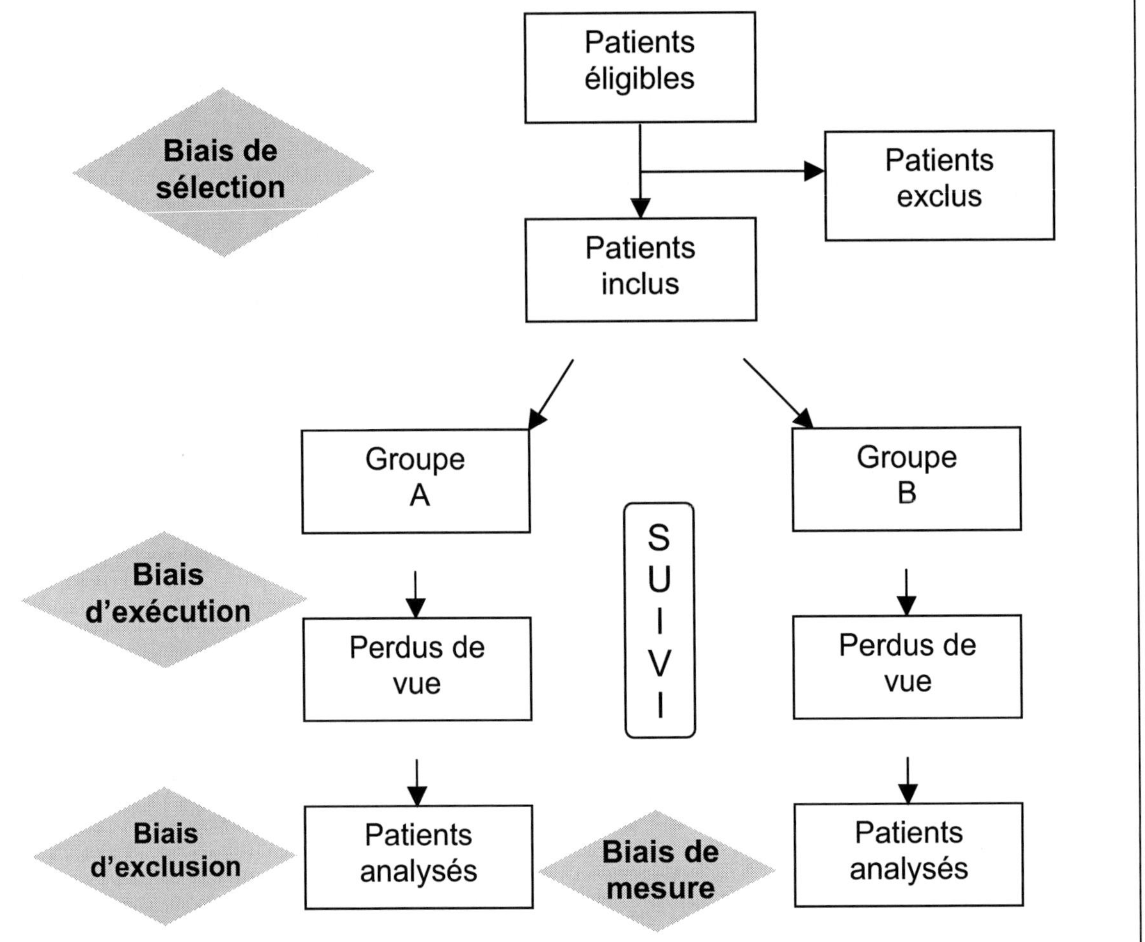

2 COMPARABILITE A L'INCLUSION

RANDOMISATION	• Pour que deux groupes soient comparables la plupart du temps on se sert de la randomisation. • Cf. chapitre 5, on a vu que la randomisation permettait par l'effet du hasard de répartir aléatoirement et de façon équitable les divers facteurs dans les différents groupes. • Cependant il se peut parfois, que par l'effet du hasard, les groupes ne soient pas comparables pour un ou plusieurs facteurs. • C'est **pourquoi il faut TOUJOURS que les 2 groupes soient comparés dans un tableau** sur leurs caractéristiques importantes et qu'il n'y ait pas de différence significative entre les groupes.

VERIFICATION DE LA COMPARABILITE	• Analyse des caractéristiques initiales des patients. • Ce sont les données démographiques et cliniques à l'inclusion. • Cette information se trouve la plupart du temps dans le **TABLEAU 1** d'un article, qui décrit la population étudiée. • En pratique **la comparabilité ne REPOSE PAS sur des tests statistiques** mais sur le bon sens et la connaissance de la pathologie étudiée.

3 EXEMPLE

EXEMPLE TABLEAU 1

	Groupe NS N=57	Groupe NR N=11	P
Age médian [extrêmes]	66 ans [18-96]	58 ans [22-81]	Ns
Sexe ratio Femme/hommes	32/25	7/4	Ns
Prise de fluoroquinolone dans les 6 derniers mois	24,5%	54%	p=0,046
Diabète	8	3	Ns
Fièvre >38.4 °C	28%	63,6%	p=0,022
Leucocytes sanguins/mm³ (moyenne±écart type)	11504 ± 5351	16150 ± 8399	p=0,002
Créatininémie µmol/l (moyenne±écart type)	181 ± 199	105 ± 47	Ns

Ns= non significatif

Source : site Internet de l'association française d'urologie, article original
Les leçons à tirer d'un an de surveillance de Escherichia colidans un service d'Urologie
Franck Bruyère (1), Philippe Lanotte (2), Benjamin Faivre d'Arcier (1), Sopheap Bou (1), Olivier Haillot (1)
(1) Service d'Urologie, CHU Bretonneau, (2) Laboratoire de Bactériologie, CHU Bretonneau, Tours, France

- Le tableau précédent compare 3 groupes après randomisation dans une étude thérapeutique sur les anticoagulants.
- On voit que les groupes sont comparables pour tous les critères du tableau (les valeurs ont similaires).
- Si les groupes n'avaient pas été similaires cela aurait pu se manifester de 2 façons différentes :
- **Pourcentages différents ET description dans l'article**
- Une étoile **« * »** signalant une différence statistiquement significative

4 SI ABSENCE DE COMPARABILITE

CONSEQUENCES	• **Si les groupes ne sont pas comparables on ne pourra pas conclure à la fin de l'étude**, car on ne pourra pas dire que la différence mesurée est due au traitement et non au fat que les populations des groupes n'étaient pas identiques au départ. • Les facteurs pour lesquels les groupes ne sont pas comparables sont des facteurs de confusion amenant des **BIAIS DE CONFUSION**
MOYEN DE LUTTE EN CAS DE NON-COMPARABILITE	• **Appariement** sur le ou les facteurs de confusion potentiels: pour chaque cas on associe un ou plusieurs témoins qui lui sont similaires pour un ou plusieurs facteurs (âge, sexe, tabagisme…). Il se fait en amont de l'analyse • **Ajustement** sur les facteurs de confusion : dans une étude épidémiologique la plupart du temps. Cela permet au moment de l'analyse et en utilisant des tests statistiques spécifiques de prendre en compte ces facteurs de confusion. On retrouve alors les termes d'analyse « univariée » ou « multivariée » selon que un ou plusieurs facteurs ont été pris en compte. Dans les résultats on donne toujours le plus ajusté. • **Stratification de l'analyse** : répartition d'un échantillon en différents sous-groupes appelés strates, en fonction d'une ou plusieurs caractéristiques. Ainsi, au sein de chaque strate, les individus sont homogènes pour la ou les caractéristiques prises en compte • **Restriction de l'analyse** : on ne réalise l'analyse que sur une sous-population homogène pour le facteur de confusion.

5 LES GROUPES SONT-ILS COMPARABLES ?

	• Les groupes doivent rester comparables tout au long de l'étude, jusqu'au recueil du critère de jugement principal sinon on parle de biais d'exécution. • En cas de non-maintien de la comparabilité, les conséquences sont les mêmes que précédemment, on ne pourra pas attribuer la différence observée au facteur étudié.
BIAS D'EXECUTION	• Ecart au protocole • Traitements concomitants différents dans les 2 groupes • Prise en charge différente
BIAIS D'EXCLUSION	• Dans la plupart des études il existe des critères d'exclusion des patients dus à des raisons éthiques, à des raisons de faisabilité de l'analyse…. • Si ces critères exclus de nombreux patients il est nécessaire de vérifier que les caractéristiques des patients analysés ne sont pas différentes des caractéristiques des patients exclus.

OBJECTIF PEDAGOGIQUE N°7

OBJECTIFS DE L'ECN

ANALYSER LA METHODOLOGIE

Population étudiée

- **Discuter l'évolution des effectifs étudiés et leur cohérence dans la totalité de l'article ; savoir si le calcul du nombre de sujets nécessaires a été effectué a priori**

MOTS CLES et REFLEXES GENERAUX

- **Calcul NSN en fonction de** α ; β ; puissance
- **Analyse du flow chart**

1 DEFINITIONS

RISQUE α	• Abréviation = α • Synonyme = risque de 1ère espèce • Valeur = **5% par convention** • Définition = probabilité de conclure à une différence (entre les traitements) alors qu'il n'y en a pas
RISQUE β	• Abréviation = β • Synonyme = risque de 2ème espèce • Définition = probabilité de ne pas conclure à une différence (entre les traitements) alors qu'il y en a une
PUISSANCE P	• Abréviation = P • Calcul = P=1- β • Définition = probabilité de conclure à une différence quand elle existe

2 CALCUL DU NOMBRE DE SUJETS NECESSAIRES (NSN)

DEFINITION	• Abréviations = NSN • Définition = nombre de sujets minimal qui garantie à l'étude une puissance statistique donnée • Pour un essai clinique il doit obligatoirement figurer dans l'article. • Les éléments du calcul doivent être référencés
CALCUL	• Les éléments nécessaires sont les suivants : • **Le risque α** (5% par convention) • La **puissance** de l'étude (P = 1 - β) • Le **critère de jugement principal**, son estimation dans la population (basée sur des études antérieures) • La variance du critère de jugement : σ^2 • La **différence minimale**, cliniquement intéressante, que l'on souhaite mettre en évidence entre les groupes : Δ • Le caractère unilatéral ou bilatéral du test statistique • Le nombre de groupes comparés • Le nombre de perdus de vue attendu
METHODE DE CALCUL	• Cadre pour aller plus loin
MOYEN MNEMOTECHNIQUE	• Eléments nécessaires pour le calcul du NSN : ABEI • A : risque alpha • B : risque bêta • E : écart attendu • I : incidence du CDJ principal sous traitement de référence

3 LE FLOW CHART

GENERALITES	• Le diagramme de flux, ou flow chart, décrit sous la forme d'un organigramme le recrutement, la randomisation, et le suivi de l'ensemble des patients de l'étude. • Il permet de connaître rapidement le nombre de patients inclus, l'équilibre des groupes, le nombre d'exclusions. • La réalisation de ce diagramme est régit par les **Recommandations CONSORT**

EXEMPLE

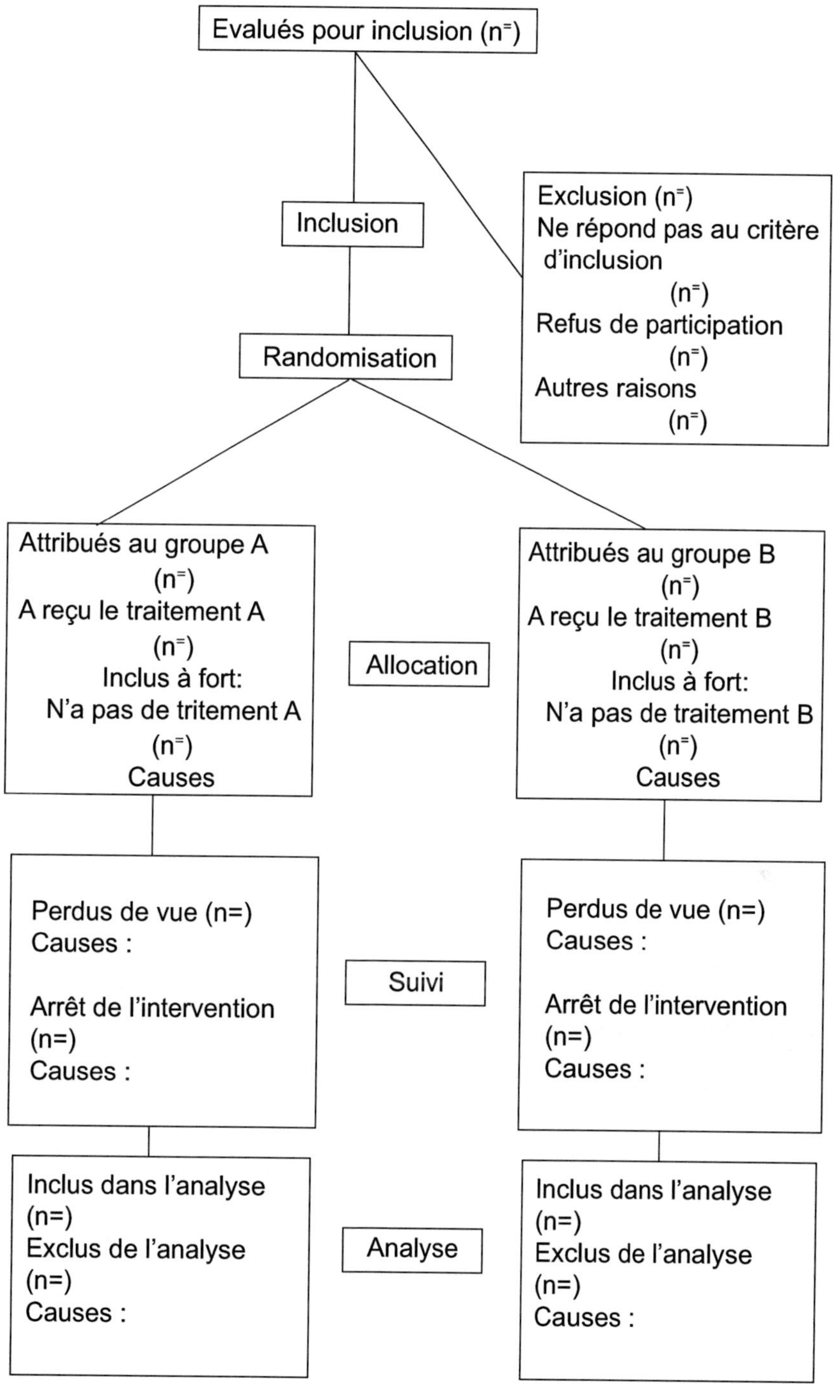
Evalués pour inclusion (n=)
Inclusion
Exclusion (n=)
Ne répond pas au critère d'inclusion
(n=)
Refus de participation
(n=)
Autres raisons
(n=)
Randomisation
Attribués au groupe A
(n=)
A reçu le traitement A
(n=)
Inclus à fort:
N'a pas de tritement A
(n=)
Causes
Allocation
Attribués au groupe B
(n=)
A reçu le traitement B
(n=)
Inclus à fort:
N'a pas de traitement B
(n=)
Causes
Perdus de vue (n=)
Causes :
Arrêt de l'intervention
(n=)
Causes :
Suivi
Perdus de vue (n=)
Causes :
Arrêt de l'intervention
(n=)
Causes :
Inclus dans l'analyse
(n=)
Exclus de l'analyse
(n=)
Causes :
Analyse
Inclus dans l'analyse
(n=)
Exclus de l'analyse
(n=)
Causes :

GENERALITES	• Le nombre de sujets inclus détermine en partie la puissance de l'étude.
	• Un calcul du nombre de sujets nécessaire doit **être fait a priori** pour éviter de ne pas détecter une différence qui existe uniquement par manque de sujets.
	• Au cours de l'avancée d'un article, l'évolution des effectifs peut causer 3 sources principales de biais :
	   o Les perdus de vue
	   o Les sortie d'étude
	   o Le non-respect de l'intention de traiter
	• Ces évolutions peuvent engendrer des biais d'attrition et des bais de confusion si les caractéristiques des patients perdus de vue ou sortis d'étude sont différentes de celles des patients analysés
	• Idéalement un graphique de flux présente les effectifs à chaque étape

TAILLE DE L'ECHANTILLON	• Combien de sujets ont été inclus ? • Les groupes sont-ils équilibrés ? • Nombre d'évènements suffisant ?
ATTRITION	• On considère qu'un **taux de perdus de vue est acceptable jusque 10%** des effectifs initiaux. Au-delà il existe un trop grand risque de biais de sélection. • Le **nombre de perdus de vue doit être équilibré entre les différents bras** de l'étude. • On considère comme perdus de vue les sujets dont la durée de suivi a été insuffisante ou si le CDJ principal n'a pas pu être recueilli. • Les sortis d'étude sont des patients pour lesquels le CDJ est disponible mais qui n'ont pas été pris en compte dans l'analyse.
INTENTION DE TRAITER	• C'est le gold standard des études de supériorité • Cela signifie que tout patient randomisé doit être analysé dans son groupe de randomisation même si mauvaise compliance, changement ou arrêt de traitement
CHOIX DES TEMOINS	• Parfois on peut choisir de prendre 2 témoins pour un cas, cela permet d'augmenter la puissance de l'étude de manière simple • En effet, le recrutement d'un cas est long et difficile, un témoin est plus facile à trouver • On peut mettre jusque 4 témoins pour un cas, au-delà, la puissance statistique de l'étude n'augmentera plus

5 ETUDE CAS TEMOIN

	• Dans les études cas témoins, on choisit les témoins après les cas • On apparie ces témoins selon plusieurs critères définis a priori (les facteurs confondants connus ou suspectés) pour garantir un minimum de biais de confusion

NOMBRE DE TEMOINS	• On peut choisir de prendre un témoin apparié à chaque cas, on aura donc deux groupes avec des effectifs équilibrés
	• Parfois on peut choisir de prendre 2 témoins pour un cas, cela permet
	  ○ **D'augmenter la puissance**
	  ○ **De compenser la petite taille d'un échantillon**
	• En effet le recrutement d'un témoin est bien plus simple que le recrutement d'un cas, augmenter la taille de l'échantillon en augmentant le nombre de témoin a donc un coût moins élevé
	• On peut gagner en puissance statistique jusque 4 témoins pour un cas, au-delà, l'augmentation du nombre de témoins n'est pas utile

Pour aller plus loin
Calcul du nombre de sujets nécessaires

Détermination des 4 paramètres :

- La puissance

  80% ⇔ $z_{puis.}$=-0,842 (Loi Normale)
- Différence minimale d'intérêt

  Δ
- Variance (valeur connue grâce aux études préliminaires)

  s^2
- Risque

  α=5% ⇔ $z_{\alpha/2}$=1,96 (Loi Normale)

Formule

$$n_A = 2 \times \frac{s^2}{\Delta^2} \times \left(z_{\alpha/2} - z_{puis}\right)^2$$

Notes

Chapitre 8

OBJECTIF PEDAGOGIQUE N°8

OBJECTIFS DE L'ECN

ANALYSER LA METHODOLOGIE

Méthodes

- **S'assurer que la méthode employée est cohérente avec le projet du travail et qu'elle est effectivement susceptible d'apporter « une » réponse à la question posée dans l'introduction**

MOTS CLES et REFLEXES GENERAUX

- **Observationnelle ou expérimentale**
- **Supériorité / non infériorité**
- **Cas-témoins / exposés-non exposés**

1 GENERALITES

GENERALITES	• A chaque type de question posée, à chaque objectif correspond une méthode de référence • Pour apporter « une » réponse », à la question posée dans l'introduction il faut utiliser la meilleure méthode • La mise en œuvre de la méthode ainsi que sa rigueur scientifique sont également importantes. • Pour avoir un niveau de preuve élevé il est nécessaire de conduire une étude : o **Expérimentale** o **Prospective** o **De forte puissance** o **Randomisée** o **Contrôlée**

OBSERVATIONNELLE OU EXPERIMENTALE ?	• La principale différence entre ces 2 types d'études est le contrôle ou non de tous les paramètres. • **On utilise une étude observationnelle quand tous les paramètres ne peuvent pas être contrôlés par l'investigateur** de l'étude, pour des raisons de faisabilité ou des raisons éthiques. Par ex : on ne peut pas contrôler le tabagisme Dans le cas d'une étude observationnelle le lien de causalité ne pourra donc pas être démontré, il reposera sur un faisceau d'arguments. • Dans une étude expérimentale on contrôle l'intégralité des paramètres, les patients sont randomisés selon l'intervention réalisée et les autres paramètres sont répartis équitablement dans les 2 groupes. L'imputabilité causale peut donc être revendiquée.

2 DIFFERENTS TYPES D'ETUDES

1 QUESTION = 1 METHODE

Essai thérapeutique	Efficacité	Essai contrôlé randomisé
	Sécurité	Essai contrôlé randomisé ou cohorte
Evaluation procédure diagnostique ou de dépistage	Validité	Transversale vs gold standard
	Efficacité	Essai contrôlé randomisé
Epidémiologie descriptive	Incidence	Cohorte
	Prévalence	Transversale

1 QUESTION = 1 METHODE	Epidémiologie analytique	Phénomène rare	Cas témoins
		Phénomène fréquent	Cohorte Exposé-non exposé
	Estimation d'un pronostic	Maladie fréquente	Cohorte
		Maladie rare	Cas témoin

3 ETUDE THERAPEUTIQUE

11 COMMANDEMENTS	• **Randomisation**
	• **Groupe contrôle**
	• **Double aveugle+analyse en aveugle**
	• **Calcul NSN a priori**
	• **Définition claire et pertinente de la population**
	• **CDJ principal**
	  ○ **Unique**
	  ○ **Consensuel**
	  ○ **Pertinent**
	• **Intention de traiter**
	• **Echantillon représentatif de la population cible**
	• **Analyse finale sur la population entière**
	• **Différence statistiquement significative**
	• **Différence cliniquement signifiante**

GROUPES PARALLELES VS CROSS OVER	• En cas de groupe parallèle le patient reçoit soit le traitement A soit le traitement B selon le groupe dans lequel il a été randomisé. Il existe moins de biais mais plus de patients sont nécessaires • En cas de cross over le patient reçoit soit le A puis le B soit le B puis le A. chaque sujet est alors son propre témoin. Une période de wash out sans traitement est nécessaire entre les 2 traitements. 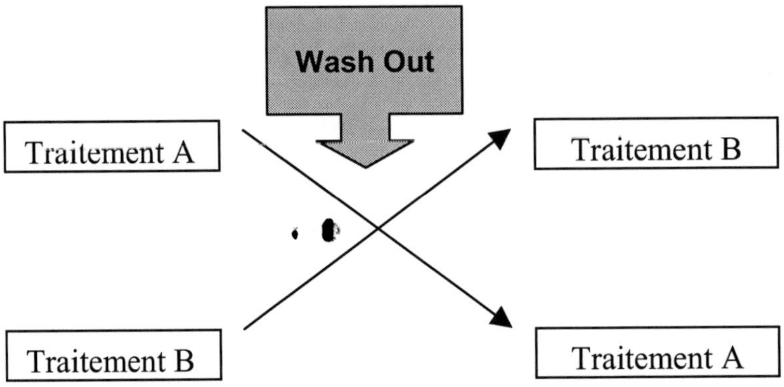
PLAN FACTORIEL	• Evaluation de l'association de traitements. Avec 2 traitements on peut faire jusque 4 groupes différents (A ; B ; A+B ; double placebo) • C'est alors l'étude du meilleur plan de traitement, en prenant en compte non seulement le ou les traitement(s) mais aussi leur association synergique ou encore leur ordre de prise • Par exemple, on peut comparer la survie dans le cancer du sein selon que l'on est traité par chirurgie seule, radiothérapie seule, chirurgie puis radiothérapie, chirurgie puis chimiothérapie, chimiothérapie puis chirurgie, …

4 ETUDE PER PROTOCOLE OU EN INTENTION DE TRAITER

INTENTION DE TRAITER VS PER PROTOCOLE	• Une analyse en intention de traiter signifie que **tout patient randomisé sera analysé dan son groupe de randomisation**, et cela peu importe le traitement effectivement reçu, sa dose… C'est le gold standard des études de supériorité. On ne veut pas dire qu'il existe une différence si celle-ci n'existe pas. • Dans une analyse per protocole seuls les patients ayant reçu le bon traitement à la bonne dose avec le bon protocole sont analysés. C'est le gold standard des études de non-infériorité On ne veut pas dire qu'il n'existe pas de différence à tord
RISQUES DU PER PROTOCOLE	• Ne traite pas les données des patients qui ont fait des écarts au protocole ou qui sont sortis de l'étude • **Risque de déséquilibrer 2 groupes** qui étaient initialement homogènes et comparables • **Diminue la validité interne** en diminuant la puissance et en créant un **biais d'attrition** • Risque de conclure à une différence qui n'existait pas ou ne pas conclure à une différence qui existe
VARIANTE : ANALYSE EN TRAITEMENT RECU	• Patients analysés = patients qui ont reçu le bon traitement à la bonne dose mais pas forcément dans leur groupe de randomisation • Perte du bénéfice de la randomisation • Gold standard d'aucune étude

5 ETUDE DE SUPERIORITE ET DE NON INFERIORITE

ETUDE DE SUPERIORITE	• Un essai de supériorité cherche à démontrer qu'un traitement est meilleur qu'un autre sur un critère de jugement déterminé à l'avance. • La compréhension de cette étude est aisée, on réalise un test statistique et soit la différence est statistiquement significative et on conclu à la supériorité soit non et on ne peut pas conclure. • Avantages : moins de sujets nécessaires : pas de borne de non infériorité à déterminer • Inconvénients : **si étude négative on ne peut pas conclure à la non infériorité** • **Gold standard : étude en intention de traiter**

ETUDE DE NON INFERIORITE	• Elle permet de déterminer qu'un nouveau traitement est « au moins aussi performant » que le traitement de référence choisi. • Pour réaliser ce type d'étude il faut que le nouveau traitement ait des bénéfices supplémentaires attendus. • Compte tenu des avantages associés attendus, on accepte donc que le médicament soit légèrement inférieur au traitement de référence sans dépasser une borne de non infériorité définie a priori. • La borne de non infériorité est déterminée a priori par un comité d'experts en fonction des données de la littérature et des bénéfices attendus • Inconvénients : nombre de sujets nécessaires supérieur ; difficulté à déterminer la borne de non infériorité • **Gold standard : étude per protocole**
POURQUOI REALISER UNE ETUDE DE NON INFERIORITE ?	• **Traitement de référence difficilement dépassable** en terme d'efficacité • La **non-infériorité suffit à valider l'intérêt du nouveau traitement** car non invasif, plus pratique, coût diminué, ... • **Arguments de la littérature** en faveur du nouveau traitement et pas d'argument contre • Si l'étude positive alors on conclut que le nouveau traitement est au moins équivalent au traitement de référence et on peut éventuellement **revendiquer une supériorité** sans que celle-ci ne soit prouvée. • Si l'étude est négative alors soit on ne conclut pas (manque de puissance...) soit le nouveau traitement est inférieur à l'ancien *Exemples d'avantages pouvant justifier d'un essai de non infériorité :* Avantage en terme de tolérance • Fréquence des effets secondaires moindre • effets secondaires moins graves Facilité d'utilisation plus grande : • voie d'administration plus simple (par exemple orale par rapport à intraveineuse, bolus à la place d'une perfusion) • une administration par jour à la place de plusieurs ou dose unique à la place d'un traitement de plusieurs jours • absence d'ajustement de dose Inconvénients du traitement plus faibles • traitement médical à la place d'un traitement chirurgical • chirurgie moins délabrante • radiothérapie moins prolongée Coût plus faible

Exemples

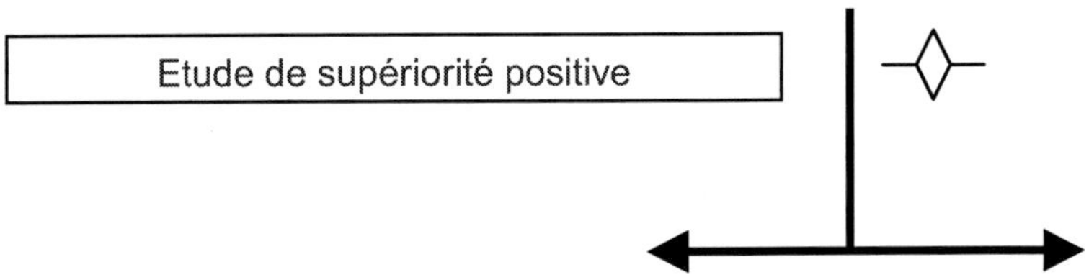

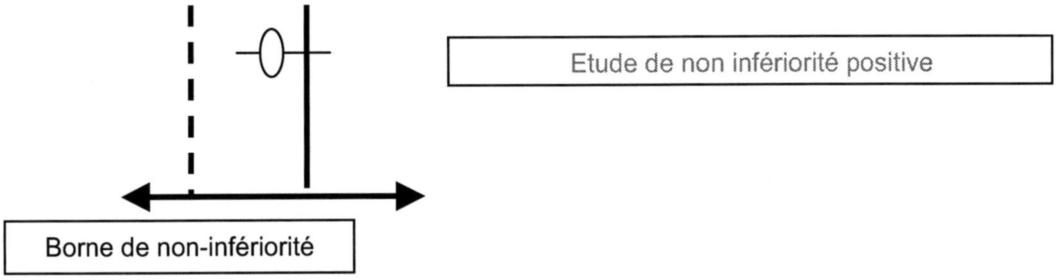

A PART : L'ETUDE D'EQUIVALENCE

- L'objectif est de démontrer que 2 traitements étudiés ne diffèrent pas sur le critère de jugement principal de plus d'une certaine quantité nommée Δ.
- Si la différence observée est inférieur à Δ alors on peut considérer que cette différence est suffisamment petite pour considérer les traitement comme équivalents.
- En général ce type d'étude est peu utilisé car il suffit souvent de prouver que le nouveau traitement n'est pas inférieur, qu'il soit supérieur n'est pas une mauvaise chose.
- 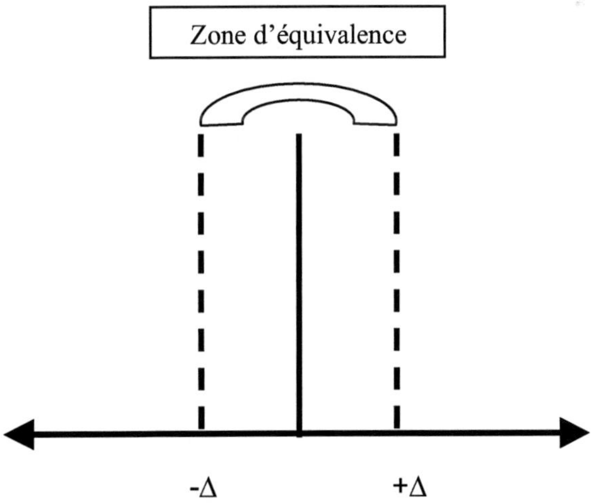

10 COMMANDEMENTS	• **Objectif clairement défini** • **Comparaison à un test de référence** • **Sélection des patients décrite** • **Prévalence connue et extrapolable** • **Le terme « normal » ou sain est clairement défini** • **En aveugle** • **Plan expérimental défini** • **Le test et le gold standard sont faits à tous les patients** • **Conditions du test décrites (validité interne de l'étude)** • **Pertinence clinique**
UN BON GOLD STANDARD	• Il doit être **justifié par des références adéquates** (études antérieures, consensus) • Les conditions d'utilisation standard sont précises et semblables à celles de la littérature • **Utilisation en aveugle du test** • Respect de l'éthique (par exemple pour l'embolie pulmonaire on prendrait l'angioscanner comme gold standard même si l'autopsie diminu ait la marge d'erreur !!!)
UNE POPULATION ADEQUATE	• Echantillon REPRESENTATIF • Représentation de tous les patients concernés (tous les degrés de gravité par exemple) • Bonne représentation de la POPULATION CIBLE

	Supériorité	**Non-infériorité**
Comparateur	Traitement de référence / Placebo	Traitement de référence
Analyse	Intention de traiter	Per protocole
Résultats	p du test statistique pour lequel on aura fait le calcul du nombre de sujets nécessaire	Borne de non-infériorité (qui ne doit pas dépasser la borne clinique fixée au préalable)

7 ETUDE EPIDEMIOLOGIQUE

<table>
<tr><td>CLASSIFICATION DES ENQUETES EPIDEMIOLOGIQUES</td><td>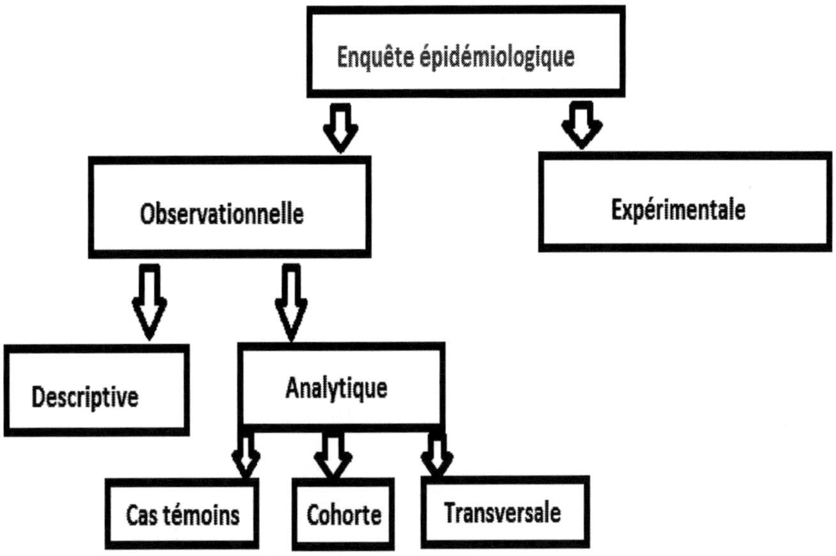
</td></tr>
<tr><td>10 COMMANDEMENTS</td><td><ul>
<li>Etude comparative</li>
<li>Population et groupes bien définis</li>
<li>Critères d'inclusion et d'exclusion justifiés</li>
<li>Centres bien définis</li>
<li>Appariement sur les facteurs de confusion potentiels</li>
<li>Analyses ajustées si nécessaire</li>
<li>Variables mesurées adaptées et fiables</li>
<li>Mesure du CDJ identique dans les 2 groupes</li>
<li>Suivi suffisamment long et complet (cohorte ++)</li>
<li>Méthodologie adaptée à la fréquence de l'évènement</li>
</ul></td></tr>
</table>

8 EXPOSE-NON EXPOSE VS CAS TEMOIN

On calcule des Odds ratios dans les études cas témoins et des risques relatifs dans les études exposés non-exposés

<u>Moyen mnémotechnique</u>
hECTOR (étude Cas Témoin Odds Ratio)

	Cas témoins	Exposés-non exposés
Avantages	Rapide, peu coûteux Facile Adapté aux maladies rares ou à latence longue Etude de plusieurs expositions	Niveau de preuve 2 Adapté aux expositions rares Etude de plusieurs maladies Etude prévalence et incidence Etude de la chronologie des évènements
Inconvénients	Niveau de preuve 3 Rétrospective Biais de mémorisation et de classement Biais de sélection dans le choix des témoins Peu adapté aux expositions rares Ne permet pas d'étudier prévalence et incidence, calcul de l'OR uniquement Une seule maladie	Long et coûteux Maladie doit être fréquente Incidence doit être élevée Latence de la maladie doit être courte Durée de l'étude longue Risque de biais d'attrition par perdus de vue Une seule exposition

9 AUTRES ETUDES

ETUDE PRONOSTIQUE	• **Echantillon représentatif** de la population cible • Patients inclus au même moment, au **même stade** de la maladie • **Suivi complet au long cours** • **Durée de l'étude suffisamment longue** pour détecter les évènements • **CDJ objectif, pertinent et sans biais** • **Analyse ajustée** sur les facteurs pronostics connus et suspectés • Ne pas tester trop de nouveau critères pronostic dans une même étude

EVALUATION D'UN DEPISTAGE	• Peut s'apparenter à une étude épidémiologique
	• Population cible bien décrite
	• Procédure de dépistage bien décrite, reproductible, pertinente et justifiée
	  o Fiabilité
	  o Reproductibilité
	  o Validité de l'examen
	  o Sensibilité élevée
	  o Dépistage à un stade précoce
	  o Maladie dont l'évolution est connue
	  o Coût acceptable
	  o Non invasif = acceptable par le patient
	→ Moyen mnémotechnique : VRAC (valide, reproductible, acceptable, coût faible)
	• **Suivi possible pour au moins 80% de l'échantillon**
	• CDJ pertinent cliniquement et adapté (ex : mortalité ?)

Notes

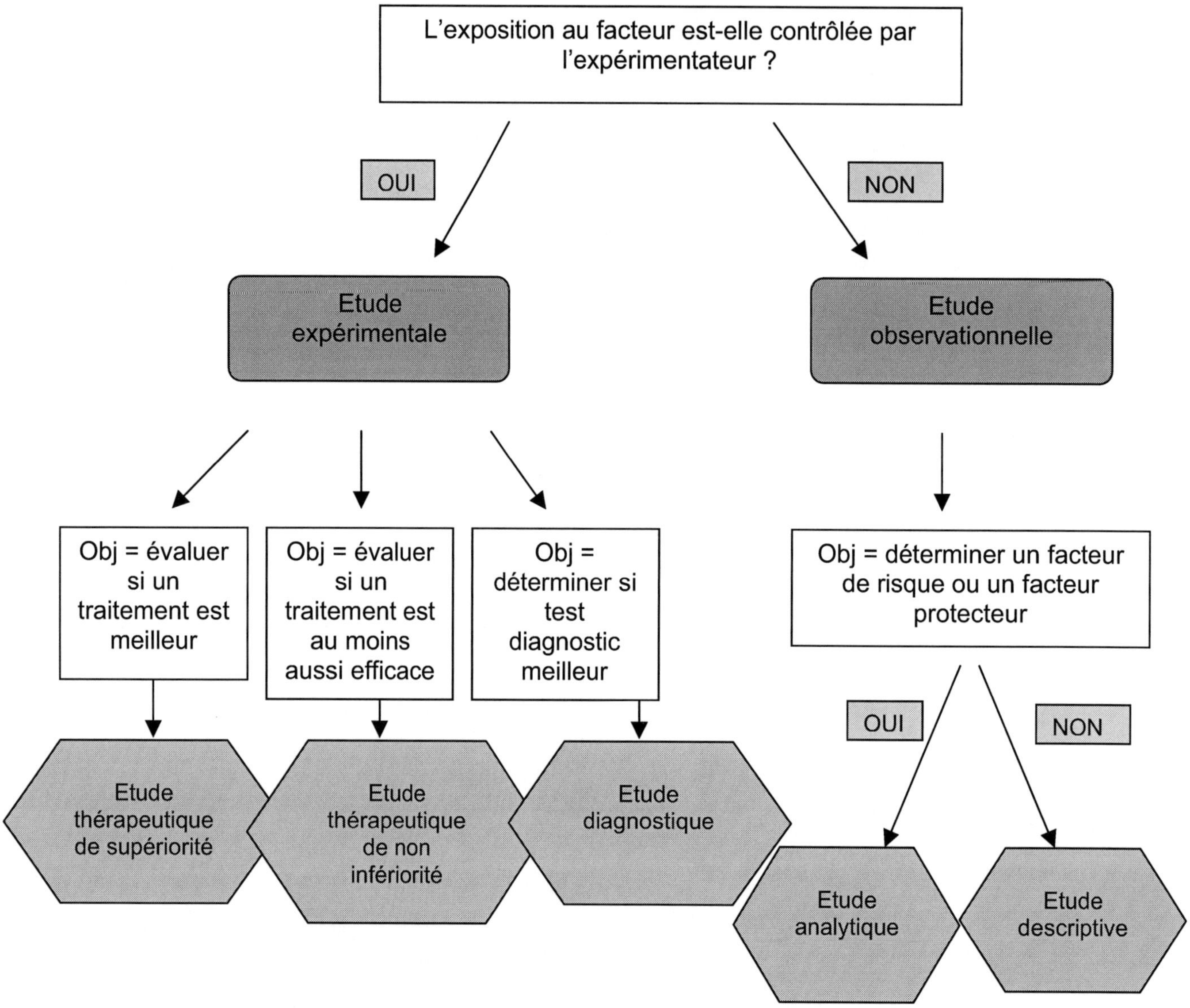
L'exposition au facteur est-elle contrôlée par l'expérimentateur ?
OUI
NON
Etude expérimentale
Etude observationnelle
Obj = évaluer si un traitement est meilleur
Obj = évaluer si un traitement est au moins aussi efficace
Obj = déterminer si test diagnostic meilleur
Obj = déterminer un facteur de risque ou un facteur protecteur
Etude thérapeutique de supériorité
Etude thérapeutique de non infériorité
Etude diagnostique
OUI
NON
Etude analytique
Etude descriptive

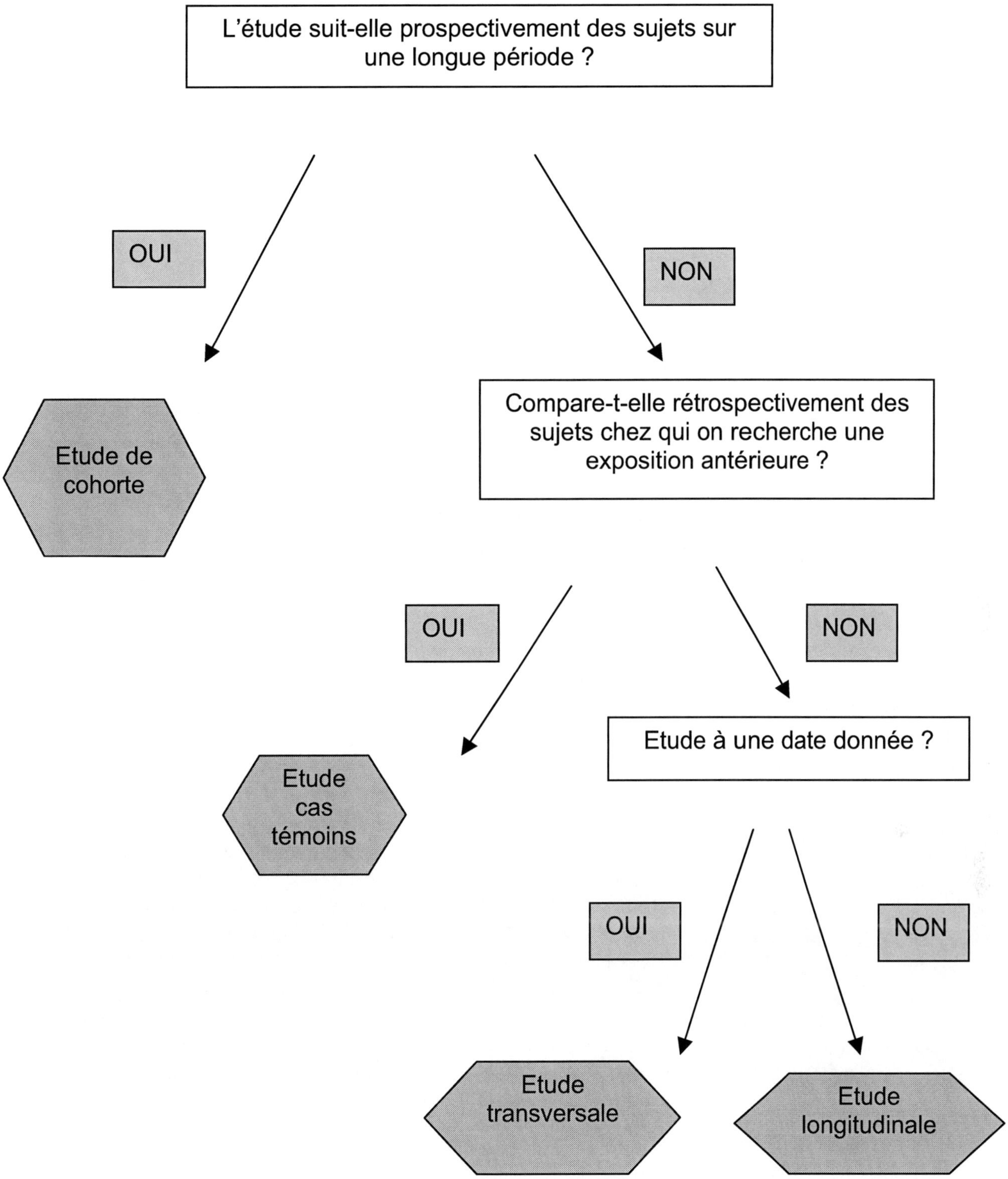
L'étude suit-elle prospectivement des sujets sur une longue période ?
OUI
NON
Etude de cohorte
Compare-t-elle rétrospectivement des sujets chez qui on recherche une exposition antérieure ?
OUI
NON
Etude cas témoins
Etude à une date donnée ?
OUI
NON
Etude transversale
Etude longitudinale

11 ARRET D'UNE ETUDE

GENERALITES	• On peut parfois décider d'arrêter une étude au cours de celle-ci sans attendre la fin du suivi. • Cela est faisable si des analyses intermédiaires sont prévues • Ces analyses doivent être prévues a priori • La réalisation de ces analyses pose cependant un certain nombre de problèmes méthodologiques et nécessite une méthodologie adaptée • En fonction du résultat de ces analyses intermédiaires il existe différentes raisons d'arrêter une étude prématurément • On répète plusieurs fois la comparaison statistique et on arrête l'essai quand on a rejeté une hypothèse • On arrête une étude quand on a dépassé **les bornes de continuation** définies a priori • Exemples d'analyses intermédiaires : o Si on avait prévu une étude sur 1000 patients pendant 2 mois, on peut prévoir une analyse après 200 patients inclus o Si on prévoit un suivi de 10 ans chez 500 patients, on peut décider d'une analyse intermédiaire après 5 ans de suivi
BUT DES ANALYSES INTERMEDIAIRES	• Le premier est de **pouvoir détecter au plus tôt le bénéfice** du traitement afin d'éviter de traiter des patients par un placebo alors que les données amassées sont suffisantes pour conclure à l'efficacité du traitement étudié (**arrêt pour efficacité**). De plus, la confirmation au plus tôt du bénéfice apporté par un traitement permet de faire bénéficier du traitement tous les patients hors essai le plus rapidement possible (équité et éthique) • Le deuxième objectif est de se donner les moyens de **détecter au plus tôt un éventuel effet délétère** du traitement afin de limiter le nombre de patients exposés au risque (**arrêt pour toxicité**). Dans ces deux circonstances, le but des analyses intermédiaires est d'éviter de continuer à inclure des patients alors que l'on dispose d'une réponse suffisamment fiable à la question posée. • Le troisième objectif est d'arrêter une étude dont on peut prédire avec une certitude raisonnable qu'elle ne pourra pas aboutir (**arrêt pour futilité**). L'arrêt précoce permettra de diriger les ressources vers le test de nouvelles hypothèses.

OBJECTIF PEDAGOGIQUE N°9

OBJECTIFS DE L'ECN

ANALYSER LA METHODOLOGIE

Méthodes

- **Vérifier que les analyses statistiques (en fonction de notions élémentaires) sont cohérentes avec le projet du travail ; connaître les limites de l'analyse par sous groupe ; connaître la notion de perdus de vue**

MOTS CLES et REFLEXES GENERAUX

- **Un critère = un test**
- **Variables**
- **Analyses en sous groupes**
- **Courbe ROC**
- **Rule in et Rule out**

1 GENERALITES

PRINCIPES STATISTIQUES DE BASE	• L'analyse statistique **concerne tous les patients inclus** • En intention de traiter, les perdus de vue sont considérés comme des échecs dans le bras du traitement à évaluer et comme des réussites dans le bras contrôle (hypothèse du biais maximum) • **Pour chaque critère étudié on ne réalise qu'un seul test statistique**. Sinon, en cas de multiplication des tests il existe une inflation du risque alpha, qui pourra être corrigée par la méthode de Bonferroni
CHOIX D'UN TEST STATISTIQUE	• Le choix d'un test statistique dépend de différents facteurs : o **La nature de la variable** que l'on étudie (CDJ) : qualitative ou quantitative ? o La **nature des variables explicatives** : Qualitative ou quantitative ? Continue ou discrète ? o Le **type de séries à comparer** : appariée (critère chez même patient avant et après intervention), ou indépendantes (même critère dans 2 groupes différents) o **Les conditions d'application des tests** (nombre de patients minimum par exemple)

TEST PARAMETRIQUE	• Les tests les plus couramment utilisés sont les tests **paramétriques** mais ils ne peuvent être utilisés que sous certaines conditions d'application. • Les caractéristiques des données sont résumées à l'aide de paramètres estimés sur l'échantillon. • **L'hypothèse d'une distribution normale** sous jacente est admise. • Ainsi pour exprimer l'absence de différence significative il suffira de comparer les moyennes

ANALYSE UNIVARIEE ET MULTIVARIEE	• Dans une analyse univariée une seule variable explicative
	• Dans l'analyse multivariée on peut prendre en compte plusieurs variables explicatives. Grâce à des logiciels statistiques on obtient des résultats ajustés
	  o Modèle de régression logistique (si qualitative)
	  o Modèle de régression linéaire (si quantitative)

PIEGE	Si un test n'est pas significatif en analyse bilatérale, ne jamais accepter une conclusion sur une analyse unilatérale On peut éventuellement revendiquer la supériorité dans une étude de non-infériorité si toutes les valeurs de l'IC95% sont au-dessus de le borne En cas d'étude de supériorité négative ne jamais conclure à la non-infériorité

2 VARIABLES

GENERALITES	• Il existe différentes variables dans une étude qu'il est nécessaire de distinguer
	  o Variable expliquée (critère dont le critère principal)
	  o Variable explicative (par exemple un médicament)
	  o Variable de confusion (variables à maîtriser au maximum car pourrait avoir une influence sur la variable expliquée)
	  o Autres variables

VARIABLE ALEATOIRE	• Une variable aléatoire comprend une partie « loi du phénomène » et une partie « variabilité », une partie de la variable ne peut pas être maîtrisée
	• Les sources de variabilité sont :
	  o L'individu lui-même
	  o Intra groupe
	  o Inter groupe
	• Les variables aléatoires peuvent être :
	  o Discrète (c'est-à-dire que les valeurs sont déterminées à l'avance)
	  o Continue (toutes les valeurs d'un intervalle sont possibles)
	  o Catégorielle

3 PRINCIPAUX TESTS UNIVARIES

		Variable explicative	
		Quantitatif	Qualitatif
CDJ	Qualitatif	Comparaison de 2 moyennes **Test de Student**	**Test du Chi 2**
	Quantitatif	Coefficient de corrélation de Pearson	Test de Student

Le test du Chi 2 peut par exemple être remplacé par un test de Fisher si l'effectif théorique est inférieur à 5.

Le test de Student peut être remplacé par un test de Mann Whitney si la distribution n'est pas normale ou si l'effectif est inférieur à 30.

En cas d'appariement :
Chi 2 → Mac Nemar
Student → Student apparié
Mann Witney → Wilcoxon apparié
ANOVA → ANOVA pour mesures répétées
Kruskal wallis → Friedman

4 TESTS COURANTS POUR COMPARER 2 MESURES, SUR 2 GROUPES A ET B

	Groupes indépendants	**Groupes appariés (n paires de sujets)**
Comparer 2 proportions (variable qualitative)	Grands effectifs (supérieur à 5) Test du **Chi 2** de Pearson	Grands effectifs (nombre de paires discordantes supérieur à 20) Test du **Chi 2** de **Mac Nemar**
	Petits effectifs (inférieur à 5) Test de **Fisher** exact	Petits effectifs Test du Chi 2 de Mac Nemar pour petits effectifs
Comparer 2 moyennes	Grands effectifs (>30) Test t de **Student**	Grands effectifs (>30) **Test t apparié** (test paramétrique)

	Petits effectifs (<30) **Test t de Student** (distribution normale, variances égales)	Petits effectifs (<30) **Test t apparié** (distribution normale des différences)
	Grands ou petits effectifs Test des rangs, test U, W, ou test de Mann Whitney ou de Wilcoxon)	Grands ou petits effectifs Test des rangs signés de **Wilcoxon**
Comparer 2 survies	**Test du log rank** (risques proportionnels) Test de Wilcoxon	Test du **Log Rang stratifié**

5 ANALYSES DE SURVIE

GENERALITES	• C'est s'intéresser à **l'apparition d'un évènement au cours du temps** • Il faut prendre en compte les durées de suivi, du délai de survenue et de l'existence de données censurées • On parle de **données censurées** quand par exemple la date de survenue de l'évènement n'est pas connue précisément. • Les études concernées par ce genre d'analyse sont les études pronostic et les essais thérapeutiques • L'évènement est la plupart du temps le décès mais on peut également prendre la récidive, l'hospitalisation, l'apparition d'une complication…
DECRIRE UNE SURVIE	• **Courbe de Kaplan Meier** 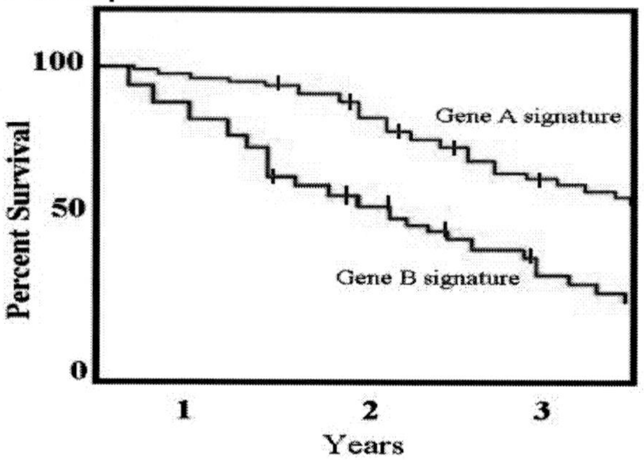 •

COMPARER DES SURVIES	• Test du log rank
ANALYSE MULTIVARIEE	• Modèle de Cox

6 EVALUATION D'UNE PROCEDURE DIAGNOSTIQUE

PERFORMANCES D'UN TEST

- **Sensibilité** (Se) : probabilité que le test soit positif si on est malade =VP/(VP+FN)
- **Spécificité (**Sp) : probabilité que le test soit négatif si on n'est pas malade = VN/(VN+FP)
- **Valeur prédictive positive** (VPP) : probabilité d'être malade si le test est positif = VP/(VP+FP)
- **Valeur prédictive négative** (VPN) : probabilité de ne pas être malade si test négatif = VN/(VN+FN)
- **Efficacité diagnostique :** (VP+VN) /(VP+VN+FP+FN)

La sensibilité et la spécificité sont indépendante de la prévalence de la maladie mais les valeurs prédictives positives et négatives en dépendent

TABLEAU DE CONTIGENCE

	Malade	Non Malade	
Test Positif	Vrai positif Décision correcte (sensibilité)	Faux positif Décision erronée (erreur alpha)	**VPP**
Test Négatif	Faux négatif Décision erronée (erreur bêta)	Vrai négatif Décision correcte (spécificité)	**VPN**
	Se	**Sp**	

RAPPORT DE VRAISEMBLANCE

- Les rapports de vraisemblance sont calculés à partir des paramètres de performance
- En partant de la probabilité pré-test d'être malade on peut **calculer la probabilité post-test** après prise en compte du nouveau test
- **Ils varient de 0 à l'infini**
- Le rapport de vraisemblance positif**, RV+ = Se / (1-Sp)**
- Le rapport de vraisemblance négatif, **RV- = (1-Se) / Sp**
- Intérêt :
    - **Choisir entre 2 tests,** le plus utile sera celui avec le RV+ le plus élevé pour affirmer un diagnostic ou le RV- le plus faible pour en éliminer un
    - Calcul de la probabilité post test à l'aide du nomogramme de Fagan
- Interprétation :
    - un RV = 1 signifie qu'il n'y a aucune modification du risque de maladie avant et après le test donc test inutile
    - si le RV est très élevé alors la probabilité post-test va augmenter significativement
    - si le rapport de vraisemblance est très proche de 0 alors la probabilité post-test va diminuer
    - plus on s'éloigne de 1 et plus le test étudié est utile à la prise de décision

Exemples de Nomogramme de Fagan

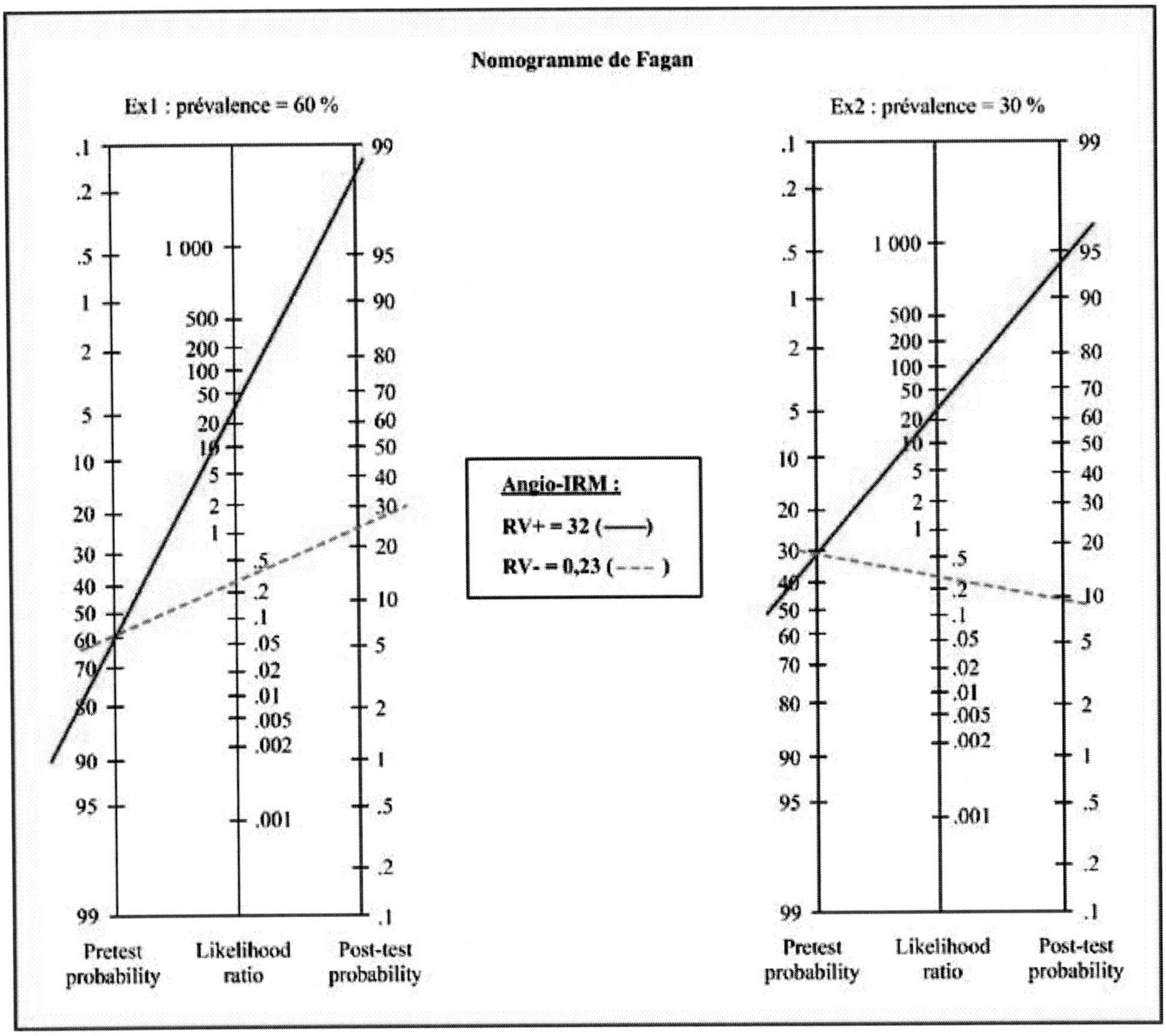

7 RULE IN ET RULE OUT

RULE OUT

- La sensibilité d'un test représente la probabilité qu'un test soit positif si on est malade
- C'est donc la capacité d'un test à repérer les malades
- En cas de sensibilité d'un test très élevé, si le test est négatif on peut donc dire que le sujet n'est probablement pas malade

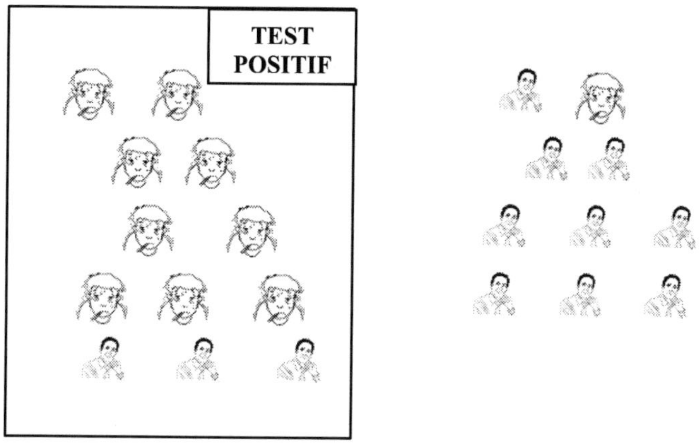

On voit sur cette figure, le test est très sensible, il détecte 90% des malades

Quand le test est négatif, il y a de grandes chances de ne pas être malade.

C'est le **SnNout**

RULE IN

- A l'inverse, la spécificité est la probabilité qu'un test soit négatif si on n'est pas malade
- C'est donc la capacité d'un test à repérer les sujets sains
- Si le test est positif alors il existe de grandes chances pour que le sujet soit malade
- C'est le **SpPin**

8 LA COURBE ROC

GENERALITES

- Elle **représente l'ensemble des points (Se, 1-Sp) obtenus sur un même échantillon en faisant varier le seuil diagnostic**
- **L'aire sous la courbe** (AUC) représente alors la performance globale du test

BUTS	• **Evaluation d'un test diagnostic** à condition que celui-ci soit à réponse continue (exemple : tension artérielle) • **Comparer simplement 2 tests** diagnostics ensemble en fonction de leurs valeurs de spécificité et de sensibilité • Définir les **meilleures normes** d'un paramètre diagnostic
EXEMPLES	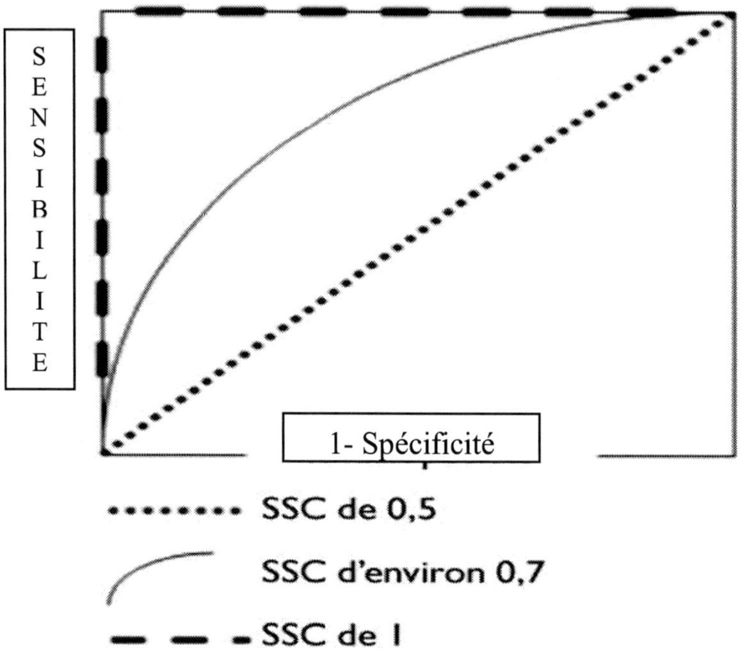
INTERPRETATION	• La courbe avec un AUC de 0.5 représente un test inutile • La courbe avec une AUC de 1 représente un test parfait (aucune erreur) • La plupart des tests ont une courbe semblable à la courbe du milieu, plus l'AUC est grande et meilleur est le test

9 QUANTIFIER L'ASSOCIATION

	Malade	Non malade
Exposé	a	b
Non exposé	c	d

GENERALITES	• Dans les études épidémiologiques et thérapeutiques principalement on cherche à montrer une association entre la variable expliquée et la variable explicative. • Par exemple on cherche à **montrer une association entre l'exposition à tel facteur de risque et la survenue d'une maladie**, ou encore l'association entre la durée de vie et la prise d'un nouveau médicament •
RISQUE RELATIF ET ODDS RATIO	• Ils sont utilisés indépendamment en fonction des situations mais ont une interprétation similaire. • Ils peuvent être bruts ou ajustés sur des covariables

	Situation	Calcul	Ajusté	interprétation
RR	Cohorte	RR = [a/(a+b)] / [c/(c+d)]	Modèle de Cox	Rapport des risques d'être malade
OR	Cas témoins	OR = ad/bc	Régression logistique	Rapport des côtes d'exposition

INTERPRETATION	• RR et OR varient de 0 à l'infini • Si = 1 alors aucune association • Si > 1 alors association positive (**facteur de risque**) • Si < 1 alors association négative (**facteur protecteur**) • En cas de maladie rare (prévalence inférieure à 5 ou 10% selon les auteurs) alors l'OR=RR • Il faut **toujours interpréter ces valeurs en fonction de l'intervalle de confiance** : si l'intervalle de confiance comprend 1 on ne peut pas conclure à une différence statistiquement significative

10 ANALYSES EN SOUS-GROUPES

GENERALITES	• **On n'analyse qu'une partie de l'échantillon** de patients inclus • On **diminue donc la puissance** • Ces analyses donnent des **résultats complémentaires** de ceux de l'analyse principale et permettent la formation de nouvelles hypothèses pour des études à venir • Cependant elles ne doivent **JAMAIS permettre de servir de conclusion à l'article** • Elles doivent être **prévues a priori** • Elles entraînent un **risque d'inflation du risque alpha**

INTERPRETATION D'UN RESULTAT EN SOUS GROUPE SI ESSAI NON CONCLUANT	• La multiplication des tests statistiques (un par sous-groupe) augmente la probabilité d'obtenir un test significatif uniquement par hasard. Un résultat de sous-groupe significatif est toujours suspect car il est impossible de savoir si ce test révèle l'effet réel ou s'il s'agit simplement d'un artefact lié à la répétition des tests. Un résultat significatif obtenu dans ces conditions fait courir un risque d'erreur dans la conclusion bien supérieur aux 5% habituellement consentis. • De plus, rien ne permet d'être sûr que les patients recevant le traitement ou le contrôle sont comparables à l'intérieur des sous-groupes. • En fait, dans cette situation, les analyses en sous-groupes ne sont pas totalement dénuées d'intérêt. Elles **génèrent de nouvelles hypothèses**, qui seront vérifiées dans de nouveaux essais de confirmation. Cependant il est fréquent que ces hypothèses ne se vérifient pas quand elles sont testées de façon indépendante dans une étude adhoc
INTERPRETATION D'UN RESULTAT EN SOUS GROUPE SI ESSAI CONCLUANT	• Dans un essai concluant (où une différence statistiquement significative a été obtenue) le but des analyses en sous-groupes serait de **rechercher ceux dans lesquels le traitement serait le plus efficace et surtout ceux dans lesquels il serait inefficace.** L'objectif est de **mieux définir la population cible** en restreignant éventuellement la diffusion du traitement par rapport à la population qui a été incluse dans l'essai • Comme dans le cas d'un essai non significatif, les analyses en sous-groupes se heurtent à des difficultés méthodologiques qui les empêchent d'aboutir aux conclusions qu'elles recherchent. • Il est **impossible de conclure qu'un traitement est sans efficacité chez certains patients sous prétexte qu'aucune différence significative n'existe dans ce sous-groupe. L'absence de différence significative ne signifie pas qu'il y a absence d'effet car la puissance de la comparaison au niveau d'un sous-groupe n'est pas assurée**. En effet, la taille des sous-groupes est inférieure à la taille nécessaire pour mettre en évidence un effet qui est la taille de l'essai tout entier. La probabilité de ne pas conclure à une différence qui existe pourtant est forte (risque d'erreur statistique de deuxième espèce, erreur bêta).

EXEMPLE D'ESSAI NON CONCLUANT

Sous-groupe	Effet du traitement (risque relatif)	p
Essai en entier	0,92	NS
Age<75	0,92	NS
Age>75	0,95	NS
Hommes	0,92	NS
Femmes	0,99	NS
Antécédents d'infarctus	0,87	NS
Pas d'antécédents d'infarctus	1,03	NS
Diabétiques	0,78	p<0,05
Non diabétiques	1,09	NS

- Dans cet essai on remarque que le résultat est non significatif sur la population entière. Dans le sous-groupe diabétique, on peut voir que le RR sous traitement est statistiquement significatif d'une diminution de risque. On peut donc supposer que le traitement serait efficace dans ce sou groupe, mais cela nécessitera une nouvelle étude pour le confirmer.

EXEMPLE D'ESSAI CONCLUANT

Sous-groupe	Effet du traitement (risque relatif)	p
Essai en entier	0,78	p<0,05
Age<75	0,65	p<0,01
Age>75	0,90	NS
Hommes	0,76	p<0,04
Femmes	0,78	p<0,05
Antécédent d'infarctus	0,97	NS
Pas d'antécédent d'infarctus	0,70	p<0,02
Diabétique	0,50	p<0,001
Non diabétique	0,91	p<0,05

- Dans cet essai on voit que le traitement montre une amélioration statistiquement significative sur l'ensemble de la population. Le traitement paraît le plus efficace chez les diabétiques sans antécédent d'infarctus, cela permet de définir une nouvelle population cible.

RISQUE DE BASE (X)	• C'est le risque de survenue d'un évènement dans le groupe contrôle (placebo ou traitement de référence) • Soit X=20/100=20%=0.20
RISQUE AVEC LE TRAITEMENT (Y)	• C'est le risque de survenue de ce même évènement en cas d'utilisation du nouveau traitement • Soit Y=15/100=15%=0.15
RISQUE RELATIF	• C'est le rapport X/Y • Soit ici 0.15/0.20=75%
REDUCTION ABSOLUE DU RISQUE	• C'est la différence de risque entre les deux groupes • Soit ici X-Y= 0.20-0.15=0.05=5%
NOMBRE DE SUJETS A TRAITER POUR EVITER UN EVENEMENT	• C'est le nombre de sujets qu'il est nécessaire de traiter avec le nouveau médicament pour sauver une personne de plus que dans le groupe contrôle • Soit ici 1/(X-Y)=1/(0.20-0.15)=20 = BENEFICE
INCIDENCE DES EFFETS SECONDAIRES GRAVES	• Par exemple 10%=0.10
NOMBRE D'EFFET SECONDAIRE PAR EVENEMENT EVITE	• C'est le produit du nombre de sujets à traiter pour éviter un évènement par l'incidence des effets secondaires graves • Ce chiffre représente le RISQUE du traitement • Il caractérise le nombre d'évènements indésirables graves qui vont survenir pour sauver 1 patient de plus • Ici 20x0.1=2

Notes

12 DIVERS

TEST UNILATERAL OU BILATERAL	• Test bilatéral = nouveau traitement meilleur ou moins bon que le précédent (différent)
	  ○ H0 : A = B
	  ○ H1 : A ≠ B
	• Test unilatéral = le nouveau traitement ne peut être que meilleur
	  ○ H1 : A > B
	• Attention : le choix d'un test unilatéral doit être fait A PRIORI et justifié par des données de la littérature ou des données scientifiques !!
	• Un test unilatéral augmente la puissance d'une étude et diminue le nombre de sujets à inclure

INFLATION DU RISQUE ALPHA	• Toujours se méfier des analyses trop nombreuses +++
	• Multiplier les analyses augment le risque d'observer un résultat statistiquement significatif dû au hasard
	• On peut retrouver ce problème dans plusieurs cas :
	  ○ Multiplication des CDJ
	  ○ Analyses en sous-groupes trop nombreuses
	  ○ Analyses intermédiaires
	• Pour y remédier : diminuer le seuil de significativité des tests (par exemple 0.025 plutôt que 0.05)

Notes

TEST DE TENDANCE	• L'interprétation en classe de certains résultats a certaines limites ; on multiplie les tests ce qui augmente le risque alpha, les résultats peuvent être contradictoires, … • Il est donc nécessaire de trouver un test plus global : le test de tendance • Ce test répond à la question : « le risque diminue-t-il ou augmente-t-il avec l'augmentation de l'exposition ? » • On calcule donc **un p de tendance**. Si celui-ci est non significatif (>0.05) alors on n'interprète pas les risques relatifs • Condition : il faut une hypothèse linéaire pour la relation
TEST D'HETEROGENEITE	• **En cas de variables non ordonnées**, on réalise un test d'hétérogénéité répondant à la question : « les différences observées entre les groupes sont-elles significatives ? » • Si ce test est significatif les résultats par classe peuvent être examinés
DIFFERENCE EN TRE CONFUSION ET INTERACTION	• En cas de facteur de confusion, il **existe la même association entre les groupes** ⇒ Nécessité **d'un ajustement** 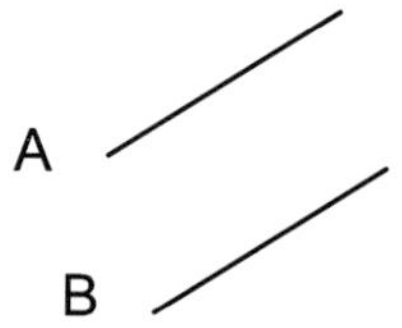 • En cas d'interaction, **l'association est différente dans chaque groupe** ⇒ Nécessité **d'une stratification** de l'analyse 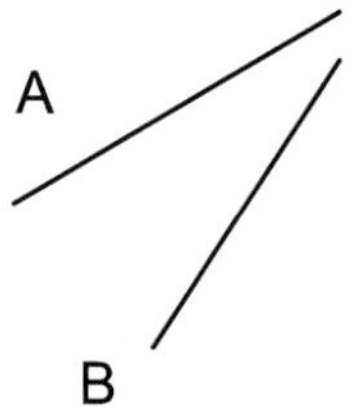
INTERACTION	• Pour savoir si une interaction est significative on réalise un **test d'interaction** • Si celui si est significatif, cela signifie que les résultats sont divergents, il est nécessaire de stratifier l'analyse • Si ce test est non statistiquement significatif, alors on ne peut pas réaliser d'analyse en sous-groupe, les différences d'un groupe à l'autre sont ininterprétables

REPONSE TYPE	• Analyse du test d'interaction • Test significatif donc analyses en strates • Pour chaque strate : o Test de tendance o Signification statistique o RR de chaque classe • A la fin on peut parler de la relation effet dose éventuelle si elle existe
CONCLUSION	• **En cas d'interaction : analyse en sous-groupe obligatoire**, le résultat global n'a pas de sens • **Si absence d'interaction, l'analyse stratifiée est utile**. Les différences entre les groupes sont ininterprétables. L'association est la même dans tous les groupes • Toujours interpréter du plus large vers le plus précis : o Interaction ? o Test global o RR dans chaque classe o Forme de la relation o Commenter tous les résultats

Notes

Notes

OBJECTIF PEDAGOGIQUE N°10

OBJECTIFS DE L'ECN

ANALYSER LA METHODOLOGIE

Méthodes

- **Vérifier le respect des règles d'éthique**

MOTS CLES et REFLEXES GENERAUX

- **Comité d'éthique**
- **Consentement éclairé écrit et oral**

1 TEXTES LEGISLATIFS

LISTE DES TEXTES	• Code de Nuremberg (1947) • Déclaration d'Helsinki (1964) • La **loi Huriet-Sérusclat du 20 décembre 1988 : loi de bioéthique** • La loi du 9 août 2004 : loi concernant la politique de santé publique
LOI HURIET-SERUSCLAT	• Loi concernant la protection des personnes se prêtant à des recherches biomédicales • Celle-ci pose les principes de protection des personnes qui participent à des recherches biomédicales
LOI DU 9 AOUT 2004	• Loi en matière de santé publique dans le droit français • Celle-ci : o Améliore le dispositif qui s'est révélé quasiment inchangé depuis la loi de Huriet-Sérusclat o Permet d'établir une réglementation française plus stricte o Permet de mettre en conformité les études françaises avec le droit européen

2 ACTEURS DE L'ESSAI CLINIQUE

PROMOTEUR	• Propose l'étude • Gère et finance l'étude • Souscrit une assurance • Assume la responsabilité juridique • Est le plus souvent un laboratoire pharmaceutique
INVESTIGATEUR	• Surveille et dirige la réalisation de la recherche • Informe le patient • Recueille le consentement du patient • Est le plus souvent un médecin
COMITE DE PROTECTION DES PERSONNES (CPP)	• A un rôle éthique • A un avis à caractère décisionnel • Devenu le **CCPPRB** (comité consultatif de protection des personnes dans la recherche biomédicale) • Rôles : vérifier la validité scientifique d'une étude et assurer la protection des sujets
SUJET	• Donne un consentement : o Eclairé o Libre o Ecrit o Révocable à tout moment
AUTORITE SANITAIRE	• Autorise l'essai • Peut être : o L'Agence Française de Sécurité Sanitaire des Produits de Santé (AFSSAPS) o La Direction Générale de la Santé (DSG)
LA COMMISSION NATIONALE DE L'INFORMATIQUE ET DES LIBERTES (CNIL)	• Surveille la protection des données personnelles • Donne un avis à caractère décisionnel
AUTRE	• **Comité consultatif de l'information** en matière de recherche dans le domaine de la santé

3 REGLES D'ETHIQUE

JUSTIFICATION D'UNE ETUDE DE NON INFERIORITE (ECN 2012)	• On peut admettre de faire une étude de non-infériorité s'il existe **un bénéfice évident** en terme de coût, de facilité de prise en charge, de risques, d'observance… • Il doit **exister des arguments a priori en faveur de son efficacité** • Il doit exister des arguments a priori en faveur de son bénéfice / traitement de référence

10 COMMANDEMENTS	• **Etude justifiée** • **Etude utile** • **Adaptée aux connaissances scientifiques actuelles** (contre traitement de référence, contre gold standard diagnostic…) • **Méthode permettant de répondre à la question** • **Protocole approuvé par un comité d'éthique indépendant**, ± 1 comité d'éthique par pays • **Participants volontaires, ayant reçu une information orale et écrite, et ayant donné leur consentement éclairé par écrit** • **Respect de la confidentialité et du secret médical** • **Conclusion conforme aux résultats** • **Pas ou peu de conflits d'intérêt** et si présents alors déclaration obligatoire • **Les patients peuvent se retirer à tout moment**, toutes leurs données ne pourront alors pas être utilisées
PLACEBO	• Si aucun autre traitement n'est disponible • Pathologie bénigne • Pas de risques graves pour les participants
CONFLITS D'INTERET	• Les éventuels conflits d'intérêts des auteurs de l'étude doivent toujours être signalés et déclarés à la fin de l'étude (possède des parts dans l'entreprise pharmaceutique, rémunération pour effectuer l'étude…) • Ils ne remettent pas forcément en cause les résultats de l'étude mais incitent à plus de vigilance

4 QUESTIONS TYPES

CETTE ETUDE EST-ELLE ETHIQUE ?	• **Rationnel logique**
	• **Etudes préexistantes :**
	  o Pas d'évaluation
	  o Il existe des arguments a priori pour l'efficacité de ce nouveau traitement
	  o Il existe des arguments a priori pour un rapport bénéfice risque favorable
	• **Analyses intermédiaires prévues** avec des critères d'arrêt
	• Le traitement comparateur est le traitement de référence s'il en existe un
	• **Etude en aveugle**
	• **Comité d'éthique**
	• **Consentement éclairé**
	• **Pas de perte de chance**

CRITIQUEZ LES MODALITES DE CONSENTEMENT	• **Oral ET écrit** • **Avant l'inclusion** • **Après information écrite et orale, claire, loyale et appropriée** • **Avec un délai de réflexion** • **Recueilli par une tierce personne** • **Retirable à tout moment**

Notes

Chapitre 11

OBJECTIF PEDAGOGIQUE N°11

OBJECTIFS DE L'ECN

ANALYSER LA PRESENTATION DES RESULTATS

- **Analyser la présentation, la précision et la lisibilité des tableaux et des figures, leur cohérence avec le texte et leur utilité**

MOTS CLES et REFLEXES GENERAUX

- **Titre pour chaque tableau et figure**
- **Significativité statistique apparente**
- **Pas de redondance**

1 REGLES GENERALES

GENERALITES	• Chaque tableau ou figure doit comporter : o **Un titre informatif** (au-dessus d'un tableau et en dessous d'une figure) o **Un numéro** correspondant à l'ordre d'apparition dans le texte o **Un appel dans le texte** (« cf. tableau … ») • Les tableaux et figures doivent **rester fidèles aux résultats** • Ils ne doivent **pas faire une redondance** avec le texte, sauf pour les points principaux, réponse à la question posée, … • Ils doivent pouvoir être lus et **être compréhensibles même isolés du reste de l'article**
GRILLE DE LECTURE D'UN TABLEAU	• **Vérifier l'utilité** : apport d'informations supplémentaires ou complémentaires, non redondantes avec le texte • **Cohérence avec la question étudiée** • **Cohérence entre texte tableau et figures** • **Précision** : indice de précision et de dispersion • **Lisibilité :** compréhension indépendamment du texte, abréviations expliquées en note, unités et légendes présentes

LES TABLEAUX ET FIGURES INDISPENSABLES

- Tableau 1 : caractéristiques démographiques de l'échantillon, ± comparaison des 2 groupes après randomisation
- Figure 1 : flow chart
- Tableau répondant à la question posée, portant sur le critère de jugement principal
    - Résultats en valeur absolue
    - Sur l'ensemble de l'échantillon (le moins de données manquantes possibles)

2 TABLEAUX

ROLES

- **Présentation des informations répétitives de façon claire et synthétique**
- Mise en évidence **des résultats principaux**

REGLES DE BASE

- **Pas de lignes verticales**
- Lignes horizontales uniquement pour séparer les lignes du corps
- **Un titre à chaque colonne**
- Abréviations et explications en note de bas de page
- Symboles autorisés pour les notes : *, †, ‡, **, …
- Unités de mesure (dans les titres de colonnes ou de ligne)
- Données manquantes explicitement signalées (ND pour non disponible, DM pour données manquantes)

VARIABLES

- Les **effectifs doivent être systématiquement présentés**
- La variabilité doit être systématiquement présentée (intervalle de confiance, écart type, p, …)
- Redondances
- S'il en existe une, **la classe de référence est bien visible (chiffre 1 dans le tableau sans intervalle de confiance)**

EXEMPLE

Tableau I : Comparaison des caractéristiques cliniques et thérapeutiques des tabagiques et des non tabagiques atteints de schizophrénie

	Tabagiques Moyenne ± DS	Non tabagiques Moyenne ± DS	P
Durée de suivi (ans)	16,60 ± 6,77	13,11 ± 10,85	0,095
Score positif PANSS	15,77 ± 6,77	17,00 ± 8,59	0,393
Score négatif PANSS	21,71 ± 9,56	23,96 ± 8,53	0,201
Dose équivalent chlorpromazine (mg/jour)	2073,62 ± 1169,39	1751,63 ±1646,47	0,223
Patients sous Bipéridine	66/69	42 /46	0,285
Dose de Bipéridine (mg/jour)	7,01 ± 2,10	6,70 ± 2,53	0,465
Fréquence symptômes extrapyramidaux	30/69	24/46	0,234
Score à l'échelle Simpson-Angus	2,07 ± 3,41	3,02 ± 5,57	0,206
Score Simpson-Angus = 0	39/69	22/46	0,635
Score Simpson-Angus =1-5	21/69	16/46	0,635
Score Simpson-Angus ≥ 6	9/69	8/46	0,635

Source : Effets du tabac sur les neuroleptiques et leurs effets extrapyramidaux dans la schizophrénie
Saoussen Bouhlel, Yassine Jones, Mouna Msolly, Salwa Ben Hawala, Zouhaier El-Hechmi

La Tunisie médicale - 2012 ; Vol 90 (n°04) : 311-315

3 FIGURES

ROLES	• Présenter une **distribution** • Ne peut présenter la distribution **que d'un seul groupe** • Illustrer une variation / une évolution

REGLES DE BASE	• Identification claire des lignes, courbes et symboles utilisés
	• Axes de la figure :
	  o Légendés
	  o Echelles et unités indiquées
	• Lisibilité et clarté
	• **Noter l'indice de dispersion, la variabilité**
	• S'il existe plusieurs figures, autant que possible utilisation de la même présentation

EXEMPLE	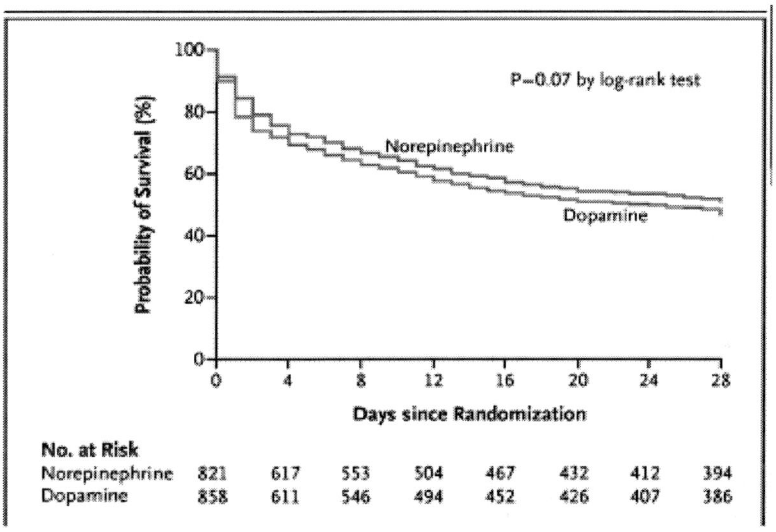 **Figure 1.** Courbes de Kaplan-Meier pour la survie à 28 jours dans la population en intention de traiter

Notes

OBJECTIF PEDAGOGIQUE N°12

OBJECTIFS DE L'ECN

ANALYSER LA PRESENTATION DES RESULTATS

- **Vérifier la présence des indices de dispersion permettant d'évaluer la variabilité des mesures et de leurs estimateurs**

MOTS CLES et REFLEXES GENERAUX

- **IC95%**
- **p**
- **Distribution normale ou non**

1 GENERALITES

	• Les indices de dispersion permettent de **caractériser la variation des observations autour de la valeur centrale** • Il s'agit le plus souvent de l'écart type et de l'intervalle de confiance. • **On ne peut interpréter aucune valeur sans connaître son indice de dispersion**

INDICE DE DISPERSION D'UNE VARIABLE QUANTITATIVE	• Distribution normale (selon la courbe de Gauss)
	  o Variance
	  o Déviation standard (=écart type)
	• Distribution non normale
	  o Etendue (minimum, maximum)
	  o Quartiles (intervalle contenant 25% des sujets)
	  o Déciles (intervalle contenant 10% des sujets)
	  o Centiles (intervalle contenant 1% des sujets)
	  o Moyenne et médiane

INDICE DE PRECISION DES ESTIMATIONS	• Les études ne sont pas réalisées sur l'intégralité de la population cible, on n'étudie qu'un échantillon de cette population • On réalise donc une **ESTIMATION sur un échantillon** de la valeur réelle • L'estimation peut être bonne ou mauvaise, on donne donc avec ce résultat un indice de dispersion qui évalue dans quelle proportion l'estimation est proche de la valeur réelle • En cas de variable quantitative : écart type • En cas de variable qualitative : intervalle de confiance

INTERVALLE DE CONFIANCE A 95%	• Noté **IC95%**
	• C'est l'intervalle de valeur qui inclut la vraie valeur du paramètre avec une probabilité de 95%
	• **Plus cet intervalle est étroit et plus l'estimation est précise,** plus la population est grande et plus on aura un IC étroit donc plus la mesure sera précise
	• Pour qu'une valeur soit statistiquement significative il faut qu'elle **exclut la borne de non significativité** :
	  o En cas de rapport (RR, OR, …) elle doit exclure 1
	  o En cas de différence, elle doit exclure 0
	  o En cas d'étude de non-infériorité elle doit exclure la borne de non-infériorité

ECART TYPE	• Il **caractérise la dispersion d'une distribution normale, autour de la moyenne** • C'est la **racine carrée de la variance** • La variance correspondant à la somme des carrés des écarts à la moyenne
COEFFICIENT DE VARIATION	• Mesure la variabilité par rapport à la moyenne • Le coefficient de variation (CV) est le rapport de l'écart type sur la moyenne. Il est exprimé en pourcentage • Cela est utile pour comparer la dispersion de 2 variables quantitatives exprimées dans des unités différentes.
ERREUR STANDARD A LA MOYENNE	• En cas de **variable quantitative** • Plus elle est petite, plus l'estimation est précise

OBJECTIF PEDAGOGIQUE N°13

OBJECTIFS DE L'ECN

CRITIQUER L'ANALYSE DES RESULTATS ET DE LA DISCUSSION

- **Discuter la nature et la précision des critères de jugement des résultats**

MOTS CLES et REFLEXES GENERAUX

- **UN SEUL critère de jugement principal**
- **Critère objectif, unique, défini à priori, clinique, …**

1 GENERALITES

DEFINITION	• Le critère de jugement (CDJ) est une **variable d'évaluation** à laquelle on s'intéresse pour répondre à l'objectif d'une étude • Il est la **variable la plus importante**
ROLES	• Le CDJ principal permet de **répondre à l'objectif principal** • Il **permet le calcul du nombre de sujets nécessaires** à l'étude a priori
REGLES DE BASE	• Les CDJ secondaires doivent être en nombre limité • On préfèrera des CDJ cliniques (baisse de mortalité), aux critères dits « intermédiaires » (tension artérielle)
CDJ SECONDAIRES	• **Répondent aux objectifs secondaires** • **Doivent être définis a priori** • **Sont en nombre raisonnable** • **Ne permettent pas de conclure l'article** • **Permettent d'émettre des hypothèses**
ASTUCE	• Quand il existe plusieurs critères de jugement, c'est celui pour lequel on a fait le calcul du nombre de sujets nécessaires a priori qui compte

<table>
<tr>
<td>LE CDJ IDEAL</td>
<td>
<ul>
<li>Unique</li>
<li>Clinique</li>
<li>Défini a priori</li>
<li>Pertinent cliniquement et par rapport à l'objectif de l'étude</li>
<li>Précis</li>
<li>Objectif (autant que possible)</li>
<li>Consensuel</li>
<li>Description des méthodes de mesure : référentiel choisi, classification utilisés, instrument de mesure, double lecture de la mesure ?</li>
</ul>
</td>
</tr>
<tr>
<td>EXEMPLES</td>
<td>
<table>
<tr><th>Type d'étude</th><th>CDJ</th></tr>
<tr><td>Descriptive</td><td>Incidence
Prévalence</td></tr>
<tr><td>Etiologique</td><td>Maladie ou évènement étudié</td></tr>
<tr><td>Diagnostique</td><td>Malade ou non ?
Traitement mis en œuvre après résultat du test diagnostic</td></tr>
<tr><td>Thérapeutique</td><td>Mortalité
Espérance de vie
Survenue évènement cardiovasculaire grave</td></tr>
<tr><td>Pronostic</td><td>Complication
Décès</td></tr>
<tr><td>Dépistage</td><td>Mortalité spécifique</td></tr>
</table>
</td>
</tr>
<tr>
<td>COMMENT AMELIORER UN CDJ ?</td>
<td>
<ul>
<li>Définition claire et précise (unités, cut off, ...)</li>
<li>Méthode de mesure homogénéisée (moment, lieu, personne, appareil, double lecture, ...)</li>
<li>Formation des personnes chargées de recueillir le CDJ, pour homogénéiser les mesures et éviter l'effet centre</li>
<li>Echelles et scores valides (unités internationales, stade TNM, NYHA, ...)</li>
<li>Evaluation du CDJ en aveugle</li>
</ul>
</td>
</tr>
</table>

3 LES DIFFERENTS CDJ

CRITERE CLINIQUE	• Permet un reflet direct de l'objectif du traitement étudié • Exemple : mortalité, survenue d'un évènement cardiovasculaire…
CRITERE INTERMEDIAIRE	• Il est le reflet d'un mécanisme biologique physiopathologique ou pharmacologique • Il **n'est pas directement lié à l'objectif du traitement** • **Moins pertinent** • Exemples : o tension artérielle (le critère pertinent serait la diminution de la mortalité cardio vasculaire) o HbA1c (le critère pertinent serai la diminution des complications micro et macro angiopathiques
CRITERE DE SUBSTITUTION	• C'est un **critère intermédiaire utilisé à la place d'un critère clinique lorsque ce dernier n'est pas utilisable** (délai de survenue important, recueil complexe, caractère invasif, coût, …) • Conditions d'utilisation : o **Relation avec le CDJ clinique établie et indiscutable** o **Fiable, reproductible** o **Sensible et spécifique** o **Défini a priori** • L'interprétation sur ce critère doit rester prudente
CRITERE COMPOSITE	• C'est la **combinaison de plusieurs critères** • Il permet la **vision globale d'un processus** physiopathologique • Un **patient présente le critère composite à partir du moment où il est victime d'au moins un des évènements** • Mais il **ne compte qu'une seule fois** (par exemple OAP + mort = 1) • L'interprétation peut parfois être délicate, **la conclusion ne peut porter que sur le critère dans son ensemble**

OU TROUVER LA REPONSE ?	• On trouve la réponse à cette question en analysant les parties : o Matériel et méthode o Résultats
MOYEN MNEMOTECHNIQUE	• Critères de qualité d'un CDJ : **« DéCOUPA »** ➢ Dé : défini a priori ➢ C : clinique ➢ O : objectif ➢ U : unique ➢ P : précis ➢ A : adapté à l'objectif de l'étude

Notes

OBJECTIF PEDAGOGIQUE N°14

OBJECTIFS DE L'ECN

CRITIQUER L'ANALYSE DES RESULTATS ET DE LA DISCUSSION

Relever les biais qui ont été discutés. Rechercher d'autres biais d'information et de sélection éventuels non pris en compte dans la discussion et relever leurs conséquences dans l'analyse des résultats.

MOTS CLES et REFLEXES GENERAUX

- **Validité interne**
- **Biais de sélection**
- **Bas de classement**
- **Biais de sélection**

1 GENERALITES

DEFINITION	• **Erreur systématique** qui fausse les résultats dans un sens donné • On distingue trois grandes familles de biais : les biais de sélection, de classement et de confusion • On peut les retrouver à toutes les étapes de l'étude
IMPACT D'UN BIAIS	• Certains biais ne peuvent parfois être évités, ils entraînent alors un problème de validité des résultats retrouvés **VALIDITE INTERNE** • Leur impact peut être limité à différentes étapes o Lors de la planification (randomisation) o Lors de l'analyse (ajustement) • **En cas de biais ni évité ni pris en compte, leur impact doit être abordé dans la discussion** • **L'impact d'un biais est à évaluer au cas par cas** • **Chaque type d'étude possède certains biais principaux**

2 BIAIS DE SELECTION

DEFINITION	• **Biais dans la constitution de l'échantillon**, qui va se retrouver non représentatif de la population générale pour des facteurs liés au problème étudié (d'où le biais). • Il peut être lié à différents facteurs selon la méthodologie de l'étude et il existe diverses procédures pour le limiter

NON COMPARABILITE DES GROUPES AU DEPART	• On retrouve ce biais en analysant le tableau 1
	• Selon les études le problème initial de ce biais peut être différent
	  o Groupes mal constitués
	  o Echantillon non représentatif de la population cible
	• Selon le type d'étude il existe **divers principes pour le limiter**
	  o Dans le cas d'une étude thérapeutique, randomisation
	  o Dans une enquête de cohorte ou cas témoin, il est nécessaire de définir des critères d'inclusion et d'exclusion précis
	  o Taux de participation élevé

ATTRITION	• En cas de **perdus de vue trop nombreux** (supérieur à 10%) on considère qu'il peut exister une différence entre la population éligible et la population analysée • On retrouve ce biais **par l'analyse du Flow chart** • Dans les études thérapeutiques on peut retrouver un biais d'attrition si les sujets sont analysés dans un groupe différent de celui dans lequel ils ont été randomisés ; on limite ce biais par une analyse en intention de traiter • En cas de **survie sélective** d'une partie de la population on peut voir apparaître un biais de sélection puisque la population analysée survivante peut avoir des caractéristiques différentes de la population incluse dans l'étude au départ

3 BIAIS DE CLASSEMENT

DEFINITION	• **Biais dans la mesure du facteur de risque ou dans la certitude de la maladie** • Ce biais est **quasiment inévitable** car aucun outil de mesure n'est parfait • Ceci entraîne souvent une **diminution de la puissance statistique et de la force de l'association retrouvée**
BIAIS DE MEMORISATION	• Dans **les études cas témoin, et les études rétrospectives** ne général, le biais de mémorisation est quasiment inévitable puisque les données sont recueillies a posteriori • Par exemple si on interroge des personnes malades sur une éventuelle exposition a un aérocontaminant elles vont maximiser cette exposition • Les patients auront tendance à **minimiser un comportement à risque**

BIAIS D'INFORMATION	• **Recueil de l'exposition hétérogène** (subjectivité de l'enquêteur, information manquante, …) • En cas d'étude de dossier médicaux, les données ont pu être recueillies de manière non appropriée, par exemple on recherche des patients avec une fièvre à 38.5° ou plus et on voit dans le dossier : « fièvre ++ »
BIAIS DE MESURE	• On peut rapprocher ce biais des **biais de classement** • C'est-à-dire que les **critères peuvent être mesurés différemment dans la population**
PROCEDURE POUR LIMITER CE BIAIS	• L'idéal est le **recueil des données en double aveugle** • Pour les biais d'information **tenter de récupérer des informations les plus précises possibles par tous les moyens à disposition**

4 BIAIS DE CONFUSION

DEFINITION	• Biais provoqué par **un facteur de confusion interagissant avec le facteur de risque étudié dans l'étude du lien entre ce facteur et la maladie** • Un facteur de confusion est un facteur lié à la maladie et à l'exposition et qui influence donc la relation entre les 2 • Par exemple : si on faisait une étude de la relation entre cancer du poumon et le port d'un briquet dans la poche on retrouverait sûrement une augmentation du risque de cancer du poumon en cas de port de briquet. Le facteur de confusion est ici le TABAC, c'est lui qui influence le cancer et pas le briquet !
SCHEMA	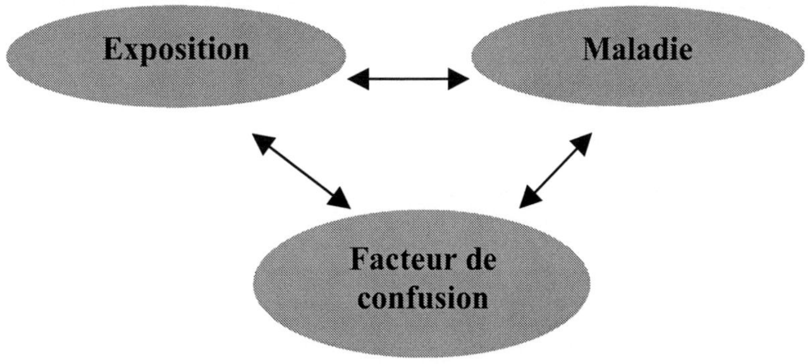

PROCEDURE POUR LE LIMITER	• **Ajustement** • **Appariement** • **Stratification** • **Standardisation** • **Restriction de l'analyse** • **Randomisation**

5 BIAIS D'EVALUATION

DEFINITION	• **Biais dans l'analyse ou dans l'interprétation des résultats**
BIAIS D'EVALUATION	• Dans une étude diagnostic, **l'interprétation du nouveau test peut être influencée par les résultats du gold standard** • Pour limiter ce biais il faut **analyser le test et le GS en aveugle l'un de l'autre** • Dans une étude thérapeutique la **mesure du CDJ principal peut être différente selon les groupes**. On limite ce biais par un CDJ bien défini et une étude en double voir triple aveugle
BIAIS D'ANALYSE	• Dans une étude transversale ou cas témoin par exemple, la multiplication des analyses peut conduire à une **inflation du risque alpha** et donc à un biais • On limite ce biais en **évitant les comparaisons multiples** ou en les prenant en compte dans le choix du risque alpha (méthode de Bonferroni)

Chapitre 15

OBJECTIF PEDAGOGIQUE N°15

OBJECTIFS DE L'ECN

CRITIQUER L'ANALYSE DES RESULTATS ET DE LA DISCUSSION

- **Vérifier la logique de la discussion et sa structure. Reconnaître ce qui relève des données de la littérature et ce qui est opinion personnelle de l'auteur**

MOTS CLES et REFLEXES GENERAUX

- **Limites de l'étude**
- **Validité interne**
- **Validité externe**
- **Opinion des auteurs**

1 STRUCTURE DE LA DISCUSSION

COMPOSITION CLASSIQUE D'UNE DISCUSSION	• La discussion comme les autres parties d'un article répond à un plan précis que les auteurs sont tenus de respecter • **Synthèse des principaux résultats** • **Mécanismes pouvant expliquer ces résultats** et les appuyant • **Discussion de la méthode** et des conditions de réalisation de leur étude. Qualité et validité des données, puissance de l'étude, schéma de l'étude adapté à la question posée. • **Limites de l'étude**, conséquences de biais de l'étude sur les résultats retrouvés VALIDITE INTERNE • **Réponse à la question posée** • **Comparaison avec la littérature pré-existante** VALIDITE EXTERNE • Si résultats non concordant avec la littérature : pourquoi ? Les méthodes ou les populations étudiées sont-elles différentes ? • **Extrapolation** des résultats à la population cible • **Conclusion** : implication dans la pratique clinique courante • Formulation de **nouvelles hypothèses** pour des recherches à venir

CE QUE L'ON NE DOIT PAS RETROUVER DANS UNE DISCUSSION	• Les données de l'introduction et de la partie matériel et méthode (pas de redondance dans l'article) • Les résultats détaillés, seuls les résultats principaux permettant de répondre à la question doivent figurer dans la discussion • **Ne jamais conclure sur les résultats des CDJ secondaires** • **Ne jamais conclure sur des analyses intermédiaires ou en sous-groupes non prévues a priori** • **Ne pas conclure sur une opinion d'auteur** • La conclusion doit être réservée à la réponse à la question posée
3 SITUATIONS FACE AUX RESULTATS	• Les **résultats confirment les connaissances** • Les résultats révèlent de **nouveaux faits**. Il faut alors préciser si cela relève d'une progression logique des connaissances. En cas d'étude observationnelle, discuter de la causalité. • Les résultats **contredisent les connaissances** actuelles : vérifier la méthodologie de l'article, si bonne validité interne de l'étude argumenter les points remis en question

2 SOURCES D'INFORMATION

SOURCES D'INFORMATION D'UNE DISCUSSION	• Il existe 3 sources d'information dans une discussion qui permettent d'arriver à la conclusion finale. Ces sources sont très différentes et il est important de savoir les discerner
	  ○ **Résultats tirés de l'étude**
	  ○ **Littérature** (essais antérieurs, mécanisme biologique,…)
	  ○ **Opinion personnelle des auteurs** (nouvelles hypothèses, proposition d'explication à ces résultats,…)

DISCERNER LES SOURCES	• **Temps verbal** : tandis que les résultats de l'étude sont au présent, les données de la littérature et les opinions d'auteur sont, elles, au présent • **Les données de la littérature doivent être référencées** à la fin de l'article

Chapitre 16

OBJECTIF PEDAGOGIQUE N°16

OBJECTIFS DE L'ECN

CRITIQUER L'ANALYSE DES RESULTATS ET DE LA DISCUSSION

Discuter la signification statistique des résultats

MOTS CLES et REFLEXES GENERAUX

- **IC95%**
- **p**
- **significativité statistique ≠ pertinence clinique**

1 GENERALITES

<table>
<tr><td>DEFINITION</td><td>• La signification statistique permet de quantifier la confiance que l'on peut avoir dans les observations retrouvées.
• Elle permet de répondre à la question : « la différence observée entre les 2 groupes est-elle réelle ou uniquement due au hasard ? »</td></tr>
<tr><td>RISQUES α ET β</td><td>• Le risque alpha ou risque de première espèce est le risque de conclure à une différence statistique alors qu'elle n'existe pas.
Il est arbitrairement fixé à 5% dans la plupart des études.
• Le risque bêta ou risque de seconde espèce est le risque de ne pas conclure à une différence qui existe pourtant.
Il représente 1-puissance, on le fixe souvent à 20%.</td></tr>
<tr><td>CAS PARTICULIER DES TESTS MULTIPLES</td><td>• Plusieurs tests sont réalisés pour répondre à la même question
• Le risque d'erreur alpha réel augmente avec le nombre de tests, on parle d'inflation du risque alpha
• Il est alors nécessaire de réaliser une correction lors de l'analyse selon la méthode de Bonferroni

Tableau montrant l'augmentation du risque de conclure à tort à l'efficacité du traitement (risque de première espèce) en fonction du nombre de tests réalisés.
<table><tr><th>Nombre de tests (seuil α=5%)</th><th>Risque global d'erreur</th></tr><tr><td>1</td><td>5%</td></tr><tr><td>2</td><td>10%</td></tr><tr><td>10</td><td>40%</td></tr><tr><td>50</td><td>92%</td></tr><tr><td>k</td><td>1-0.95k</td></tr></table></td></tr>
</table>

IMPORTANCE DE L'EFFET DE L'ECHANTILLON	• Si une association très forte existe entre un facteur étudié et le CDJ choisi, il suffira d'un petit échantillon pour le démontrer • Si une étude est réalisée sur un nombre suffisant de sujets, des petites différences peuvent être statistiquement significatives, sans avoir forcément d'importance clinique

2 INTERPRETATION DES DIFFERENTS RESULTATS

TABLEAU	• **Prendre toujours les résultats les plus ajustés** • **Description en valeur absolue d'abord** • **Significativité ou non : valeur du p, IC95%** • **Sens de l'association** • **Comparateur** • **Force de l'association**
SI p CALCULE	• $p \leq 5\%$ alors le résultat est statistiquement significatif, c'est à dire que le simple hasard ne suffit pas à expliquer la différence retrouvée • $p > 5\%$ alors le résultat est non significatif, la différence retrouvée est probablement due au hasard et on ne peut donc pas conclure sur ce résultat. Ce résultat non significatif peut être du à un manque de puissance de l'étude. La valeur du p ne reflète jamais la taille de la différence
INTERVALLE DE CONFIANCE	• L'intervalle de confiance à 95% représente les bornes entre lesquelles on a 95% de chance d'avoir la valeur exacte • En cas d'étude de rapport (RR ; OR ; …) pour qu'un résultat soit significatif il faut que l'IC95% ne contienne pas 1 • En cas d'étude de différence entre 2 paramètres il faut que l'intervalle de confiance ne contienne pas 0 pour que le résultat soit significatif • En cas d'étude de non-infériorité pour que le résultat soit significatif il faut que l'IC95% ne contienne pas la borne de non-infériorité définie a priori
COURBE ROC	• La mesure est **l'aire sous la courbe** • On considère qu'un test est : o Moyen si AUC entre 0.5 et 0.7 o Bon si AUC entre 0.7 et 0.9 o Excellent si AUC supérieur à 0.9

3 CONCLUSION A TIRER DES RESULTATS

LE RESULTAT EST-IL ROBUSTE ?	• Si l'IC95% ne contient pas 0 ou 1 selon les cas mais en est **très proche** on peut penser que le résultat est peu robuste • **Si l'étendue de l'IC95% est grande** alors de même on peut douter de la robustesse des résultats • La faiblesse d'un résultat peut parfois être due à un nombre trop faible d'évènements • A l'inverse un intervalle de confiance petit et très éloigné des valeurs limites 0 ou 1 peut faire penser que le résultat retrouvé est robuste, et donc que la signification statistique des résultats est bonne
SI RESULTAT NON STATISTIQUEMENT SIGNIFICATIF	• Il n'existe pas de différence significative entre les résultats car cette différence n'existe pas dans le monde réel • Ou la différence existe mais n'a pas été mise en évidence par manque de puissance (trop peu de patients, durée de suivi trop faible, …)
QUESTION TYPE : INTERPRETEZ LES RESULTATS	• Avant/après ajustement sur… • On observe • Une augmentation/diminution • Du risque de… • Dans le groupe… • Par rapport à … • RR/OR = … • IC95% ; p … • Ce résultat est/n'est pas statistiquement significatif car IC95% comprends/ne comprends pas 0/1 ; p supérieur ou inférieur à 0.05

<u>Notes</u>

Notes

OBJECTIF PEDAGOGIQUE N°17

Chapitre 17

OBJECTIFS DE L'ECN

CRITIQUER L'ANALYSE DES RESULTATS ET DE LA DISCUSSION

Discuter la pertinence clinique des résultats

MOTS CLES et REFLEXES GENERAUX

- **Pertinence clinique ≠ significativité statistique**

1 GENERALITES

	• La signification clinique résulte de la **disponibilité des résultats extrapolables à une pratique médicale courante, de l'importance de l'effet démontré, de la force de l'association, et de la pertinence de l'innovation en terme d'avantages pour le patient ou la population**
NOTIONS DE BASE	• Un résultat statistiquement significatif ne signifie pas forcément qu'il est pertinent cliniquement • La valeur de p ne reflète pas la taille de l'effet mis en évidence • Il est **nécessaire d'évaluer la taille de l'effet et sa précision**
IMPLICATION DE LA PERTINENCE CLINIQUE	• La **signification clinique est capitale car c'est elle qui va déterminer les changements de pratique et leur impact** sur la santé des patients et de la population • L'évaluation de la pertinence clinique permet de s'assurer que le bénéfice apporté par le traitement est suffisamment important et concerne un critère cliniquement pertinent, que la balance bénéfice/risque est acceptable et que ce résultat est informatif dans les situations de la pratique médicale courante (extrapolabilité)

2 IDENTIFIER LE CONTEXTE DE L'ARTICLE

GENERALITES	• Pour pouvoir juger de la pertinence clinique d'un résultat il faut d'abord pouvoir juger de la pertinence de la mise en œuvre de l'étude • Il est donc nécessaire de déterminer la raison pour laquelle les auteurs ont décidé de réaliser cette étude • En effet une étude coûte cher, demande un investissement et du temps, on ne la réalise donc que si on pense qu'elle peut apporter quelque chose
LES MOTS CLES A RECHERCHER	• **Problème de santé publique** : maladie ou situation fréquente ayant un coût élevé pour la société • **Pas de données sur ce sujet, ou données contradictoires, ou données superficielles** • **Avantages ou inconvénients par rapport aux prises en charges ou traitements antérieurs** o Avantage financier = prise en charge actuellement hors de prix, nécessité de trouver une nouvelle thérapeutique moins onéreuse o Avantages en terme d'effet indésirable o Avantage en terme de faisabilité, de mise en oeuvre • **Décrire les éventuels résultats des études précédentes**
CONCLUSION	• Il faut **JUSTIFIER le fait de faire une étude** sur ce thème et avec cet objectif pour pouvoir ensuite justifier les résultats à la pratique • Les éléments pour répondre se trouvent souvent dans l'introduction

3 CRITERES DE L APERTINENCE CLINIQUE

QUALITE DE L'ETUDE	• C'est la **validité interne de l'étude**. La méthodologie doit être valide pour pouvoir utiliser les résultats • Biais ?

PERTINENCE CLINIQUE DU CDJ	• Le CDJ choisi, pour être considéré comme pertinent doit être un **critère objectif, clinique de préférence, non intermédiaire** • Le meilleur CDJ pour la pertinence clinique serait **la MORBI-MORTALITE**
EXTRAPOLABILITE	• Il faut se poser la question : la population de l'étude est-elle la même que la population que je côtoie dans mon activité clinique ? • Quelle est la population de l'étude ? Etude multicentrique ? Nombreux critères d'exclusion ? ⇒ POPULATION REPRESENTATIVE ?
IMPORTANCE DE L'ASSOCIATION MISE EN EVIDENCE	• C'est la **précision de l'estimation** • Comme vu dans le chapitre précédent cela représente l'étendue de l'IC95% • La taille réelle de l'effet est impossible à déterminer, on doit donc déterminer la **précision de la mesure.** • L'IC95% détermine la zone dans laquelle on a 95% de chance de trouver l'effet réel • Plus l'intervalle est petit et plus la mesure est précise CONCLUSION ➢ Une estimation ponctuelle seule est insuffisante, on n'interprète JAMAIS un résultat sans p ou IC95% ➢ La précision augmente avec la taille de l'échantillon ➢ La borne inférieure de l'IC représente le plus petit effet envisageable
RAPPORT BENEFICE-RISQUE	• Les conséquences sur l'organisme d'un traitement, médicamenteux ou d'autre nature, ne sont jamais exclusivement bénéfiques, mais s'accompagnent d'effets indésirables, plus ou moins sévères, plus ou moins intenses ou fréquents. Il n'est guère d'exemple de traitement largement usité, qui n'ait, un jour ou l'autre, provoqué un effet fâcheux, parfois sérieux. • La prise de décision doit donc mettre en balance les effets bénéfiques et les effets négatifs. Les questions qui surgissent à ce niveau sont : « Est-ce que le risque lié aux effets indésirables est acceptable compte tenu de la maladie traitée ? »
QUANTIFICATION DE L'EFFET CLINIQUE	• Il faut raisonner sur : o **Le risque et la réduction de risque** o Le **nombre de sujets à traiter pour éviter un évènement supplémentaire** o **Les effets indésirables et le rapport bénéfice/risque** cf. chapitre 21

APPLICABILITE	• Il faut **étudier l'applicabilité des résultats en pratique quotidienne** selon : o **Intérêt et pertinence des résultats** obtenus o **Prise en compte de tous les facteurs** cliniques importants dans la réflexion o Le **bénéfice du changement de pratique** o **Pour mes patients et pour ma pratique**

4 COMMENT REPONDRE ?

OU TROUVER LA REPONSE ?	• On trouve la réponse par l'analyse des paragraphes o Matériel et méthode o Résultats • On regarde en premier dans la méthode si la population est représentative, la méthode claire et rigoureuse • Puis dans la partie "résultats" on analyse la taille de l'effet retrouvé, la précision de l'estimation…
QUELLES SONT LES LIMITES DE L'APPLICATION DE CETTE ETUDE ?	• **Pays étranger / étude monocentrique** • **Etude ancienne** • **Le contexte thérapeutique a évolué** • **Les méthodes diagnostiques ont évolué** • **Il existe un meilleur / moins bon suivi dans la vraie vie**

<u>Notes</u>

OBJECTIF PEDAGOGIQUE N°18

OBJECTIFS DE L'ECN

CRITIQUER L'ANALYSE DES RESULTATS ET DE LA DISCUSSION

Vérifier que les résultats offrent une réponse à la question annoncée

MOTS CLES et REFLEXES GENERAUX

- **Objectif principal**
- **Population cible**

STRUCTURE DE LA PARTIE RESULTATS

GENERALITES	• La section résultats commence en général par une **description de la population étudiée.** • La partie suivante fournit au lecteur les résultats permettent de répondre à la question posée. • Cette partie comportera également **une estimation du critère de jugement principal**
CARACTERISTIQUES	• Vérifier que les **résultats présentés correspondent aux objectifs annoncés** et à la méthode de recherche décrite • **L'ordre d'annonce des résultats doit être précis** et suivre un **sens logique** • La section résultats ne doit contenir que les résultats, **sans commentaire ni référence** • S'ils sont nombreux, les résultats pourront être **répertoriés dans un tableau ou être représentés par une figure** • **Un résultat n'est présenté qu'une seule fois,** soit sous forme rédactionnelle, soit dans un tableau ou une figure • L'annonce des résultats faut l'objet d'une progression logique

ORDRE DE PRESENTATION DES RESULTATS	• **Résultats descriptifs de l'ensemble de la population étudiée :** âge, sexe, caractéristiques cliniques • **Nombre de patients inclus et analysés** • **Données permettant de répondre à la question initiale** : estimation du paramètre principal avec une indication de la précision de cette estimation • **Résultats sur les CDJ secondaires** • Des **données les moins ajustées vers les plus ajustées** • **Comparaison** (univariée) des populations étudiées • Si besoin**, comparaison (multivariée)** des populations étudiées
CRITERES QUALITE	• **Analyse et présentation des résultats conformes au type de question posée** • **Résultats obtenus sur l'échantillon entier** (en ITT si essai de supériorité) • **Mesure de l'effet de l'intervention ou de l'exposition** • **Comparaison envisagée effectivement réalisée** • **Analyse principale faite sur le CDJ principal**

<u>Notes</u>

Chapitre 19

OBJECTIF PEDAGOGIQUE N°19

OBJECTIFS DE L'ECN

CRITIQUER L'ANALYSE DES RESULTATS ET DE LA DISCUSSION

Vérifier que les conclusions sont justifiées par les résultats

MOTS CLES et REFLEXES GENERAUX

- **Causalité : critères de Bradford Hill**
- **Echantillon représentatif de la population cible**
- **Résultats statistiquement significatif ou non**

1 GENERALITES

DEFINITION	• **La conclusion c'est la réponse à la question posée pour le CDJ principal** et l'ensemble de l'échantillon étudié • Elle est **justifiée par les résultats**
INTERET DE LA CONCLUSION	• A la fin d'une discussion, une conclusion générale est attendue. Certains journaux demandent qu'elle soit clairement individualisée et indépendante de la discussion. L'avantage est **de présenter la synthèse des résultats et de la discussion**, qui pourra être lue avant même la lecture de l'article dans sa totalité. L'inconvénient est le risque de redite. • La conclusion répond schématiquement à la question : « quelle est la leçon tirée de cet article ? »

QUALITE D'UNE CONCLUSION	• Une conclusion :
	  o **Reprend les principaux résultats**
	  o **Indique les implications majeures**
	  o **Est fondée sur les résultats d l'étude et surtout pas sur l'opinion personnelle de l'auteur**
	• Dans une conclusion on ne doit pas :
	  o Extrapoler au-delà de la population cible
	  o Faire d'interprétation abusive

RECOMMANDATONS	• Juste avant la conclusion, la discussion peut s'achever par la formulation de recommandations. • Elles sont une **traduction des implications pratiques** des résultats et des mesures qui peuvent être mise en place. • Des recommandations ne sont pas systématiquement formulées

ETUDE EPIDEMIOLOGIQUE	• On ne peut jamais conclure à la causalité sur une étude épidémiologique. • On ne peut parler que de **présomption de causalité** selon les critères de Bradford Hill
CRITERES DE BRADFORD HILL	• Critères caractérisant la nature de l'association o **Temporalité** : antériorité de l'exposition sur l'évènement étudié o **La force de l'association** : plus le RR ou l'OR est grand plus la relation est forte et plus la plausibilité est élevée o **La relation dose effet**, le risque de la maladie doit augmenter avec le niveau d'exposition ou la dose absorbée o **Spécificité de la relation**, si une exposition spécifique est reliée à la survenue d'un évènement de santé particulier, cela renforce le lien de causalité o **Cohérence de la relation** o **Reproductibilité des résultats**, la relation doit être présente dans tous les sous-groupes o **La suppression du facteur d'exposition doit s'accompagner d'une diminution du risque** dans le temps • Critères contextuels o **Cohérence avec les connaissances de la littérature** = validité externe o **Plausibilité scientifique du lien** o **Existence de preuve expérimentale**
MOYEN MNEMOTECHNIQUE	• **« Evidemment CoCo force spécialement Constance au rapport anal »** o Evidemment : évidence expérimentale o Co : cohérence externe o Co : cohérence temporelle o Force : force de l'association o Spécialement : spécificité de la relation o Constance : constance de l'association=reproductibilité o Au : plausibilité biologique o Rapport : rapport dose-effet o Anal : raisonnement analogique

3 ARBRE DECISIONNEL D'UNE ETUDE THERAPEUTIQUE

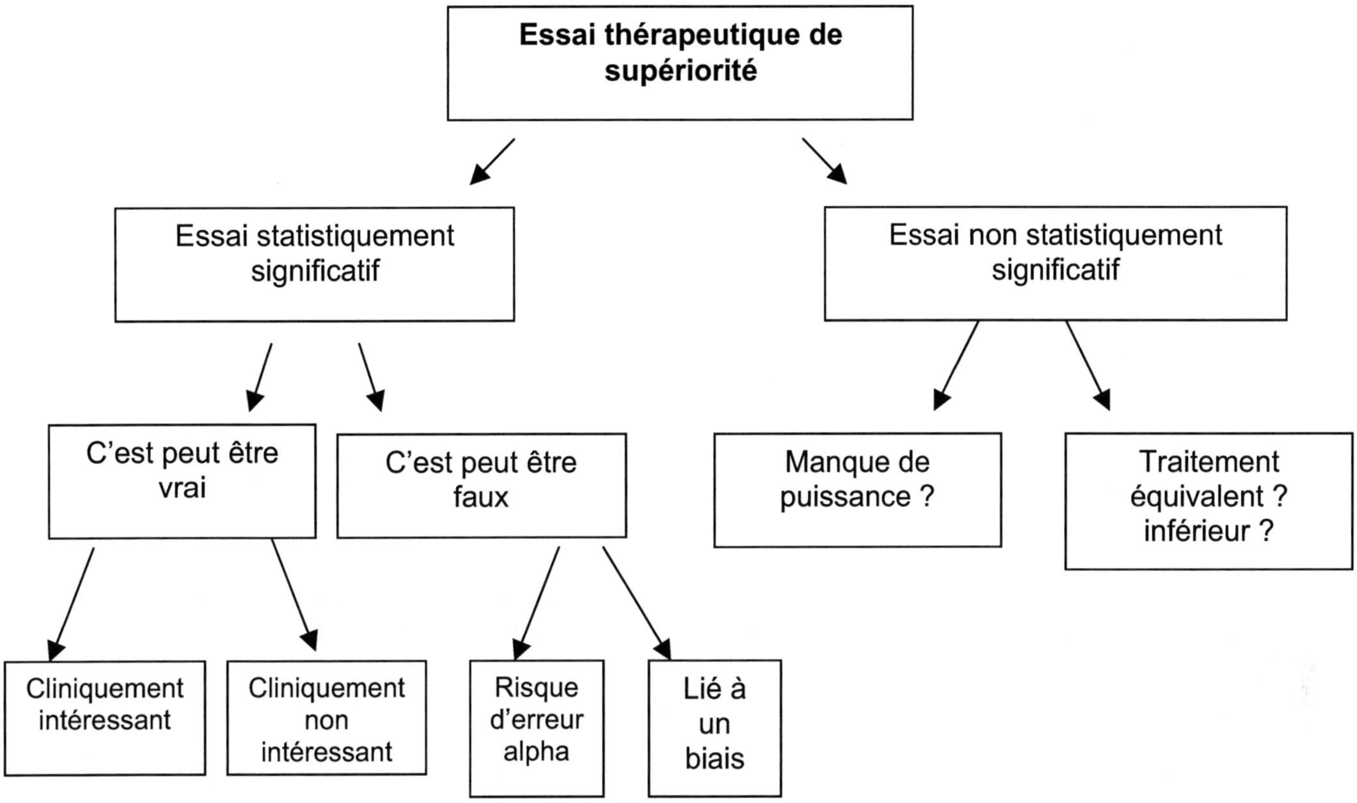

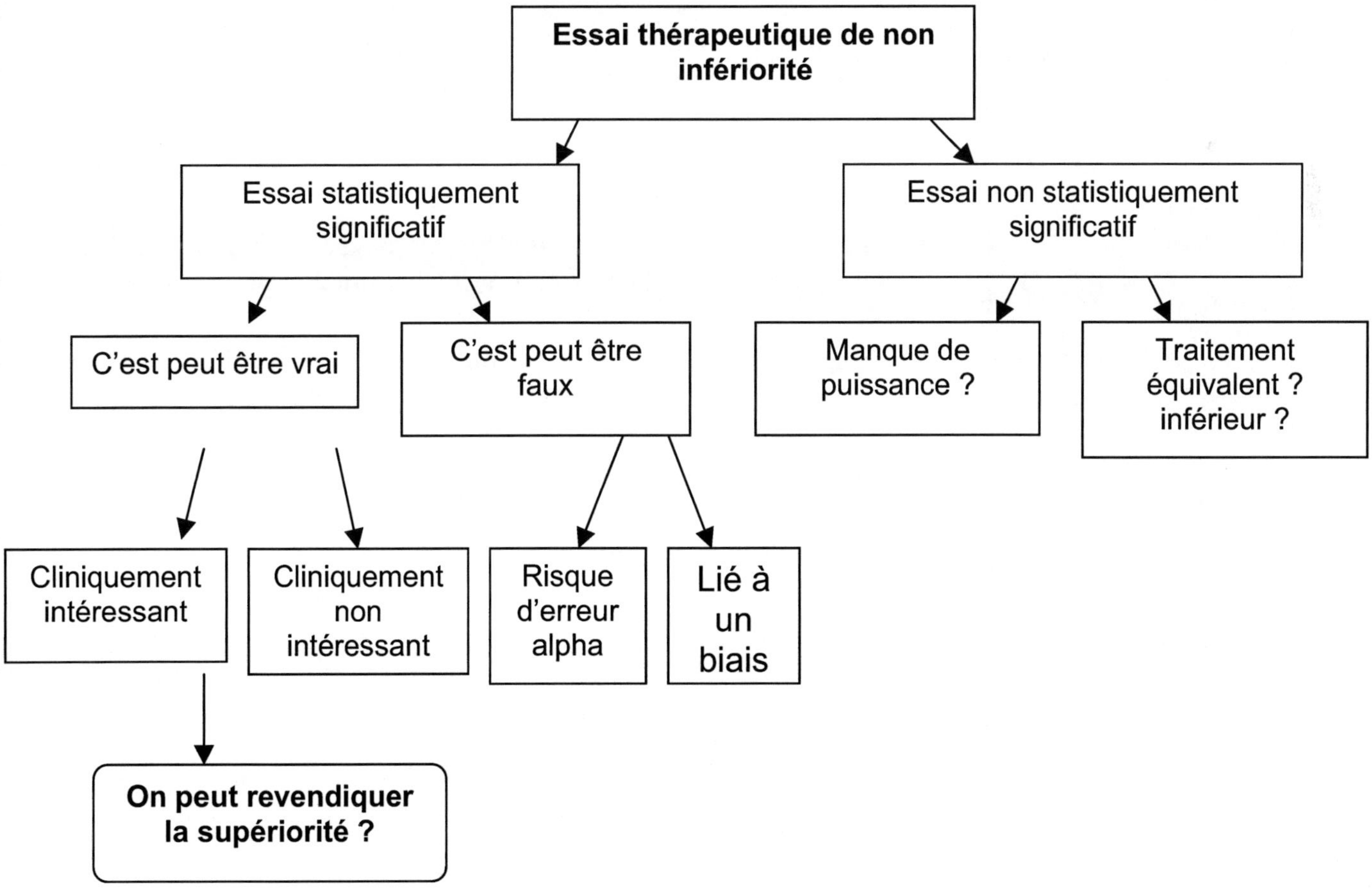

OU TROUVER LA REPONSE ?	• On trouve les informations dans les parties :
	  o Introduction
	  o Méthode
	  o Résultats
	  o Conclusion
	• Il faut étudier la **cohérence des différentes parties entre elles, leur suite logique**

REPONSE TYPE : LIENS DE CAUSALITE ?	• **Pour l'ECN : s'il vous est demandé si vous pouvez conclure à un lien de causalité entre le facteur étudié et l'évènement de santé à partir d'une étude d'observation, la réponse est toujours NON** • Il faut par contre **pouvoir repérer les arguments qui iraient en faveur ou à l'encontre de ce lien de causalité et/ou proposer un schéma d'étude qui permette d'établir ce lien** REPONSE : On ne peut pas conclure sur un lien de causalité entre... et ... car il s'agit d'une étude observationnelle. Cependant selon les critères de Bradford Hill, on peut prétendre à une présomption de causalité entre ces évènements. Les critères présents dans cette étude en faveur d'un lien de causalité sont : .....
PIEGES	**Si un test n'est pas significatif en analyse bilatérale, ne jamais accepter une conclusion sur une analyse unilatérale** On peut **éventuellement revendiquer la supériorité** dans une étude de non-infériorité si toutes les valeurs de l'IC95% sont au-dessus de la borne **En cas d'étude de supériorité négative ne jamais conclure à la non-infériorité**

OBJECTIF PEDAGOGIQUE N°20

OBJECTIFS DE L'ECN

CRITIQUER L'ANALYSE DES RESULTATS ET DE LA DISCUSSION

- **Indiquer le niveau de preuve de l'étude (grille de l'HAS)**

MOTS CLES et REFLEXES GENERAUX

- **Différence niveau de preuve et grade de recommandation**
- **Valable pour études thérapeutiques**

1 GENERALITES

GENERALITES	• Le **niveau de preuve d'une étude caractérise la capacité d'une étude à répondre à la question posée**. • Les critères : o **Adéquation du protocole à la question posée** o **Existence de biais** o **Puissance de l'étude** o **Prospectif ou rétrospectif ?** • En théorie on ne peut parler de niveau de preuve que dans **une étude thérapeutique**, cependant attention cela pourrait être demandé même dans le cas d'un article diagnostic ou épidémiologique • **Ne pas confondre niveau de preuve qui ne caractérise que l'article lui-même, sa validité interne ; et grade de recommandation HAS** qui représente l'apport de l'article dans la pratique médicale
HIERARCHIE DES ETUDES	• Etude randomisée • Etude de cohorte • Etude cas témoins • Série de cas et registre • Cas clinique et avis d'experts

Niveau de preuve scientifique fourni par la littérature (études thérapeutiques)	Grade des recommandations
Niveau de Preuve 1 : - essai comparatif randominé de forte puissance sans biais majeur - Méta-analyse d'essais comparatifs randomisés - Analyse de décision basée sur des études bien menées	Preuve Scientifique établie A
Niveau de Preuve 2 : - Essais comparatifs randomisés de faible puissance - Etudes comparatives non randomisées bien menées - Etudes de Cohorte	Présomption Scientifique B
Niveau de Preuve 3 : - Etudes cas-témoins	Faible niveau de Preuve C
Niveau de Preuve 4 : - Etudes comparatives comportant des biais importants - Etudes rétrospectives - Séries de cas	

Chaque article sélectionné a été analysé selon les principes de lecture critique de la littérature. Sur la base de cette analyse de la littérature, le groupe de travail a proposé, chaque fois que possible, des recommandations. ***Selon le niveau de preuve des études sur lesquelles elles sont fondées, les recommandations ont un grade variable, coté de A à C*** *selon l'échelle proposée par l'ANAES.*

En l'absence d'études, les recommandations sont fondées sur un ACCORD PROFESSIONNEL.

2 DIAGRAMME DECISIONNEL

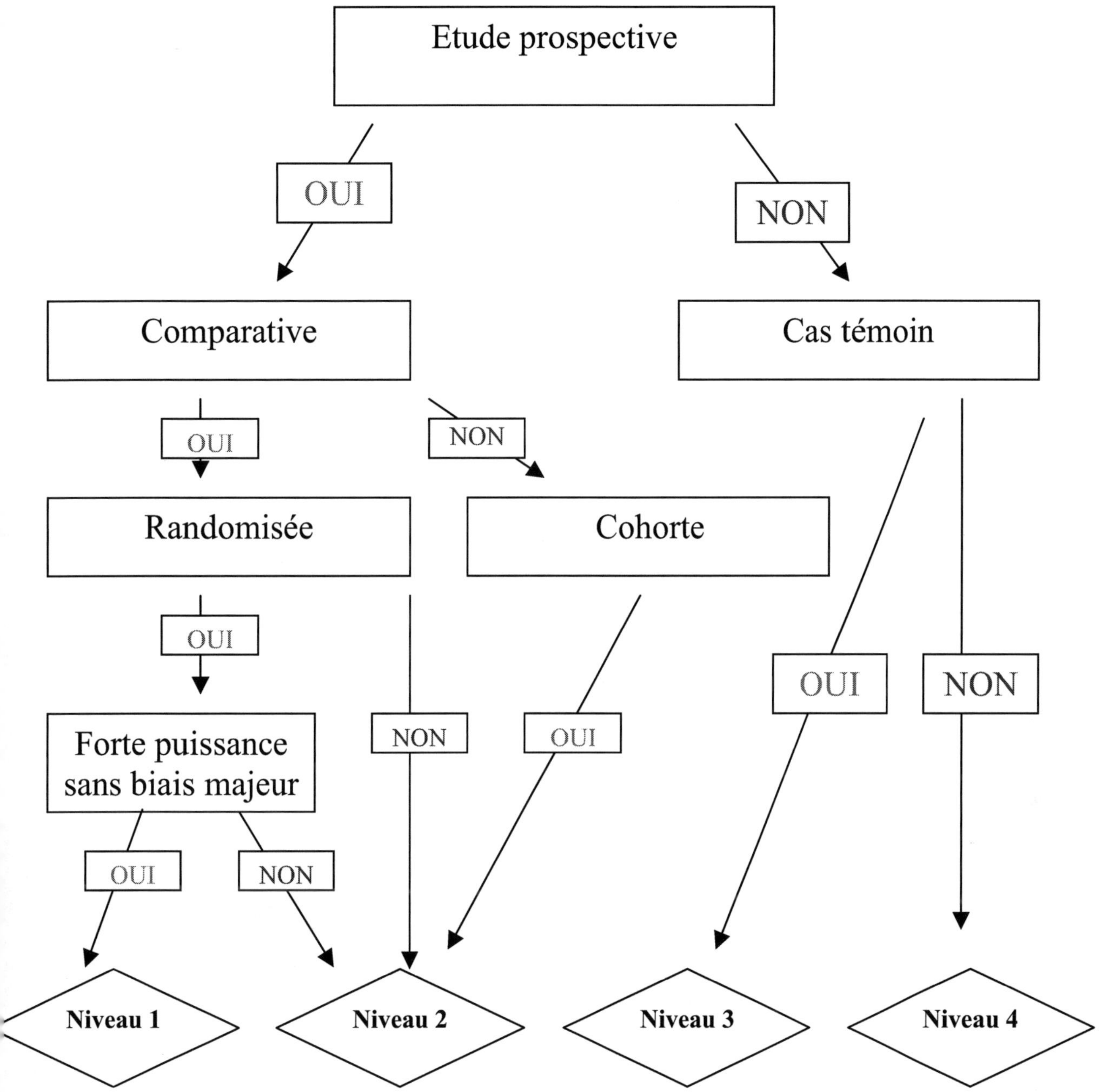

Notes

OBJECTIF PEDAGOGIQUE N°21

Chapitre 21

OBJECTIFS DE L'ECN

EVALUER LES APPLICATIONS CLINIQUES

- **Discuter la ou les applications potentielles proposées par l'étude**

MOTS CLES et REFLEXES GENERAUX

- **Rapport bénéfice risque**
- **Pertinence clinique**
- **Extrapolation**

1 GENERALITES

	• Il n'existe pas vraiment de technique universelle pour répondre à cette question • Pour évaluer les décisions médicales auxquelles peuvent conduire les résultats et la conclusion de l'article il faut prendre en compte : la méthodologie de l'article ET la pertinence clinique ou thérapeutique qui en découlerait.

METHODOLOGIE DE L'ARTICLE	• **Puissance de l'étude**
	• **Pertinence du critère de jugement principal**
	  o Unique
	  o Objectif
	  o Adapté à l'objectif de l'étude
	  o Précis
	  o Défini a priori
	  o Pertinent cliniquement (Ex : diminution du risque cardiovasculaire plutôt que baisse de la tension)
	• **Existence de biais**
	• **Randomisation**
	→ en bref le niveau de preuve de l'étude

RAPPORT BENEFICE-RISQUE	• **Gain thérapeutique potentiel** • **Effets indésirables potentiels** • **Contraintes du traitement** • **Amélioration de la compliance** • **Coût**
EXEMPLES	• Un article avec une méthodologie discutable (faible niveau de preuve) concluait à un bénéfice d'une alimentation équilibrée sur l'espérance de vie. Il serait dommage de conclure, à cause d'un faible niveau de preuve qu'on ne peut recommander une alimentation saine. Il faut donc adapter ses conclusions aux contraintes et risques du traitement et de pas conclure uniquement sur un niveau de preuve. • Au contraire un article avec une méthodologie exemplaire concluait à une diminution de 5mmHg de la systolique grâce à la prise d'un traitement 6 fois par jour avec un coût élevé. Ici le bénéfice attendu ne parait pas justifier les contraintes et le coût de ce traitement malgré une étude concluante avec un bon niveau de preuve.

2 UTILITE DES RESULTATS

EXTRAPOLATION	• La première question à se poser est celle de savoir si la **population de l'étude est la même que la population que nous rencontrons.** • Etude thérapeutique : mon patient est-il différent de ceux inclus dans l'étude ? • Etude épidémiologique : les résultats sont-ils adaptables à ma pratique ? • Etude diagnostique : patient différent ? Reproductibilité du test correcte ?
SOURCES DE NON EXTRAPOLABILITE	• Pourquoi l'effet observé dans ma population est-il différent de celui de l'essai ? o Facteurs épidémiologiques : o Comorbidités o Traitements associés o Facteurs démographiques o Age, ethnie, lieux de résidence différents o Exposition à des facteurs confondant o Facteurs physiopathologiques o Différence biologique entre les populations

IMPORTANCE DE L'EFFET OBSERVE	• En effet, **un résultat peut être statistiquement significatif mais n'apporter qu'une différence minime pour peu que le nombre de sujets inclus soit conséquent** (forte puissance de l'étude) • La question à se poser est alors celle de savoir si la différence observée est pertinente cliniquement • Diagnostic : quel est l'impact du résultat du test sur la décision de prise en charge ? • Thérapeutique : quel est l'effet réel quantitativement de ce traitement ? (diminution de 5mmHg ou de 20mmHg de la pression artérielle)
CONSEQUENCES DU RESULTAT	• Diagnostic : quel est le bénéfice potentiel réel pour le patient ? • Thérapeutique : le rapport bénéfice risque de ce traitement est-il favorable ? • Epidémiologique : faut-il stopper ce facteur d'exposition ? Faut-il favoriser une autre exposition ?

3 CALCUL DU RAPPORT BENEFICE/RISQUE

<u>Exemple dans une étude thérapeutique</u>

RISQUE DE BASE (X)	• C'est le risque de survenue d'un évènement dans le groupe contrôle (placebo ou traitement de référence) • Soit X=20/100=20%=0.20
RISQUE AVec LE TRAITEMENT (Y)	• C'est le risque de survenue de ce même évènement en cas d'utilisation du nouveau traitement • Soit Y=15/100=15%=0.15
RISQUE RELATIF	• C'est le rapport X/Y • Soit ici 0.15/0.20=75%
REDUCTION ABSOLUE DE RISQUE	• C'est la différence de risque entre les deux groupes • Soit ici X-Y= 0.20-0.15=0.05=5%
NOMBRE DE SUJETS A TRAITER POUR EVITER UN EVENEMENT	• C'est le nombre de sujets qu'il est nécessaire de traiter avec le nouveau médicament pour sauver une personne de plus que dans le groupe contrôle • Soit ici 1/(X-Y)=1/(0.20-0.15)=20 = BENEFICE
INCIDENCE DES EFFETS SECONDAIRES GRAVES	• Par exemple 10%=0.10
NOMBRE D'EFFET SECONDAIRES PAR EVENEMENT EVITE	• C'est le produit du nombre de sujets à traiter pour éviter un évènement par l'incidence des effets secondaires graves • Ce chiffre représente le RISQUE du traitement • Il caractérise le nombre d'évènements indésirables graves qui vont survenir pour sauver 1 patient de plus • Ici 20 x 0.1=2

Conclusion dans cet exemple :

En moyenne, il est nécessaire de traiter 20 patients pour éviter un évènement mais cela expose 2 autres patients à des effets secondaires graves.

Si la sévérité de l'évènement évité et les effets secondaires sont du même ordre le rapport bénéfice risque du nouveau traitement est défavorable.

Importance du risque de base
Pour une réduction relative de risque de 25%, si le risque de base de décès est de 20%, alors la réduction absolue de risque est de 5% (0.25*0.20), et le nombre de sujets à traiter de 20.
Pour une même réduction relative de risque de 25%, si le risque de base de décès est de 2%, alors la réduction absolue de risque est de 0.5% (0.25*0.02), et le nombre de sujets à traiter sera de 200 !!!!

4 COMMENT REPONDRE

OU TROUVER LA REPONSE ?	• On trouve la réponse à cette question en analysant les paragraphes : o Résultats o Discussion
VALIDITE INTERNE	• **Puissance** • **Biais** • **Aveugle** • **Respect du protocole** • **Extrapolation** • **TOUS les sujets ont eu les 2 tests si étude diagnostique**
FAUT-IL SUIVRE CE QUE DIT L'ETUDE ?	**OUI / NON** ➢ **Niveau de preuve** ➢ **Validité interne / biais** ➢ **Validité externe / littérature** ➢ **Pertinence clinique / CDJ** ➢ **Pertinence économique** ➢ **Alternative possible ?** ➢ **Différence significative applicable ? / Extrapolable ?** ➢ **Extrapolation possible du protocole ? / De la population ?**
POUR UNE ETUDE DIAGNOSTIQUE	• Etude des **performances diagnostiques** : VPP, VPN, Se, Sp • **Ce que nous apporte le test** **On ne recherche pas les mêmes qualités pour tous les tests.** ➢ On demande à un test de dépistage d'être très sensible, c'est-à-dire de ne pas rater des malades ➢ On demande au test de confirmation d'être très spécifique, c'est-à-dire qu'on ne veut pas traiter des gens non malades

OBJECTIF PEDAGOGIQUE N°22

OBJECTIFS DE L'ECN

ANALYSER LA FORME DE L'ARTICLE

- **Identifier la structure IMRAD (Introduction, Matériel et méthode, Résultats, Discussion) et s'assurer que les divers chapitres de la structure répondent à leurs objectifs respectifs**

MOTS CLES et REFLEXES GENERAUX

- **Introduction**
- **Méthodes**
- **Résultats**
- **Discussion**

1 LA STRUCTURE IMRAD

GENERALITES	• La structure d'un article original doit respecter un certain nombre de règles énoncées dans les recommandations aux auteurs. • Toutefois, il existe un certain nombre de grandes règles, qui tendent à se généraliser. • La structure IMRAD (introduction, methods, results and discussion), est la structure type que doivent respecter l'ensemble des auteurs d'articles médicaux. • Il existe donc 4 grandes parties dans un article médical qui doivent chacune répondre à des questions précises.
REDACTION	• **Concision** : les phrases doivent être courtes • **Clarté** : phrases simples, tournures directes
TEMPS VERBAUX	• Le présent pour l'exposé des données actuellement admises dans la communauté scientifique, les opinions, les généralisations, … • Le passé pour la méthode et les résultats (car au moment de la rédaction la recherche est terminée), et pour rapporter des faits passés (Smith et al. ont démontré que…)
AUTRES	• **Abréviations expliquées au moment de leur première utilisation** • **Unités internationales**

GENERALITES	• Elle est là pour permettre au lecteur **de comprendre pourquoi ce travail a été réalisé.** • En effet une étude coûte cher, on ne réalise donc ce genre de projet que s'il existe un impact potentiel des résultats. • Elle est le plus souvent constituée de 3 parties : o La première partie est une rapide mise au point rappelant le contexte de l'étude, la position du problème pour un auteur non initié. o La seconde permet de préciser les particularités de l'étude o La dernière énonce l'objectif de l'étude
PREMIER PARTIE : CONTEXTE DE L'ETUDE	• **Rapide point épidémiologique** • **Synthèse des connaissances sur le sujet** • **Nature et importance du problème étudié** • **Questions restant en suspens** qui justifient la réalisation de cette étude
DEUXIEME PARTIE : PARTICULARITES DE L'ETUDE	• **Ce qu'apporte l'étude par rapport aux études antérieures** • Lacunes et interrogations justifiant la mise en place de cette étude • Motivations des auteurs • Hypothèse(s) qu'ils veulent tester
TROISIEME PARTIE : OBJECTIF	• Cette partie est donc l'aboutissent des 2 autres • Elle **précise l'objectif principal** (UNIQUE++) o Sous forme de question o Contenant les éléments suivants ▪ Population de l'étude ▪ Intervention réalisée ▪ Contrôle ▪ Outcome Moyen mnémotechnique «PICO » • Un ou plusieurs objectifs secondaires possibles

3 MATERIEL ET METHODE

GENERALITES	• Cette partie permet **d'évaluer la rigueur scientifique** du travail effectué. • Elle ne contient **que des informations disponibles et recueillies avant d'effectuer l'étude.** • Elle ne peut donc contenir **aucun résultat, ni commentaire éventuel.** • Dans l'absolu il devrait permettre au lecteur de reproduire l'étude le plus fidèlement possible. • Les **choix des auteurs doivent être motivés** par des références scientifiques bibliographiques
DESCRIPTION DE LA POPULATION	• La **population étudiée doit être décrite avec précision** • On décrit la population source avec les critères d'inclusion et de non-inclusion, puis la population étudiée après sortis des patients présentant les critères d'exclusion. • Le lieu et la période sont également décrits • Si plusieurs populations, les critères permettant leur distinction doivent être mentionnés. • Si population témoin, décrire l'origine des témoins et leur mode de sélection car source de biais • Technique d'échantillonnage • Modalité de sélection, randomisation éventuelle
TYPE D'ETUDE	• **Temporalité** : transversale / longitudinale, prospective / rétrospective • **Etude observationnelle ou expérimentale** • **Cas témoin ou exposé non exposés**
SCHEMA EXPERIMENTAL	• **Description de l'intervention** • **Méthode de recueil et d'analyse des résultats** • **Moyens mis en œuvre pour limiter les biais éventuels**
DONNEES RECUEILLIES	• **Définition des variables** la plus claire possible (classification utilisée, cut off choisi…) • **Modalités de recueil de la mesure** : Qui ?, Quand ?, Avec quoi ?, quelles unités de mesure ? • **Modalités de recueil des données non mesurables** : comment ? (questionnaire ? appel téléphonique ?…), par qui ? Avec un contrôle de la qualité ? (double recueil, contrôle sur échantillon)
ANALYSE STATISTIQUE	• Calcul du **nombre de sujets nécessaire** a priori • **Test statistique utilisé** • **Seuils de significativité, de non-infériorité**… • Méthodologie de l'analyse univariée et de l'analyse multivariée (critères inclus dans l'analyse multivariée)

4 RESULTATS

GENERALITES	• C'est le cœur de l'article • Cette partie doit donner TOUS les résultats et UNIQUEMENT ces derniers sans jugement ou commentaire éventuel • Ces résultats peuvent être présentés sou la forme de texte, de tableaux ou encore de figures • Ces différentes formes de communication doivent être complémentaires et non redondantes • Ils doivent être donnés dans un **ordre logique, les résultats concernant le CDJ principal avant ceux des CDJ secondaires, l'analyse univariée avant l'analyse multivariée** • **Ne pas omettre les résultats négatifs**
ENCHAINEMENT DES RESULTATS	• Nombre de sujets inclus et analysés • Comparabilité des sujets (tableau 1 le plus souvent) • Effectifs et principales étapes de l'étude (diagramme de flux ou flow chart) • Description en terme de CDJ • Analyse univariée • Recherche et analyse des facteurs de confusion • Analyse multivariée • Analyses secondaires • Tableaux et figures en annexe ou intégrées dans le texte définitif

5 DISCUSSION

PLAN DE LA DISCUSSION	• **Dire si le but énoncé à la fin de l'introduction a été atteint ou non**. Pour cela on rapporte une synthèse des principaux résultats (seule redite admise dans les articles) • **Jugement critique sur la qualité de l'étude**, discussion de la validité interne de l'étude, ses biais et limites éventuelles • **Comparaison aux autres données de la littérature = validité externe** • **Généralisation et extrapolabilité des résultats** • **Implication clinique et pratique**
CONCLUSION	• Cette partie n'est pas toujours individualisée et fait souvent partie du chapitre discussion (dernier paragraphe du chapitre discussion) • **Ouverture vers d'autres voies de recherche** • **Compléments à apporter** • **Conséquences pratiques**

OBJECTIF PEDAGOGIQUE N°23

OBJECTIFS DE L'ECN

ANALYSER LA FORME DE L'ARTICLE

- **Faire une analyse critique de la présentation des références**

MOTS CLES et REFLEXES GENERAUX

- **Normes de Vancouver**
- **Références récentes et pertinentes**

1 CONTENU

GENERALITES	• Le travail de recherche et l'écriture d'un texte scientifique (rapport, article, thèse, ...) suppose une recherche d'information approfondie. Cette recherche, inscrite dans la démarche scientifique, prend directement appui sur les travaux antérieurs. **L'information choisie et exploitée permet de développer une réflexion personnelle.** • Ainsi, chacun des documents, retenu et analysé, contribue à **la crédibilité scientifique** du travail de recherche. Afin de faciliter la réflexion des lecteurs, qui à leur tour vont vouloir croiser leurs informations, il convient de référencer correctement les travaux cités en rédigeant une partie intitulée « Références Bibliographiques ». • Les références bibliographiques doivent permettre, sans aucune ambiguïté**, l'identification et ensuite la localisation des documents.** • Les références scientifiques et bibliographiques doivent permettre **de justifier tout fait énoncé** : contexte, support physiopathologique, épidémiologie sur le sujet, méthode, comparaison des résultats aux données de la littérature. • Le rédacteur doit **choisir les plus pertinentes**, **sans obligation d'exhaustivité.** • Si un article princeps existe sur le sujet, il doit être mentionné. • Seules les références effectivement appelées dans l'article sont citées. • Toujours privilégier les articles **les plus récents**.

CE QUE PEUVENT SUGGERER DES REFERENCES	• **Il est possible de se faire une opinion sur la valeur scientifique d'un article à partir du choix des références.**
	• Des références trop anciennes suggèrent que les auteurs ne sont pas au courant des publications récentes.
	• Des auto références peuvent traduire une autosatisfaction des auteurs pas toujours justifiée.
	• Une mauvaise présentation des résultats peut faire douter de la rigueur avec laquelle ils ont conduit leur travail :
	    o Une mauvaise abréviation du journal de parution
	    o L'absence du numéro de la dernière page d'un article

2 PRESENTATION

GENERALITES	• Dans le texte, un numéro entre crochet renvoie à la citation complète en fin d'article • Les références sont, **soit numérotées dans leur ordre d'appel dans le texte, soit numérotées dans l'ordre alphabétique du premier auteur.** • Elles sont appelées dans le texte soit par leur numéro soit par le nom du premier auteur. • Il existe plusieurs systèmes mais l'un d'entre eux tend à se généraliser : **les normes de Vancouver.**

NORMES DE VANCOUVER	Les points abordés sont ceux de la **National Library of Medicine**
	• **Zone auteur** : la NLM cite tous les auteurs jusque 24, et on peut faire de même. Mais il est à noter que la norme dit : au-delà de 6 auteurs, mettre les 3 premiers puis « et al. ». Cette zone comporte les noms des auteurs séparés par des virgules. Nom auteur, Prénom (initiale en majuscule, si composé par de titre entre les initiales)
	    Ex : Smith JC
	• **Zone du titre** : titre reproduit fidèlement ponctuation comprise)
	• **Zone de l'édition** : cette zone reprend le nom du journal dans lequel l'article a été publié, ce nom est en abrégé conformément à la liste des abréviations de la NLM
	    Ex : N Engl J Med pour New england journal of medicine
	• **Zone de l'adresse** : ici apparaît la date de publication si elle est connue, année en chiffre puis mois en abrégé puis jour en chiffre
	• **Zone de collation** : on note ici la notion de volume puis le numéro puis la pagination. Pour la pagination on note le numéro de la première ET de la dernière page de l'article.

Chapitre 24

OBJECTIF PEDAGOGIQUE N°24

OBJECTIFS DE L'ECN

ANALYSER LA FORME DE L'ARTICLE

- **Faire une analyse critique du titre**

MOTS CLES et REFLEXES GENERAUX

- **Population étudiée**
- **Objectif principal**
- **Critère de jugement**

GENERALITES	• Le rôle du titre est d'informer rapidement le lecteur sur le contenu de l'article. • Il est formé **d'une succession de mots clés** dont l'ensemble n'est pas tenu de former une phrase. • Le titre doit être **court et informatif** par rapport au contenu de l'article. • Le plus souvent, le nombre de mots est limité par les recommandations aux auteurs de la revue auquel l'article est destiné ; généralement 10 à 15 mots. • Il doit **être neutre** (n'annonce pas les résultats).

CONTENU	• Idéalement, le titre doit comporter :
	  o **L'objet de l'étude**, le lecteur doit pouvoir affirmer rapidement le type d'étude
	  o **La question posée**, le lecteur doit pouvoir juger de la pertinence de l'étude pour la pratique
	  o **La population étudiée** (lieu, période, individus, …)
	• **Le lecteur doit immédiatement comprendre de quoi l'article parle**, il doit avoir envie de poursuivre sa lecture.
	• On doit donc y trouver :
	  o **Le type d'article** (épidémiologique, diagnostic, thérapeutique)
	  o **La population de l'étude**
	  o **L'intervention réalisée**
	  o **Le critère de jugement principal**

EXEMPLE	• Epidémiologie : Etude de l'association entre tabac et risque de survenue d'un cancer du poumon chez des hommes européens • Diagnostic : Impact du test de dépistage rapide du streptocoque B sur la prise en charge antibiotique aux urgences pédiatriques • Thérapeutique : Radio chimiothérapie exclusive versus chirurgie dans le traitement du cancer de la prostate chez des hommes atteints d'un cancer de la prostate stade 2. Essai comparé randomisé
UN BON TITRE	• **Doit être bref mais spécifique** • **Doit refléter le contenu significatif de l'étude** • **Rappelle les éléments clés de l'objectif principal** • **Doit éviter les abréviations** • **Doit être attractif**

Notes

PARTIE 3

ANNEXE

SOMMAIRE

LE DEPISTAGE

DEFINITION	• Le dépistage est le fait de repérer une maladie ses manifestations cliniques, de façon précoce, de manière à mieux la traiter • Il s'agit d'une méthode de **prévention secondaire**
QUALITES DE LA MALADIE POUR UN BON DEPISTAGE	• **Maladie fréquente** • **Dont l'évolution est connue**, histoire de la maladie connue • **Diagnosticable à un stade pré-clinique précoce** • **Curable**, il existe un traitement efficace • **Problème de santé publique** • **Maladie grave**
QUALITES D'UN BON TEST DE DEPISTAGE	• **Fiable** • **Reproductible** • **De bonne sensibilité, VPN** • **Coût modéré** • **Acceptable, non invasif** MOYEN MNEMOTECHNIQUE « VRAC » V : valide R : reproductible A : acceptable C : coût modéré
QUALITE DE LA POPULATION DE DEPISTAGE	• **90% de la population cible touchée** • Structure diagnostiques et de soins couvrant l'ensemble de la population • Suivi continu
RYTHMICITE DES TESTS	• Elle est déterminée par : o **Coût de la recherche non disproportionné par rapport au coût des traitements** o **PEC précoce** o **Choix des sujets à dépister et à traiter** selon critères pré établis o **Recherche des cas continue**
RENDEMENT DIAGNOSTIC	• **Nombre de cas dépistés / nombre de sujets dépistés**

Notes

LA PREVENTION

DEFINITION	• « Ensemble des mesures visant à réduire ou à diminuer le nombre ou la gravité des maladies ou accidents » (OMS)
PREVENTION PRIMAIRE	• Ensemble des mesures ayant pour but de lutter contre l'apparition de nouveau cas • On diminue l'incidence • Exemple : arrêt du tabac pour diminuer les cancers du poumon
PREVENTION SECONDAIRE	• Ensemble des mesures ayant pour but de diminuer le nombre de malades donc de diminuer la durée de l'état morbide • Elle vise à réduire la prévalence • Le dépistage et le traitement sont des actions de prévention secondaire • Exemple : antiagrégant plaquettaire post AVC
PREVENTION TERTIAIRE	• Ensemble des mesures ayant pour but de diminuer le nombre d'incapacités et leurs conséquences sociales suite à une maladie dans une population • Exemple : la rééducation après un accident de voiture

Notes

LES DIFFERENTS TYPES D'ETUDES

EPIDEMIOLOGIQUE, DIAGNOSTIQUE, OU THERAPETIQUE ?	• **Epidémiologique** : Etude visant à évaluer la distribution des maladies et des facteurs qui y contribuent sur les populations humaines (exposition, etc.). • **Diagnostique** : étude visant à évaluer la capacité d'un test à discerner les malades des non malades • **Thérapeutique** : toute étude systématique d'un médicament chez l'homme, qu'il s'agisse de volontaires malades ou sains, afin d'en étudier l'efficacité, les effets secondaires ou la pharmacologie. Il rentre dans le cadre de la recherche biomédicale qui englobe tous les essais ou expérimentations organisés et pratiqués sur l'être humain visant « à étendre la connaissance scientifique de l'être humain et les moyens susceptibles d'améliorer sa condition ». (Attention le traitement étudié peut être l'absence de traitement ou l'arrêt d'un traitement)
PROSPECTIVE OU RETROSPECTIVE	• **Prospectif** : le recueil des données se fait avant la survenue de la maladie • **Rétrospectif** : le recueil des données se fait après la survenue de la maladie 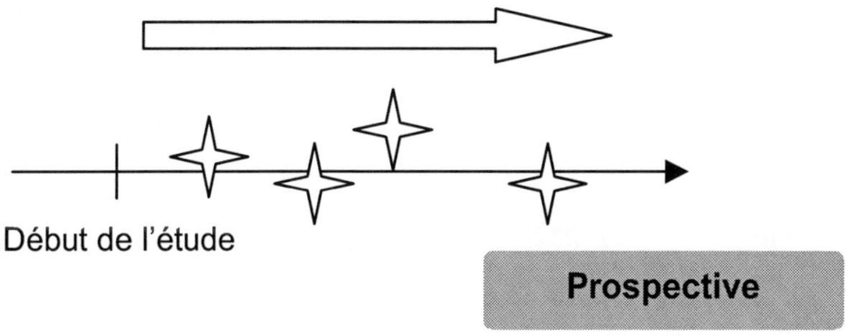 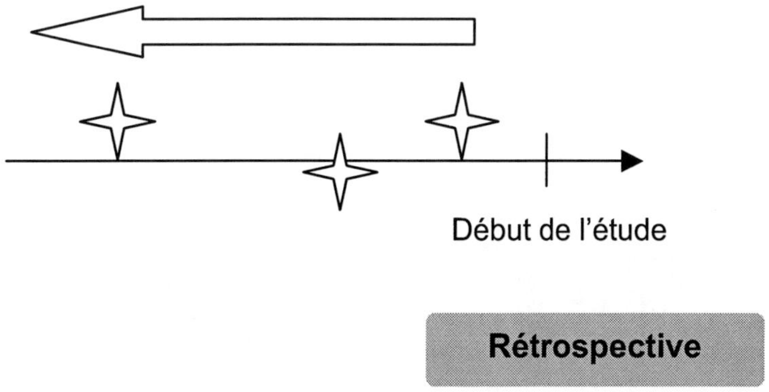 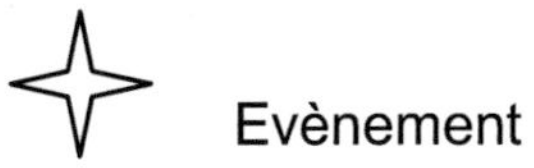

AVEUGLE ?	• **Double aveugle** : ni le médecin, ni le patient ne connaissent le traitement administré • **Simple aveugle** : le patient ne connaît pas le médicament administré • **En ouvert** : médecin et patient ont connaissance du médicament administré • **Avec analyse en aveugle** : la personne qui réalise les analyses ne connaît pas les traitements administrés
LONGITUDINALE OU TRANSVERSALE	• **Longitudinale** : l'étude se déroule sur plusieurs semaines, mois, consécutifs, pendant lesquels on observe la population étudiée et on recueil les données • **Transversale** : on effectue une mesure sur un échantillon un jour donné • **Transversale répétée** : on effectue des mesures répétées d'un paramètre mais on ne suit pas la population au cours du temps 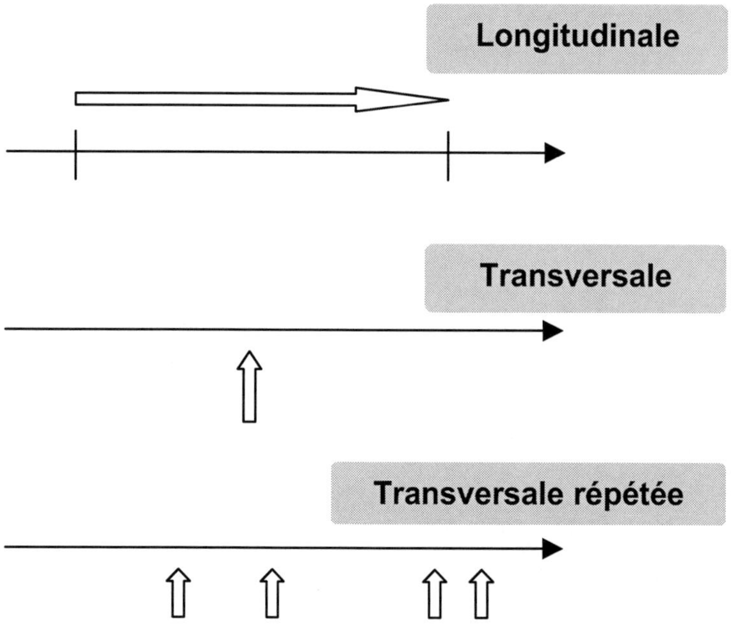
COMPARATIVE (=CONTROLEE)	• **Comparaison de 2 groupes entre eux**
MONOCENTRIQUE OU MULTICENTRIQUE	• **Monocentrique** : l'étude se déroule dans un seul centre médical • **Multicentrique** : l'étude se déroule dans plusieurs centres

SUR ECHANTILLON OU SUR POPULATION EXHAUSTIVE	• **Sur échantillon** : on définit dans une population cible de l'étude, et on en prend un échantillon. Il faut que cet échantillon soit représentatif de la population cible pour pouvoir conclure • **Sur population exhaustive** : toute la population cible est étudiée, par exemple registre de mortalité
OBSERVATIONNELLE OU INTERVENTIONNELLE	• **Observation** : on ne contrôle pas l'exposition des sujets • **Intervention** : on intervient soit par un test diagnostic, soit avec un traitement, soit par une prise en charge de la population d'étude
RANDOMISEE OU NON	• **Randomisation** : attribution d'un patient à un groupe de manière aléatoire, liée au hasard. Cela permet d'obtenir 2 groupes comparables sauf sur le facteur étudié. • **Non randomisée** : les groupes ne sont pas formés par tirage au sort, ils ne seront donc pas parfaitement identiques au début de l'étude. Il faudra donc apparier ou ajuster les résultats pour les analyser
EN GROUPES PARALLELES OU EN CROSS OVER	• **Groupes parallèles**, chaque groupe reçoit un traitement différent de l'autre groupe, et les différents groupes sont suivis en même temps 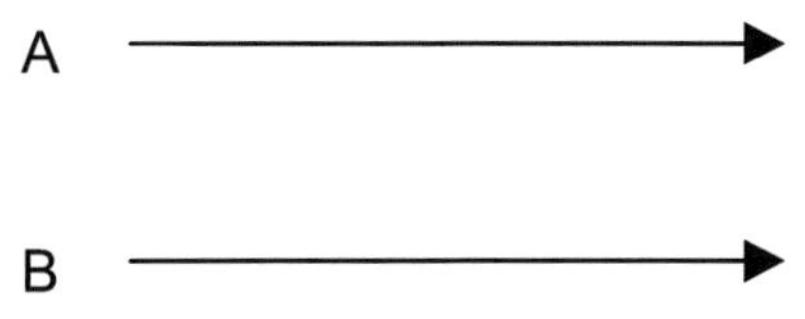 • **En cross over** : chaque groupe constitue son propre témoin après une période de wash out 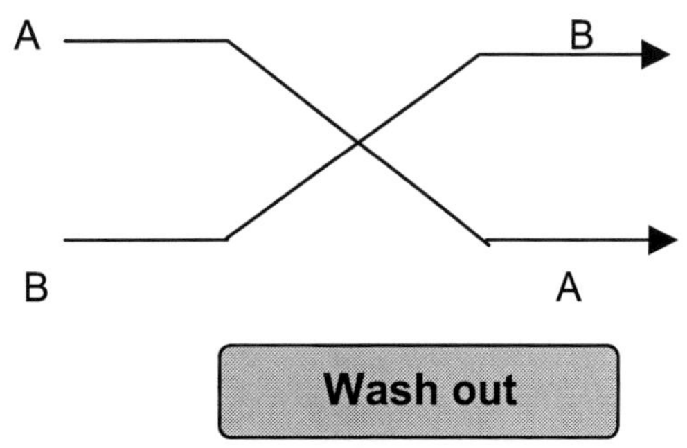

EN INTENTION DE TRAITER OU PER PROTOCOLE	• **En intention de traiter** : tous les patients randomisés sont inclus dans l'analyse et sont analysés dans leur groupe de randomisation, même s'ils n'ont pas reçu le bon traitement ou mauvaise dose, … • **Per protocole** : les patients ne sont analysés que s'ils ont reçu le bon traitement à la bonne dose dans le bon groupe • **Analyse en traitement reçu** : on analyse les patients s'ils ont reçu le bon traitement à la bonne dose mais pas forcément dans leur groupe de randomisation (c'est-à-dire que si un patient du groupe A a reçu le traitement B à la bonne dose il sera analysé comme patient du groupe B)

Moyen mnémotechnique
Quelle est le type d'étude ? (pour une étude thérapeutique)

L'ESCARPIN

- L : longitudinale (vs transversale)
- E : essai thérapeutique
- S : supériorité (vs non-infériorité)
- C : contrôlée ou non
- A : aveugle
- R : randomisée ou non
- P : prospective (vs rétrospective)
- IN : intention de traiter (vs per protocole)

Notes

GRILLES DE LECTURE

	Question abordée correctement ?	Menace pour la validité de l'étude ?
Objectif • Descriptif • Pronostic/évolution • Test diagnostic • Impact d'une intervention • Etiologie causalité	Y a-t-il une hypothèse ?	
Type d'étude • Rapport de cas, série de cas • Etude transversale • Cas témoins • Cohorte • Etude contrôlée	Le type d'étude est adapté à la question posée ?	Si non, les résultats peuvent-ils être utiles quand même ?
Facteurs étudiés • Exposition • Intervention • Test diagnostic	Sont-ils bien décrits ? Sont-ils bien mesurés ? Même méthode de mesure pour tous ? Mesure en aveugle ? Standard de référence ? Reproductibilité ?	Biais de mesure ?
Critère de jugement	Tous les critères de jugement pertinents sont évalués ? Bien mesurés ?	Les oubliés sont-ils importants ? Biais de mesure ?
Population source et sujets étudiés	La sélection est-elle correcte ? Randomisation ? Groupes différents sur certaines caractéristiques ? Proportion de sujets suivis jusqu'au bout ? Large éventail de patients ?	Biais de sélection ? Biais d'attrition ? Extrapoliabilité ?
Facteurs de confusion potentiels et biais	Sont-ils envisagés ? Sont-ils contrôlés ?	Validité interne de l'étude ? Niveau de preuve ?

Analyse statistique et présentation des résultats • Taille de l'échantillon • Méthode statistique • Caractéristiques des sujets • Tests statistiques • *résultat positif • *résultat négatif • Force de l'association • Estimation	Présentation des éléments pour le calculer ? Adaptée ? Décrites ? Cliniquement pertinent ? Puissance suffisante ? Ampleur de l'effet IC95%	Si non ; les résultats sont-ils inutiles ? ininterprétables ?
Discussion et conclusion • Réponse aux questions • Vérification de l'hypothèse • Objectif atteint ?	Conclusions répondent-elles à l'objectif ?	Les résultats sont-ils acceptables appliqués à la population source ? VALIDITE INTERNE Les résultats sont-ils acceptables adaptés à la pratique courante ? VALIDITE EXTERNE

1 GRILLE DE LECTURE D'UN ARTICLE THERAPEUTIQUE

Introduction : définition précise de la question étudiée

- Population concernée
- Intervention étudiée
- Critère de jugement principal
- Comparaison (outcome)

PICO

Matériel et méthode

- Type d'article (supériorité/non-infériorité ; explicatif/pragmatique ; nombre de centres ; temporalité ; ...)
- Plan expérimental de l'étude (cross over/groupes parallèles)
- Représentativité de l'échantillon
- Prise en compte des variables pertinentes
- Durée de suivi adaptée
- Type d'analyse (intention de traiter/per protocole)
- Critère de jugement
- Test statistique

Résultats

- Bruts
- Avec indice de dispersion et précision
- Résultats des tests statistiques
- Sur TOUT l'échantillon
- Cohérents avec l'objectif de départ
- Comprennent l'analyse des effets indésirables

Discussion et conclusion

- Etude de la signification clinique des résultats
- Etude de l'applicabilité en pratique courante
- Validité interne
- Discussion sur les biais de l'étude
- Validité externe
- Réponse à la question posée
- Conclusion uniquement si justifiée par les résultats

2 GRILLE DE LECTURE D'UN ARTICLE EPIDEMIOLOGIQUE

Introduction • PICO • Question bien définie (facteur de risque étudié, évaluation de l'efficacité d'une intervention, …)
Matériel et méthode • Précision du type d'étude (observationnelle analytique ou descriptive, temporalité,…) • Définitions des populations d'étude (exposition, maladie, …) • Facteurs de confusion potentiels et leur prise en compte dans l'analyse (ajustement, appariement, …) • Définition du facteur de risque • Modalité de recueil de l'exposition
Résultats • Comparabilité des groupes (tableau 1) • Recherche d'une association exposition maladie • Prise en compte des facteurs de confusion • Force de l'association
Discussion • Arguments en faveur de la présomption de causalité (Bradford Hill) • Etude des biais • Vérification validité interne et externe

3 GRILLE DE LECTURE D'UN ARTICLE DIAGNOSTIC

Introduction

- PICO
- Question bien définie (validité d'un nouvel examen, fiabilité d'un examen, évaluation d'une stratégie diagnostique, ...)

Matériel et méthode

- Représentativité de l'échantillon/population cible (stade de la maladie, durée d'évolution, fréquence de la maladie, ...)
- Validité externe
- Description précise des méthodes de mesure
- Les 2 tests à tous les patients (comparaison au gold standard
- Le gold standard est bien choisi ?
- Vérification des critères de normalité
- Mesures des 2 examens en aveugle l'une de l'autre

Résultats

- Evaluation de la fiabilité de la procédure, précision, reproductibilité, variabilité de la mesure (inter/intra investigateurs, effet centre, ...)
- Etude des caractéristiques diagnostiques du test

Discussion

- Etude des biais et prise en compte de ces derniers (sélection, classement, interprétation, ...)
- Applicabilité des résultats dans la pratique courante
- Utilité

Notes

Chapitre 5

ABREVIATIONS UTILISABLES A L'ECN

Officiel

Liste revue le 16/12/2004 par le Conseil Scientifique Médecine du CNCI

A

- ACE : antigène carcino-embryonnaire
- ACTH : adrenocorticotropic hormone (corticotrophine, hormone corticotrope hypophysaire)
- ADH : antidiuretic hormone (hormone antidiurétique, vasopressine)
- ADN : acide désoxyribonucléique
- AINS : anti inflammatoire non stéroidien
- ALAT : alanine amino transferase (TGP)
- ALD : affection de longue durée
- AMM : autorisation de mise sur le marché
- AMPc : AMP cyclique
- ANCA : antineutrophyloc cytoplasmic antibody (anticorps anti cytoplasme des polynucléaires)
- APGAR : american pediatric groos assessment record
- APUD : amine precursor uptake and decarboxylation (groupe de cellules captant et décarboxylant des précurseurs d'amines)
- ARN : acide ribonucléique
- ARNm : ARN messager
- ASA : classification du risque opératoire de l'american society of anesthesiologist
- ASAT : aspartate amino transférase (TGO)
- ASLO : antistreptolysine O
- ATP : adénosine triphosphate
- AVC : accident vasculaire cérébral
- aVf, aVL, aVr : dérivations électrographiques unipolaires
- AVK : anti-vitamine K

B

- BCG : bacille de Calmette et Guérin
- BK : bacille de Koch
- BPCO : broncho pneumopathie chronique obstructive

C

- CCMH : concentration corpusculaire moyenne en hémoglobine
- CEC : circulation extra corporelle
- CGMH : concentration globulaire moyenne en hémoglobine
- CIVD : coagulation intra-vasculaire disséminée
- CK : créatine kinase
- CMV : cytomégalovirus

- CO : monoxyde de carbone
- CO_2 : dioxyde de carbone
- CPK : créatine phosphokinase
- CPK-BB : créatine phosphokinase iso enzyme BB
- CPK-MB : créatine phosphokinase iso enzyme MB
- CPK-MM : créatine phosphokinase iso enzyme MM
- CRH : corticotropin releasing hormone (hormone de libération de l'hormone corticotrope)
- CRP : C reactive protein (protéine C réactive)

D

- DCI : dénomination commune internationale
- DHEA : déhydroépiandrostérone
- DOPA : dihydroxyphénylalanine

E

- EBNA : Epstein-Barr nuclear antigen
- EBV : Epstein-Barr virus
- ECBU : examen cytobactériologique des urines
- ECG : électrocardiogramme
- ECHO virus : enteric cytopathogenic human orphan virus
- EEG : électroencéphalogramme
- EFR : épreuve fonctionnelle respiratoire
- ELISA : enzyme-linked immunosorbent assay
- EMG : électromyographie

F

- FiO_2 : fraction inspirée d'oxygène
- FSH : follicle stimulating hormone (hormone folliculostimulante)

G

- gamma-GT : gamma-glutamyl transférase
- GB : globule blanc
- GH : growth hormone (hormone somatotrope)
- GH-RH : GH-releasing hormone (hormone activatrice de l'hormone de croissance)
- GR : globule rouge
- GVH : graft versus host (réaction du greffon contre l'hôte)

H

- Hb : hémoglobine
- HbA1C : hémoglobine glyquée
- HbO_2 : oxyhémoglobine
- HBPM : héparine de bas poids moléculaire
- HCG : human chorionic gonadotrophin (gonadotrophine chorionique)
- HDL : high density lipoproteins (lipoprotéines de haute densité)

- HELLP : hemolysis + elevated liver enzymes + low platelets
- HLA : human leucocyte antigen (antigène d'histocompatibilité)
- HPV : human papillomavirus
- HTLV : human T cell leukemia/lymphoma virus (virus humain T lymphotropique)

I

- IDR : intradermoréaction
- IEC : inhibiteur de l'enzyme de conversion
- Ig : immunoglobulines
- IGF : insulin-like growth factor (somatomédine)
- IMAO : inhibiteur de la mono amine oxydase
- INR : international normalized ratio
- IRM : imagerie par résonance magnétique
- (Exit : ITT : incapacité temporaire totale) (ambiguïté=>supprimée le 17/3/2005)
- IV : intraveineuse

L

- LCR : liquide céphalorachidien
- LDH : lactate déshydrogénsae
- LDL : low density lipoprotein (lipoprotéine de faible densité)
- LH : luteinizing hormone (hormone lutéinisante)
- LHRH : luteinizing hormone releasing hormone (gonadolibérine)

M

- MALT : mucous associated lymphoid tissue (tissu lymphoïde associé aux muqueuses)
- MNI : mononucléose infectieuse
- MST : maladie sexuellement transmissible

N

- NFS : numération formule sanguine
- NK : natural killer (lymphocyte)

O

- OAP : œdème aigu du poumon
- OMS : organisation mondiale de la santé
- ORL : oto-rhino-laryngologie

P

- PAN : périartérite noueuse
- PaO_2 : pression artérielle partielle en oxygène
- $PaCO_2$: pression artérielle partielle en dioxyde de carbone

- PCR : polymerase chain-reaction
- PDF : produits de dégradation de la fibrine
- PDGF : platelet-derived growth factor (facteur de croissance des plaquettes)
- PMI : protection maternelle et infantile
- PNB : polynucléaires basophiles
- PNE : polynucléaires éosinophiles
- PNN : polynucléaires neutrophiles
- PSA : prostatic specific antigen

Q

- QI : quotient intellectuel
- QRS : complexe QRS
- QSP : quantité suffisante pour
- QT : segment QT

R

- RAST : radio allergo sorbent test (dosage radio immunologique des IgE spécifiques d'un allergène)
- Rh : rhésus
- RMN : résonance magnétique nucléaire

S

- SIDA : syndrome d'immunodéficience acquise
- SRAS : syndrome respiratoire aigu sévère

T

- T3 : triiodothyronine
- T4 : thyroxine, tétraiodothyronine
- TCA : temps de céphaline activée
- TCK : temps de céphaline kaolin
- TCMH : teneur corpusculaire moyenne en hémoglobine
- TDM : tomodensitométrie
- TEP : tomographie par émission de positon
- TGMH : teneur globulaire moyenne en hémoglobine
- TGO : transaminase glutamo oxaloacétique
- TGP : transaminase glutamo pyruvique
- TNM : classification tumor nodes metastasis (tumeur primitive, adénopathies régionales, métastases)
- TP : taux de prothrombine
- TPHA : treponema pallidum haemagglutination assay
- TRH : thyrotropin releasing hormone (protiréline)
- TSH : thyroïd stimulating hormone (thyréostimuline)

U

- UI : unité internationale
- UIV : urographie intraveineuse

V

- VDRL : veneral disease research laboratory (réaction d'agglutination syphilitique)
- VEMS : volume expiratoire maximum par seconde
- VGM : volume globulaire moyen
- VIH : virus de l'immunodéficience humaine (HIV, virus du SIDA)
- VLDL : very low density lipoproteins (lipoprotéines de très faible densité)
- VS : vitesse de sédimentation

Notes

GLOSSAIRE DES TERMES A CONNAITRE

Officiel

A

Ajustement
Moyen, dans une enquête épidémiologique, de prendre en compte un *biais de confusion* au moment de l'analyse.

Aléatoire
Dont la survenue dépend du hasard.
La répartition aléatoire d'un traitement ou d'une action fait confiance au hasard.
On admet que les groupes de sujets tirés au sort sont comparables pour tous les facteurs connus ou inconnus, qui pourraient influencer sur le critère que l'on mesure.
Souvent, cette hypothèse de comparabilité des groupes est vérifiée numériquement lors de l'analyse des résultats.

Alpha : *voir* Risque alpha

Analyse
Extraction et exploitation de résultats pertinents à partir d'une série de données.
Le type d'analyse doit être prévu *a priori* dans le *protocole* de l'étude. Elle prendra en compte la question posée, *les critères de jugement* utilisés et d'autres variables, appelées covariables, qui peuvent interférer avec les critères de jugement.
C'est en fonction du type de variables étudiées (qualitatives, nominales, ordinales ou quantitatives) que pourra se faire le choix des tests utilisés pour cette analyse.

Analyse en intention de traiter
Méthode qui consiste à analyser les données de tout patient inclus (voir inclusion), et ce dans le « bras » (groupe de tirage au sort) dans lequel il a été randomisé au début de l'étude.

Analyse intermédiaire
Analyse effectuée avant l'inclusion de tous les sujets prévus.
Elle est réalisée le plus souvent lorsque l'étude est longue.
Elle doit être prévue dans le protocole, et le nombre de sujets nécessaires prend en compte le nombre d'analyses intermédiaires qui sont prévues.
Pour chaque analyse intermédiaire, un seuil de signification doit être choisi.

Analyse par sous-groupe
Analyse qui, à partir des données initiales globales, permet de mettre en avant la différence de traitement entre divers sous-groupes au cours d'un essai thérapeutique.
Attention! Si l'analyse par sous-groupe semble attrayante, elle peut être erronée si elle n'a pas été prévue explicitement au départ dans le protocole et si l'étude ne conclut pas positivement sur le critère principal.
En effet, même s'il n'existe pas de différence entre deux traitements, on pourra très souvent trouver un sous-groupe particulier où une différence est significative.

Appariement
Technique permettant de rendre comparables deux ou plusieurs groupes, en particulier par rapport à certains facteurs de confusion déjà connus dont on veut neutraliser les effets, *(voir* appariér).

Apparier (former des paires)
Rendre comparables deux groupes en termes de facteurs de confusion potentiels.
Pour chaque cas (exemple : un malade), on associe un ou plusieurs témoins qui lui sont similaires pour un ou plusieurs facteurs (exemple : âge, sexe, niveau socio-économique).

B

Bêta : ***voir*** **Risque bêta**

Biais
Erreur systématique qui fausse les résultats dans un sens donné.
On distingue trois grandes familles de biais : les biais de sélection, de classement et de confusion.

Biais de classement
Biais dans la mesure du facteur de risque ou dans la certitude de la maladie.
Cette erreur est quasi inévitable puisque aucun outil de mesure (interrogatoire, examen, test) n'est parfait.
Exemple : un comportement à risque minimisé par le malade, ou simplement non recherché dans le questionnaire.

Biais de confusion
Biais provoqué par un facteur de confusion interagissant avec le facteur de risque étudié dans l'étude du lien entre ce facteur et la maladie.

Biais de sélection
Biais dans la constitution de l'échantillon, qui va se retrouver non représentatif de la population générale pour des facteurs liés au problème étudié (d'où le biais).

Biais de mémorisation
Type de biais de classement lorsque l'information sur l'exposition a été obtenue a posteriori après que le diagnostic des cas a été établi (cas-témoin).

Bilatéral
Qui prend comme hypothèse alternative l'existence d'une différence. Un test statistique est bilatéral si on suppose qu'il existe une différence, dans un sens ou dans l'autre.

C

Causalité
Rapport établi entre une cause et un effet, un facteur de risque et une maladie.
Le facteur étudié est responsable (au moins en partie) de la maladie étudiée.

CCPPRB - CPP
Comité consultatif de Protection des personnes se prêtant à la recherche biomédicale.
Tous les protocoles de recherche clinique doivent être soumis au CCPPRB pour avis.
Ce comité informe de son avis l'investigateur qui lui a présenté la demande.
Les études épidémiologiques sans investigations invasives sortent de ce champ. Les nouveaux textes l'ont renommé en CPP, Comité de protection des personnes.

Clause d'ambivalence
Tout patient inclus dans un essai thérapeutique doit pouvoir recevoir n'importe lequel de traitements étudiés, et donc n'avoir aucune contre-indication à aucun des traitements.

Clause d'ignorance
Fait de ne pas révéler à un patient le médicament qu'il va recevoir dans un essai thérapeutique, et pour un médecin qui inclut un patient dans un essai, de ne pas savoir quel traitement ce patient va recevoir.
Sinon, l'inclusion des patients dans l'essai risque d'être influencée par la conviction intime du médecin de l'efficacité de l'un ou l'autre traitement réellement efficace.
Le tirage au sort respecte la clause d'ignorance.

Cohorte de sujets
Groupe de personnes suivies dans le temps de manière prospective, ayant en commun d'avoir subis un événement semblable.

Comité d'éthique
Groupe national d'experts composé de médecins, de juristes, de philosophes, etc. en France.
Il donne son avis sur des questions d'éthique d'ordre général.

Comparabilité des groupes
C'est l'un des critères de qualité dans les essais cliniques.
C'est une condition nécessaire pour que seul le traitement influence le critère de jugement et que les changements observés soient imputables à la nouvelle thérapeutique testée.
La randomisation permet, en théorie, de constituer des groupes comparables.

Consentement éclairé
Document écrit spécifiant les risques encourus par un patient, signé par lui, et dans lequel il est impérativement spécifié que le malade a le droit d'arrêter à tout moment de participer à l'étude, sans conséquence pour la poursuite des soins, dans le cadre d'une étude de recherche clinique soumise à la loi Huriet-Serusclat.
Le médecin doit donc expliquer clairement et simplement les avantages et inconvénients de la participation à l'essai, et garde le consentement signé dans le dossier du patient (celui-ci en garde un double).

Courbe de survie : ***voir*** **Survie (courbe de)**

Courbe de survie de Kaplan-Meïer : ***voir*** **Survie (courbe de)**

Courbe de survie actuarielle : ***voir*** **Survie (courbe de)**

Critère de jugement
Critère qui permet de mesurer l'effet du traitement dans un essai thérapeutique ou la survenue d'un événement dans une étude épidémiologique.
L'idéal est d'avoir un seul critère de jugement, dit «critère de jugement principal».

Cross-Over
Essai thérapeutique où le sujet est pris comme son propre témoin.
Un groupe de patients reçoit le traitement A puis le traitement B, l'autre groupe de patients reçoit le traitement B puis le traitement A.

D

Date d'origine de survie : ***voir*** **Survie (date d'origine)**

Date des dernières nouvelles de survie : ***voir*** **Survie (date des dernières nouvelles)**

Date de point de survie : *voir* **Survie (date de point)**

Degré de signification

Risque (au sens de pari) de se tromper lorsque l'on conclut à une différence dans un test statistique, la plupart des tests étant construits pour mettre en évidence une différence.

Lorsqu'on fait un test statistique, le logiciel donne le résultat du test mais surtout le « p » ou degré de signification.

Le risque d'erreur considéré comme acceptable est le seuil de signification.

Classiquement, le risque d'erreur acceptable est inférieur à 5 %. Donc, si $p < 0,05$, on a moins de 5 % de chances de se tromper en concluant à une différence, on dit que la différence est significative.

Pour $p = 0,05$, si on répétait cent fois l'expérience, on pourrait trouver une différence significative cinq fois par hasard.

Délai ou temps de participation : *voir* **Survie (délai ou temps de participation)**

Densité d'Incidence

Nombre de nouveaux cas d'une maladie, survenus au cours d'une période donnée, rapporté au nombre d'unités personne-temps exposées au risque dans la population.

Dépistage

Identification de sujets malades à un stade asymptomatique ou peu évolué facilement curable, ou de sujets chez qui on suspecte fortement la maladie et chez qui il est licite de procéder à des explorations plus ou moins invasives et coûteuses qui confirmeront ou infirmeront le diagnostic.

Dose-effet (relation dose-effet)

Il existe une relation dose-effet, en épidémiologie, lorsque le risque lié à un facteur varie en fonction de l'intensité de l'exposition (c'est-à-dire : plus l'exposition est grande, plus l'incidence est élevée).

Pour ce qui concerne les médicaments, il existe une relation dose-effet lorsque l'effet du médicament varie en fonction de la dose reçue.

Cette variation a, en général, une certaine forme: linéaire, exponentielle.

Double *placebo*

Dans un essai thérapeutique au cours duquel deux médicaments comparés il est idéal qu'ils soient identiques sur le plan galénique et sur celui du mode d'administration (posologie).

Quand ce n'est pas possible, il faut prévoir que les patients recevant A prennent aussi un *placebo* de B ; et que les patients recevant B prennent aussi un *placebo* de A.

E

Écart au protocole

Ensemble de situations où le protocole n'a pas été suivi scrupuleusement.

Il faut le mentionner lors de la restitution des résultats et dire comment cela a été pris en compte dans l'analyse, en expliquant quelle influence peuvent avoir eu ces écarts sur les résultats observés.

Échantillon

Partie de la population totale sur laquelle on va travailler.

L'échantillon est représentatif pour un caractère, si ce caractère se distribue identiquement dans l'échantillon et dans la population globale. Un échantillon aléatoire de taille conséquente (loi des grands nombres) est supposé représentatif (on fait confiance au hasard).

Effet *carry over*
Poursuite de l'effet d'un médicament après son arrêt, et dépendant de la demi-vie du médicament : lorsqu'un patient prend un médicament, et qu'il n'interrompt pas assez tôt la prise du médicament, l'effet de celui-ci peut se poursuivre et interférer avec le médicament testé, d'où l'utilité d'une période préalable plus ou moins longue sans traitement (wash out).

Effet *nocebo*
Effet négatif de la prise d'un médicament qui n'est pas lié aux propriétés physico-chimiques de la molécule, mais au fait même que l'on prend un traitement (effet psychologique).

Effet *placebo*
Effet positif de la prise d'un médicament qui n'est pas lié aux propriétés physico-chimiques de la molécule, mais au fait même que l'on prend un traitement (effet psychologique).

Éligibilité : *voir* Sujets éligibles

Enquête (ou étude) Cas-Témoin
Enquête rétrospective dans laquelle on interroge comparativement des malades (cas) et des non malades (témoins) sur leurs expositions dans le passé à des facteurs de risque.
Les liens entre expositions et maladies (la mesure du risque de survenue de la maladie lié à l'exposition) sont résumés par des *odds ratios* et leurs intervalles de confiance.

Enquête de cohorte
Enquête prospective dans laquelle on suit l'évolution de sujets dont on a relevé initialement l'exposition à des facteurs pour lesquels on veut étudier l'effet sur la santé.

Enquête exposés, non exposés
Enquête prospective dans laquelle on suit un groupe de sujets exposés à un facteur de risque et un groupe de sujets non exposés.

Enquête longitudinale
Enquête au cours de laquelle des informations sont recueillies de façon longitudinale, c'est-à-dire tout au long de l'étude.
La durée de l'étude est définie et peut être assez longue (plusieurs années).
Elle peut être prospective ou rétrospective.

Enquête transversale
Enquête qui consiste à recueillir simultanément ou quasi simultanément les données relatives à la maladie et aux facteurs de risques étudiés.

Epidémie
Augmentation de la fréquence d'une maladie dans une population donnée et à un moment donné, par rapport à ce qui serait attendu en situation normale.

Epidémiologie
Étude de la distribution des problèmes de santé et des facteurs qui les influencent.
On distingue classiquement épidémiologie descriptive, analytique et évaluative

Équilibre (tirage au sort)
Tirage au sort défini dans le protocole par le fait que pour tous les « n » patients (par exemple, tous les six patients), le nombre de patients recevant le médicament A (trois patients) et le médicament B (trois patients) est le même.

Equivalence
Démonstration que deux traitements sont équivalents dans certains essais thérapeutiques spécifiques.
La méthodologie est différente des essais classiques dits « essais d'efficacité » (dans les essais classiques, on cherche à mettre en évidence une différence).
Les essais d'équivalence nécessitent des hypothèses et des tests statistiques particuliers.

Essai clinique
Étude expérimentale mise en place pour comparer un nouveau traitement au traitement de référence quand il existe, ou à *un placebo*. Le traitement peut être curatif (le plus souvent) ou préventif.
Dans cette définition, le mot : « traitement » peut également s'entendre au sens de stratégie thérapeutique.

Essai contrôlé
Essai dans lequel il y a un groupe considéré comme témoin et un groupe de sujets traités.

Essai d'efficacité
Mise en évidence d'une différence dans un essai thérapeutique où, le plus souvent, le but est de montrer l'efficacité d'un traitement par rapport à un *placebo* ou au traitement de référence.

Essai de phase I
Ces essais portent sur des volontaires sains.
L'étude sert à déterminer la dose maximale tolérée.
Elle sert aussi à étudier la cinétique du produit et à calculer les doses qui seront administrées au malade en phase II.

Essai de phase II
Ces essais portent sur des malades volontaires.
Cette phase a pour but d'étudier l'efficacité pharmacologique du produit et de déterminer la dose optimale pour la phase III.

Essai de phase III
Cette phase correspond, aux essais thérapeutiques comparatifs.
Au cours de cette phase d'étude de l'efficacité d'un traitement, on recherche la dose pour laquelle le rapport efficacité/ tolérance est le meilleur et on définit le schéma posologique.

Essai de phase IV
Tout essai thérapeutique réalisé après la commercialisation d'un médicament.
Il s'agit principalement d'essais de pharmacovigilance ou d'essais comparatifs pour glissement d'indication (indications non encore autorisées par l'AMM).

Essai de prévention
Étude expérimentale, ou quasi expérimentale, mise en place pour évaluer l'efficacité d'une action de prévention.
Ces essais se font chez des personnes saines (prévention primaire) ou malades (prévention secondaire).

Essai en double aveugle
Essai au cours duquel, ni le patient, ni le médecin ne connaissent le traitement pris.
Cela permet d'éliminer l'effet *placebo* chez le patient et les biais de mesure liés à la subjectivité du médecin.
Dans l'essai en triple aveugle, le chercheur qui analyse les résultats ne sait pas quel groupe de patients a reçu quel type de traitement.

Essai en simple aveugle
Essai au cours duquel le patient ne connaît pas le traitement qu'il reçoit. Le médecin connaît le traitement que chaque patient reçoit.
Cela permet normalement de neutraliser les effets *placebo* et *nocebo.*
Syn. : essai en simple insu.

Essai ouvert
Essai thérapeutique souvent mené sur un petit groupe de sujets, parfois comparatif, permettant d'étudier la faisabilité d'un essai comparatif à plus grande échelle.

Essai séquentiel
Essai thérapeutique dont l'analyse est effectuée régulièrement, au fur et à mesure de l'inclusion et de l'évaluation du critère de jugement chez les sujets inclus (tous les « n » sujets).
Ce type d'analyse, par sa méthodologie particulière, permet de maîtriser les risques d'erreurs statistiques de première et de seconde espèce.

Essai thérapeutique
Essai permettant l'évaluation d'un candidat médicament chez l'Homme.

Estimation
Méthode visant à obtenir une valeur approchée (estimée) pour un paramètre, quand la vraie valeur est inaccessible (ce qui est le cas le plus fréquent).
Cette estimation doit être exacte (non biaisée) et précise (variance faible).

Étude épidémiologique prospective
Étude épidémiologique au cours de laquelle le recueil d'informations concernant les participants porte sur des événements postérieurs au début de l'enquête et sur l'inclusion des participants.

Événement
Situation qui survient au cours de l'étude : guérison, aggravation de la maladie (décompensation, hémorragie, etc.), rechute, décès.

Exactitude
Qualité d'une mesure sans erreur systématique ou sans biais.

Exclusion (critère d'exclusion)
Ensemble d'éléments définis dans un protocole d'exclusion.
Les patients ayant tel ou tel critère ne peuvent pas participer à l'étude.

F

Facteur d'exposition
Fait d'être exposé à un facteur (par exemple, exposé à l'amiante, exposé aux colorants etc.).

Facteur de risque
Facteur augmentant ou diminuant le risque de maladie.
Si le risque diminue, on parle de facteur protecteur.

Facteur pronostique
Facteur qui influence l'évolution d'une maladie, et qui entraîne plus rapidement une complication ou un décès.
Il peut être nécessaire, dans l'analyse d'un essai thérapeutique (en particulier), d'ajuster sur les facteurs pronostiques connus si le critère de jugement est l'évolution de la maladie (par exemple, décès).

G

Gold Standard
Test diagnostique qu'on utilise comme référence (même si aucun test n'est parfait).
Dans une démarche diagnostique, c'est l'examen que l'on considère comme donnant la meilleure certitude diagnostique.

Groupe contrôle (groupe témoin)
Groupe qui reçoit le médicament de référence ou le *placebo,* par opposition au groupe qui reçoit le nouveau médicament dans un essai thérapeutique contrôlé.

Groupes parallèles
Deux groupes de patients suivis en parallèle au cours d'un essai thérapeutique contrôlé, dit : « essai en deux groupes parallèles », où il existe toujours deux groupes au minimum : le groupe qui reçoit le nouveau médicament et le groupe qui reçoit le médicament de référence ou le *placebo.*

Groupe témoin : *voir* Groupe contrôle

H

Hypothèse
Concept qui n'est pas encore démontré

Hypothèse du biais maximum
Hypothèse dans laquelle on choisit de se situer, au moment de l'analyse, dans la situation la plus défavorable, pour arriver à conclure à une différence.

Hypothèses d'un test statistique
En pratique, pour les tests statistiques, on utilise une hypothèse nulle (pas de différence) et une hypothèse alternative (présence d'une différence).
Le test statistique est construit dans le but de rejeter l'hypothèse nulle, avec une certaine probabilité d'erreur.

I

Incidence (taux d')
Fréquence des cas nouveaux dans une période de temps donnée.

Inclusion (critères d')
Ensemble de critères qui définissent de façon précise les caractéristiques des patients qui peuvent entrer dans une étude.

Indépendance
Neutralité d'un événement A sur un événement B : deux événements sont indépendants si l'issue de l'un n'influe pas sur l'issue de l'autre.

Inférence
Des conclusions concernant la population étudiée sont obtenues à partir de données issues d'un échantillon aléatoire.

Insu
Dans un essai thérapeutique, fait de ne pas savoir lequel des traitements est donné.
Syn. aveugle.

Intention de traiter : ***voir*** **Analyse en intention de traiter**

Interaction
Mesure dans laquelle l'effet d'un facteur est modifié en fonction de l'action d'un ou de plusieurs facteurs.

Intervalle de confiance
Fourchette de valeurs qui encadre une estimation.
Quand on parle d'un intervalle de confiance à 95 %, c'est que la probabilité que la vraie valeur du paramètre estimé soit comprise dans cette fourchette est de 0,95.

L

Logrank (test du) : ***voir*** **Survie (Comparaison de deux courbes de survie)**

Loi Huriet-Serusclat
Loi relative à la protection des personnes qui se prêtent à des recherches biomédicales.
Cette loi définit les conditions qui permettent d'effectuer des recherches biomédicales, en particulier la nécessité que la recherche soit menée par un médecin ayant suffisamment d'expérience, la nécessité du consentement éclairé du patient, la désignation d'un promoteur, d'un investigateur coordonnateur, et les autorisations du CPP et de l'autorité compétente.

M

Médiane de survie : ***voir*** **Survie (Médiane de)**

Modèle
Représentation simplifiée d'un phénomène ou d'un processus dans un but explicatif ou prédictif.

Multicentrique (essai)
Qualifie un essai ou une étude se déroulant dans plusieurs centres à la fois, pour, le plus souvent, augmenter le nombre de patients à inclure dans l'essai.
Les essais multicentriques sont intéressants à réaliser lorsque la fréquence de la maladie est faible.
Lors de l'analyse des résultats, il faut tenir compte de l'effet-centre (malgré un protocole commun, il est possible que les patients pris en charge diffèrent légèrement d'un centre à l'autre).

N

Nombre de sujets nécessaires
Nombre de sujets qui permettra de mettre en évidence une différence minimale escomptée.
Ce nombre est calculé a *priori,* il est lié au risque alpha, au risque bêta et à la différence
A moyenne que l'on souhaite mettre en évidence.
Le nombre de patients inclus tient compte, non seulement du nombre de sujets nécessaires, mais, en plus, des éventuels perdus de vue.
Il est donc généralement supérieur au nombre de sujets nécessaires.

Non-inclusion (critères de)
Liste de critères faisant que les patients ne peuvent pas être inclus dans une étude ou un essai.

O

Observance
Capacité des patients à prendre leur traitement conformément à ce qui est décrit dans le protocole.
Il peut être nécessaire de s'en assurer en demandant au patient de ramener les boîtes vides, ou par des mesures de marqueurs biologiques dans le sang ou les urines.

Observateur aveugle
Dans un essai thérapeutique, investigateur tiers qui dans un but d'objectivité ne connaît pas le traitement reçu par le patient et qui mesure le critère de jugement.

Odds *cote*
Cote (de probabilité), utilisé dans les jeux et les paris. C'est un ratio dans lequel le numérateur contient le nombre de fois où un événement survient, et le dénominateur inclut le nombre de fois où l'événement ne survient pas.

Odds ratio *rapport de cotes*
Rapport de deux *odds* : celui estimé chez les exposés sur celui estimé chez les non exposés.

	M+	M-	
E+	a	b	a + b
E-	c	d	c + d
	a + c	b + d	N

Le rapport *(a x d) / (b x c) odds ratio (*OR).
Si la prévalence est faible, OR est un bon estimateur du risque relatif RR.
La valeur de l'OR doit s'interpréter avec son intervalle de confiance ou la valeur du test du Chi-2 calculée sur le tableau.
E+ exposés, E- non exposés, M+ malades, M- non malades, N total

P

p : *voir* **Degré de signification.**
Syn. « petit p », *p value*

Perdu de vue
Patient qui n'est pas suivi sur la totalité de la période prévue par le protocole d'un essai ou d'une étude épidémiologique.
On ne sait pas si le patient a guéri, s'il a eu une complication ou des effets secondaires, et pourquoi il n'est pas revenu.

Population
Ensemble d'unités, le plus souvent des personnes définies sur des critères précis.

Population-cible
Population à laquelle les résultats d'une étude pourront *a priori* être étendus.

Population-Source
Population au sein de laquelle l'échantillon a été tiré.

Prévalence
Nombre de personnes égal à la proportion de malades M à un instant t.

Prévention
« Ensemble des mesures visant à éviter ou à réduire le nombre ou la gravité des maladies ou accidents » (OMS).

Prévention primaire
Ensemble des mesures ayant pour but de lutter contre l'apparition de nouveaux cas.
On diminue l'incidence.

Prévention secondaire
Ensemble des mesures ayant pour but de diminuer le nombre de malades, donc, de diminuer la durée de l'état morbide.
Elle vise à réduire la prévalence.

Prévention tertiaire
Ensemble de mesures ayant pour but de diminuer le nombre d'incapacités et leurs conséquences sociales suite à une maladie dans une population.

Probabilité
Vraisemblance de survenue d'un événement, généralement exprimée en tant que proportion entre ceux qui subissent l'événement et ceux qui courent le risque de le subir.

Prospectif
Qualifie une enquête dont le suivi se fait postérieurement à l'enregistrement de l'exposition au facteur de risque.

Protocole
Document planifié qui définit précisément les objectifs, les moyens et les méthodes mis en oeuvre pour y parvenir.

Puissance
Dans un test statistique, probabilité de conclure à l'existence d'une différence qui existe dans la réalité.
C'est le complément à un du risque bêta (1-bêta).
Elle augmente avec le nombre de sujets inclus dans l'étude.
Elle est fixée *a priori.*
Elle peut être recalculée à la fin de l'étude, en fonction du nombre de patients qui ont effectivement participé à l'étude

R

Randomisation
Tirage au sort des patients permettant une répartition au hasard, aléatoire, des patients dans deux ou plusieurs groupes.

Ratio de mortalité standardisé
Rapport entre un nombre de décès observé dans une population et le nombre de décès attendu (en se basant sur le taux de la population générale).

Régression linéaire
Établissement d'une relation linéaire dans laquelle une variable de la forme Y = aX + bZ + ... + constante quantitative dépend linéairement d'une (X) ou plusieurs autres variables (X et Z) (dites explicatives).
On parlera respectivement de régressions linéaires simple (une variable explicative) ou multiple (plusieurs variables).

Répartition aléatoire : ***voir*** **Aléatoire**

Représentatif
Qualifie un échantillon par rapport à un caractère, si ce caractère se distribue identiquement dans l'échantillon et dans la population dont il est issu.
Un échantillon tiré au sort est représentatif, pourvu que son effectif soit suffisant (loi des grands nombres).

Rétrospectif
Qualifie un intérêt pour le passé des sujets participant l'enquête.
On part à la recherche du temps passé.

Risque
Probabilité de survenue d'un événement.

Risque absolu
Risque de survenue d'un événement (en général fâcheux : décès, maladie, complication, etc.) chez une personne donnée, pendant un intervalle de temps déterminé, en fonction de la connaissance des facteurs de risque auxquels elle est exposée.

Risque alpha
Probabilité de conclure à une différence alors qu'elle n'existe pas.

Risque bêta
Probabilité de ne pas conclure à une différence alors que cette différence existe.

Risque de deuxième espèce : ***voir*** **Risque bêta**

Risque de première espèce : ***voir*** **risque alpha**

Risque relatif
C'est un indicateur qui mesure l'association entre un facteur d'exposition et un événement (survenu d'une maladie, décès, etc.)
Sur un tableau de contingence, on peut définir :

	M+	M-	
E+	a	b	a + b
E-	c	d	c + d
	a + c	b + d	N

Incidence chez les exposés : I E = a / (a + b)
Incidence chez les non exposés : I NE = c / (c + d)
La quantité (a/(a+b)) / (c/(c+d)) est nommée : « risque relatif RR ».
Les exposés ont RR fois plus de risques de développer la maladie que les non exposés.
Un risque relatif supérieur à un signifie que l'exposition augmente le risque (facteur de risque), un risque inférieur à un signifie que l'exposition diminue le risque (facteur protecteur).

S

Sensibilité
Probabilité que le test soit positif (T+) si on est malade.

	M+	M-	
Test +	VP	FP	Nb T+
Test-	FN	VN	Nb T-
	Nb M+	Nb M-	N

Sensibilité :Se= VP / (VP+VN)
Voir VP vrais positifs, VN vrais négatifs, FP faux positifs, FN faux négatifs.

Signification statistique
Conviction selon laquelle le résultat observé n'est pas lié au seul hasard; elle est généralement basée sur une valeur de p inférieure à 0,05.

Spécificité
Probabilité que le test soit négatif (T-) si on n'est pas malade.

	M+	M-	
Test +	VP	FP	NbT+
Test-	FN	VN	NbT-
	Nb M+	Nb M-	N

Spécificité : Sp = VN / (VN+FP)
Voir VP vrais positifs, VN vrais négatifs, FP faux positifs, FN faux négatifs.

Stratification
Répartition d'un échantillon en sous-groupes appelés strates, en fonction d'une ou plusieurs caractéristiques.
Ainsi, au sein de chaque strate, les individus sont homogènes pour cette ou ces caractéristiques.

Sujets éligibles
Un sujet est dit éligible dans le cadre d'une étude de recherche clinique, à partir du moment où l'ensemble de ses caractéristiques répond d'une part à l'ensemble des critères d'inclusion, et d'autre part à l'ensemble des critères de non-inclusion définis dans le protocole de l'étude.

Survie [Comparaison de deux courbes de survie (Test du log rank)]
C'est le test le plus courant permettant la comparaison de deux courbes de survie.

Survie (Courbe de)
Représentation graphique d'un taux de survie en fonction du temps. On rencontre principalement :
- les courbes de survie de *Kaplan-Meïer,* avec un aspect en marches d'escalier de hauteurs inégales, où chaque événement, ou plusieurs événements simultanés, représentent la verticale d'une marche (la hauteur de la marche étant proportionnelle au nombre d'événements survenus) ;
- les courbes de *survie actuarielle,* avec un aspect de courbe formée de segments de droite reliant des points situés à intervalles réguliers au cours du temps (semaines, mois, etc.).

L'utilisation de ces méthodes suppose que le risque de décès soit constant pendant toute la durée de l'étude.
La notion de survie est extensible à tout événement qualitatif binaire non récurent autre que le décès : on peut citer, en cancérologie, l'apparition d'une récidive ou l'apparition d'une métastase.

Survie (date d'origine)
La date d'origine, dans une étude de survie, représente pour chaque patient sa date d'entrée dans l'étude, par exemple la date de diagnostic anatomo-pathologique de son cancer.

Survie (date des dernières nouvelles)
La date des dernières nouvelles, dans une étude de survie, représente pour chaque patient, soit la date de survenue de l'événement (décès par exemple), soit la dernière date pour laquelle on dispose de renseignements concernant un patient en vie (si l'événement étudié est le décès)

Survie (délai ou temps de participation)
Le délai de participation, dans une étude de survie, représente le délai entre la date des dernières nouvelles et la date d'origine.

Survie (Médiane de)
Délai de survie pour lequel on observe une mortalité de 50 % de la population de sujets inclus dans l'étude.

Survie (recul)
Le recul d'un patient, dans une étude de survie, représente le délai écoulé entre la date d'origine et la date de point.
Les reculs minimum et maximum d'une série de sujets participant à une étude définissent donc « l'ancienneté » de la série.

Survie (sujet censuré)
Un sujet est dit censuré à droite, dans deux situations de mécanismes différents :
- lorsqu'il est considéré comme perdu de vue, si on ne connaît pas son état à la date de point, mais si on sait qu'il était encore vivant à une date antérieure, définie comme date des dernières nouvelles,
- lorsqu'il est considéré comme exclu-vivant, c'est-à-dire lorsqu'on dispose de son état (vivant ou mort) à une date des dernières nouvelles, postérieure à la date choisie comme date de point. Dans ce cas, sa participation à l'étude ne sera étudiée qu'entre sa date d'origine et la date de point.

Survie (Taux de survie à cinq ans)
Indicateur largement utilisé en cancérologie, indiquant le taux de survie cinq ans après le diagnostic initial.

T

Taux
Rapport constitué d'un numérateur représenté par le nombre d'individus porteurs d'un attribut ou vivant un événement dans une population susceptible de présenter l'attribut ou de vivre l'événement en question (en général à un moment ou durant une période donnée).
Cette population constitue le dénominateur du taux.
Proportion dans laquelle le numérateur est une partie du dénominateur. Un taux est donc un nombre sans unité.

Taux de survie à cinq ans : ***voir*** **Survie (taux de survie à cinq ans)**

Taux de survie à un temps donné : ***voir*** **Survie (taux de survie à un temps donné)**

Technique d'échantillonnage
Mode d'obtention de l'échantillon. Pour avoir un échantillon représentatif, la méthode la plus simple est le tirage au sort.
La taille de l'échantillon est primordiale car elle conditionne la précision des estimations sur cet échantillon.

Temps de participation ou délai de survie : ***voir*** **Survie (délai ou temps de participation)**

Test bilatéral
Test statistique pour lequel on prend, comme hypothèse alternative, l'existence d'une différence, dans un sens ou l'autre.

Test unilatéral
Test statistique pour lequel on prend comme hypothèse alternative l'existence d'une différence dont le sens est connu.

U

Unilatéral
Test statistique pour lequel on prend comme hypothèse alternative une différence, uniquement dans un sens.

Univariée (analyse)
Analyse dans laquelle on étudie l'action d'un seul facteur à la fois sur un phénomène observé.

V

Valeur de p
Probabilité que la survenue d'un résultat donné ne soit due qu'au seul hasard.

Valeur prédictive négative
Probabilité de n'être pas malade (M-) si le test est négatif (T-).

	M+	M-	
Test +	VP	FP	NbT+
Test-	FN	VN	NbT-
	NbM+	NbM-	N

Valeur prédictive négative :
VPN=VN/(VN+FN)
Voir VP vrais positifs, VN vrais négatifs, FP faux positifs, FN faux négatifs.

Valeur prédictive positive
Probabilité d'être malade (M+) si le test est positif (T+).

	M+	M-	
Test +	VP	FP	NbT+
Test-	FN	VN	NbT-
	Nb M+	Nb M-	N

Valeur prédictive positive :
VPP=VP/(VP+FP)
Voir VP vrais positifs, VN vrais négatifs, FP faux positifs, FN faux négatifs.

Notes

PARTIE 4

TRAINING

SOMMAIRE

La stimulation cardiaque dans la prévention des syncopes chez les patients avec syncope vaso-vagale récidivante sévère

Deuxième Vasovagal Pacemaker Study (VPS II) Essai randomisé

La syncope vagale, également appelée neurogénique représente un problème fréquent pour lequel on ne dispose d'aucun traitement médicamenteux vraiment efficace. Dans la mesure où les épisodes de syncope vaso-vagale sont souvent associés à une bradycardie, la stimulation cardiaque a été proposée comme traitement éventuel.[1] Après que quelques études de suivi non contrôlées eurent rapporté un effet bénéfique,[1,2] la stimulation cardiaque a été évaluée dans trois petits essais contrôlés.[3-5] Ces derniers ont démontré une réduction de risque de rechute par la stimulation. Cependant, dans ces trois études, le traitement n'était pas administré en aveugle, si bien que les patients et leurs médecins savaient qui avait été appareillé. Il est donc possible que le bénéfice obtenu par la stimulation ait été dû, en partie, à un effet psychologique ou émotionnel lié à la mise en place d'un appareil par une méthode invasive.

Nous avons donc conduit un essai randomisé en double aveugle de la stimulation cardiaque afin d'écarter ce biais et d'obtenir un niveau plus élevé de preuve que la prévention de la bradycardie par un stimulateur cardiaque pouvait réduire le risque de rechutes chez les patients présentant des syncopes vaso-vagales.

MÉTHODES

Eligibilité des patients

Les patients pouvaient être inclus s'ils étaient âgés de plus de 19 ans et s'ils rapportaient une histoire typique de syncopes vaso-vagales récidivantes, soit au moins 6 épisodes au total ou au moins 3 épisodes dans les deux ans précédant l'inclusion. De plus, le résultat du test d'inclinaison devait être positif, avec un produit fréquence cardiaque × pression artérielle inférieure à 6 000/mn × mm Hg. Chaque centre pouvait appliquer son propre protocole. Malgré des différences dans les protocoles utilisés pour le test d'inclinaison, une grande homogénéité des méthodes a été observée parmi les 15 centres au Canada, en Australie, aux États-Unis et en Colombie.

L'inclinaison passive sur table était réalisée, entre 60° et 80° durant 15 à 30 minutes, puis le patient recevait une perfusion d'isoprotérénol à des doses allant de 1 à 4 µg/mn durant 5 à 15 minutes. Certains centres utilisaient la nitroglycérine à la place de l'isoprotérénol ou en association. Le protocole a été approuvé par le comité d'éthique de chaque centre et les patients devaient signer un formulaire de consentement éclairé. Les patients n'étaient pas inclus dans l'essai si l'on découvrait une autre cause de syncope. Il en était de même en cas de valvulopathie, maladie coronaire, atteinte myocardique importantes ; en cas d'anomalie électrocardiographique ou enfin de pathologie sévère non cardio-vasculaire. L'essai a été réalisé entre septembre 1998 et avril 2002.

Randomisation et programmation

Après mise en place d'un stimulateur double-chambre (Medtronic Kappa, Medtronic Inc, Minneapolis, Minn), une randomisation centralisée permettait de répartir les patients en un groupe programmé en mode double-chambre (DDD) et un groupe programmé en mode détection sans stimulation (ODO) (figure 1). Toute la programmation était effectuée en ouvert par une infirmière ou un médecin qui n'avaient aucun autre contact avec le patient. Chaque patient, chaque médecin traitant et tout le personnel de l'étude ignoraient le traitement prescrit. Il était demandé au personnel et aux médecins de l'étude de ne pas faire d'électrocardiogramme de routine. Pour les patients du groupe DDD, l'appareil comportait une réponse à la bradycardie soudaine, caractéristique permettant le déclenchement d'une stimulation rapide en mode DDD si le système détectait une baisse rapide de la fréquence cardiaque. Selon le protocole, les paramètres initiaux de réponse à la chute de fréquence devaient comporter une chute de 20 battements, une fréquence baissant à 70/mn et une stimulation programmée à 100/mn durant 2 minutes.

Figure 1. Sélection et tri des patients dans la Second Vasovagal Pacemaker Study.

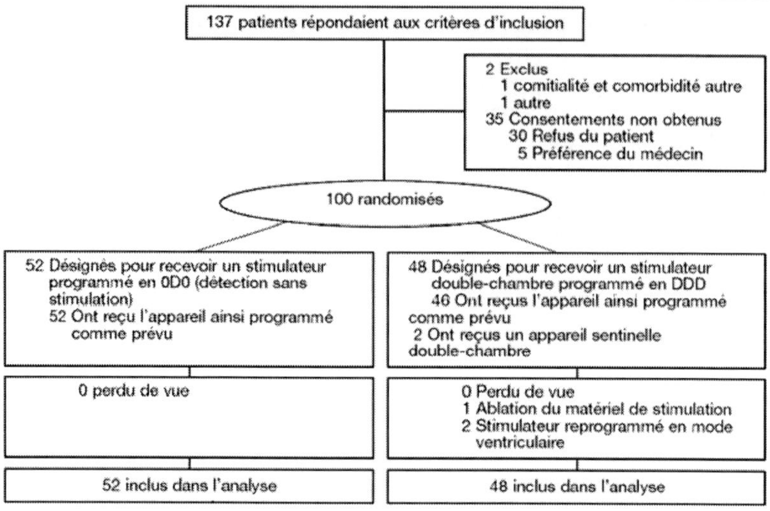

Critères

Le critère de jugement principal dans l'étude était la survenue d'une syncope définie comme une perte de connaissance transitoire avec récupération spontanée rapide. Les patients devaient signaler tout épisode syncopal, aussi vite que possible, après sa survenue. Il était demandé de recueillir la preuve de la syncope, y compris les signes de blessure et le témoignage de l'entourage. Un comité d'investigateurs analysait en aveugle tous les comptes rendus de syncope. Le suivi était de 6 mois ou le délai nécessaire à la survenue d'une première rechute syncopale.

Analyse statistique

L'étude était conçue pour avoir une puissance de 80 % pour détecter une réduction relative de 50 % du risque de rechute syncopale, à partir d'un taux de 60 % dans le groupe contrôle, réduit à 30 % dans le groupe traitement. Dans ce but, une population de 80 patients était apparue nécessaire. Cependant, après inclusion de 60 patients l'incidence combinée des événements dans les deux groupes étant plus faible que prévu, le nombre de patients nécessaires pour répondre aux objectifs de l'étude a été porté à 100.

L'analyse initiale devait comparer le risque cumulé de syncope entre les deux groupes de traitements à l'aide d'un test du log-rank. Pour tous les patients randomisés, le critère principal (rechute de syncope) a été recueilli et analysé selon le principe de l'intention de traiter. Ainsi les résultats observés ont-il été attribués aux traitements administrés au hasard entre les deux groupes, quelle que soit l'observance de ce traitement. Le plan de randomisation était stratifié par centre et faisait appel de façon aléatoire à des tailles de blocs de 2 et 4. Les centres ignoraient la taille des blocs. La personne responsable de la randomisation dans un centre ne participait pas au recrutement des patients. Tous les patients ont reçu le traitement alloué.

La réduction relative du risque (RRR) a été calculée selon la formule 1 — le rapport de risque à partir d'un modèle de Cox. Le modèle de Cox a servi également pour les analyses en sous-groupes. L'analyse du critère principal a fait appel à un test unilatéral dans la mesure où l'on estimait inconcevable ou peu plausible que le risque de syncope soit accru par la stimulation cardiaque. Les intervalles de confiance (IC) sont bilatéraux. Toutes les analyses statistiques ont fait appel aux logiciels SAS (Version 8, SAS Institute Inc, Cary, Caroline du Nord) et S-plus (Version 6, Insightful Corp, Seattle, Washington).

RÉSULTATS

Inclusion des patients

Cent trente-sept patients au total répondaient aux critères d'inclusion (figure 1). Deux patients avaient des critères de non-inclusion empêchant la participation (1 patient avait deux critères). Parmi les 135 patients restants qui répondaient aux critères d'inclusion, 100 ont été inclus dans l'étude et randomisés : 48 dans le groupe DDD et 52 dans le groupe ODO. Sur le tableau 1 figurent les caractéristiques cliniques initiales des patients. Hormis une prédominance masculine dans le groupe ODO par rapport au groupe DDD, les deux groupes étaient bien équilibrés. Les antécédents syncopaux étaient nombreux avec une médiane de 4 dans l'année précédant la randomisation. Les épisodes de pré-syncope étaient également fréquents.

Conformément au schéma de l'étude, tous les patients avaient un test d'inclinaison positif. La durée moyenne de ce dernier a été de 30 minutes dans les deux groupes. Durant le test, une syncope s'est produite chez 60 % des patients du groupe DDD et 71 % du groupe 0D0. La fréquence cardiaque minimale observée a été de 53/mn, la pression artérielle systolique minimale de 63 mm Hg, ceci dans les deux groupes.

De nombreux patients avaient essayé auparavant diverses thérapeutiques pour contrôler les syncopes et présyncopes. Les deux médicaments les plus utilisés avaient été les bêtabloquants et la fludrocortisone. Le tableau 1 montre les pathologies associées et les conséquences des syncopes chez ces patients. Nombre d'entre eux avaient été victimes de blessures, avaient dû interrompre leur travail ou s'étaient vu appliquer des restrictions de leur permis de conduire en raison de syncopes récidivantes.

Randomisation

Une randomisation centrale était effectuée après implantation du stimulateur cardiaque double-chambre. Le délai médian entre l'implantation et la randomisation a été de 1 jour (délai maximal 4 jours) et la durée médiane d'hospitalisation pour la mise en place de l'appareil de 1 jour. Tous les patients du groupe 0D0 ont été programmés en mode 0D0. En revanche, 46 des 48 patients du groupe DDD ont été programmés en mode DDD, les deux autres l'étant en mode sentinelle double-chambre. La réponse à la bradycardie soudaine a été activée initialement chez tous les patients du groupe DDD, avec une médiane de fréquence basse programmée à 50/mn.

Tableau 1. Caractéristiques des patients à l'état basal.

Caractéristiques	Nb (%) de patients recevant le traitement* — Détection seule sans Stimulation (0D0) (n = 52)	Stimulation double-chambre (DDD) (n = 48)
Hommes	27 (51,9)	13 (27,1)
Age, moyenne (DS), années	47,8 (17,7)	50,8 (17,6)
Evénements syncopaux, médiane (EIQ)		
Nb total d'événements	20 (8-50)	15 (8-50)
Événements dans l'année précédente	4 (3-12)	4 (2-15)
Nb de mois depuis le dernier événement	1 (0-4)	1 (0-4)
Evénements présyncopaux, médiane (EIQ)		
Dernier mois	6 (1-20)	5 (0-20)
Derniers 12 mois	24 (5-100)	30 (4-112)
Test d'inclinaison		
Durée du test, moyenne (DS)	29,9 (32,2)	30,4 (23,2)
Survenue d'une syncope	31 (59,6)	34 (70,8)
Utilisation d'isoprotérénol	29 (55,6)	21 (43,8)
Présyncope	40 (76,9)	34 (70,8)
Pression artérielle systolique minimale, moyenne (DS)	62,6 (27,3)	62,7 (23,3)
Fréquence cardiaque minimale, moyenne (DS)	53,1 (27,8)	56,3 (26,0)
Fréquence cardiaque minimale, battements/mn		
< 60	29 (55,6)	29 (60,4)
< 40	12 (23,1)	7 (14,6)
Antécédents médicaux		
Diabète sucré	4 (8)	4 (8)
Cardiopathie	5 (10)	5 (10)
Hypertension (traitée)	12 (23)	13 (27)
Pathologie respiratoire chronique	7 (14)	5 (10)
Autres	14 (27)	10 (21)
Traitements antérieurs des syncopes		
Bêtabloquants	25 (48)	23 (48)
Fludrocortisone	10 (19)	9 (19)
Disopyramide	5 (10)	3 (6)
Phényléphrine	0	2 (4)
Inhibiteurs sélectifs de recapture de la sérotonine	12 (23)	6 (13)
Conséquences antérieures des syncopes		
Accident de circulation	10 (20)	2 (4)
Restriction au permis de conduire	21 (42)	19 (41)
Fracture osseuse	6 (12)	4 (9)
Nb/total de sujets exerçant une activité professionnelle avec un arrêt de travail > 15 J. l'année précédente	14/34 (41)	9/29 (31)

* Les valeurs sont exprimées en nombre (pourcentage) sauf indication différente.

Suivi

Durant le suivi, aucun patient randomisé dans le groupe 0D0 n'a eu d'activation de la fonction stimulation avant la survenue d'un événement. Aucun patient n'a été perdu de vue. La programmation a été modifiée chez plusieurs patients du groupe DDD. L'ensemble du matériel a été enlevé chez un patient. Pour deux patients, le stimulateur a été reprogrammé en mode ventriculaire du fait d'anomalies de l'écoute atriale et de problèmes d'entraînement. Au cours du suivi, des médicaments destinés au traitement de la syncope vaso-vagale ont été prescrits de façon concomitante. Douze pour cent des patients du groupe 0D0 contre 19 % de ceux du groupe DDD ont reçu des bêtabloquants ; pour la fludrocortisone, les proportions étaient respectivement de 10 % *vs* 2 % et pour les inhibiteurs sélectifs de recapture de la sérotonine, de 12 % *vs* 13 %.

Rechutes de syncopes

Durant la période de suivi de 6 mois, 38 patients au total ont eu des syncopes : 22 patients sur 52 randomisés dans le groupe 0D0 contre 16 sur 48 du groupe DDD. La syncope a été à l'origine de blessures, avec contusions ou hémorragies chez 3 patients dans chaque groupe ; aucune autre blessure n'a été rapportée. Un témoin était présent au moment de la syncope pour 12 patients dans chaque groupe.

La figure 2 montre les courbes de KAPLAN-MEIER, en intention de traiter, pour le délai de survenue du premier épisode syncopal. Le risque cumulé de syncope à 6 mois a été de 40 % (IC 95 %, 25 % -52 %) pour le groupe 0D0 et 31 % (IC 95 %, 17 % -43 %) pour le groupe DDD. La RRR pour le délai de rechute a été de 30 % dans le groupe DDD (IC 95 %, -33 % à 63 % ; *p* unilatéral = 0,14). Selon une autre analyse de l'essai, excluant un patient dont le traitement a dévié du protocole (randomisé dans le groupe DDD, il a vu son stimulateur retiré durant l'étude), la RRR avec la stimulation DDD était de 33 % (IC 95 %, -26 % à 66 % ; *p* unilatéral = 0,10).

Analyses en sous-groupes

Des analyses complémentaires ont cherché à préciser si certains sous-groupes de patients pouvaient bénéficier de la stimulation cardiaque (figure 3). L'âge, la durée du test d'inclinaison avant la syncope et une fréquence cardiaque minimale inférieure à 50/mn durant ce dernier n'ont pas permis de définir un sous-groupe particulier pouvant tirer bénéfice de la stimulation cardiaque. Les patients ayant reçu de l'isoprotérénol durant le test d'inclinaison semblaient tirer un meilleur bénéfice de la mise en place de l'appareil que ceux qui n'avaient pas eu besoin d'isoprotérénol, la différence étant significative.

Le sexe et les antécédents d'accident de circulation ont aussi fait l'objet d'analyses pour savoir s'ils avaient une valeur pronostique à l'état basal. Ces critères n'étaient en fait pas associés à un risque majoré ou minoré de syncope.

Présyncope

Les journaux établis par les patients ont permis de recueillir des informations sur les épisodes de présyncope. Celle-ci était définie comme une sensation de perte de connaissance imminente, n'aboutissant pas à une syncope totale. Les patients devaient enregistrer chaque épisode de ce type en le cotant sur une échelle de 1 à 5, la valeur la plus sévère correspondant à 5. Dans le groupe 0D0, 49 patients (94 %) ont eu des épisodes présyncopaux de tout type contre 46 (96 %) dans le groupe DDD ($p > 0,99$). La valeur médiane du nombre d'épisodes présyncopaux pour 100 jours de suivi était respectivement de 16 dans le groupe 0D0 et 13 dans le groupe DDD. La valeur médiane de sévérité maximale de la présyncope a été de 4 dans les deux groupes, tous épisodes confondus.

Complications

Elles figurent dans le tableau 2 concernant plusieurs patients : un cas d'infection obligeant à changer le boîtier du stimulateur et un cas de tamponnade péricardique conduisant à enlever tout le matériel de stimulation.

COMMENTAIRES

Trois études randomisées antérieures avaient rapporté un effet bénéfique de la stimulation cardiaque pour prévenir le risque de rechute chez les patients victimes de syncopes vaso-vagales. Au cours du premier essai randomisé, la Vasovagal Pacemaker Study (VPS I),[1] la randomisation se faisait en deux groupes avec ou sans stimulateur. L'essai pilote avait été interrompu prématurément après qu'un net effet bénéfique eut été observé dans le groupe stimulé, et ceci après inclusion de 54 patients seulement. Par la suite, deux autres essais randomisés de la stimulation cardiaque dans la syncope vaso-vagale ont aussi été interrompus prématurément. L'un d'eux avait randomisé 42 patients pour recevoir ou non un stimulateur.[2] Dans le second, 93 patients avaient été randomisés entre stimulation cardiaque et bêtabloquant (aténolol).[3] Ces trois études avaient conclu à une réduction significative du risque de rechute syncopale par la stimulation. Cependant ces trois essais n'avaient pas été effectués en aveugle. Les patients et les médecins savaient dans quel cas la stimulation était utilisée. Tout essai ouvert comporte un risque de biais pour le recueil et l'évaluation des événements. Lorsqu'il s'agit d'essais dont le critère principal est un événement pathologique majeur tel qu'un accident vasculaire cérébral ou le décès, le risque de biais d'évaluation est faible. La syncope en revanche est un critère éminemment subjectif, difficile à vérifier objectivement. Ainsi, dans des études ouvertes, certains patients qui espéraient avoir été appareillés ont-ils pu être déçus d'être randomisés dans le groupe non opéré et, de ce fait plus susceptibles de signaler des événements syncopaux. Un essai randomisé en double aveugle permet, dans une large mesure d'éviter ce type de biais.

Figure 2. Délai d'apparition d'une rechute de syncope.

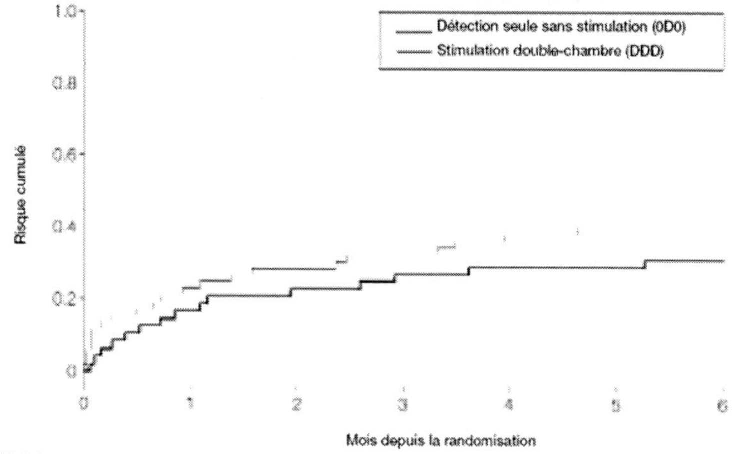

Nb à risque						
Détection seule sans stimulation	52	37	35	32	31	21
Stimulation double-chambre	48	37	35	34	34	18

Réduction du risque relatif de 30,2 % (intervalle de confiance 95 %, -33,2 % à 3,4 % ; p selon le test du log-rank = 0,14).

Figure 3. Analyses en sous-groupes.

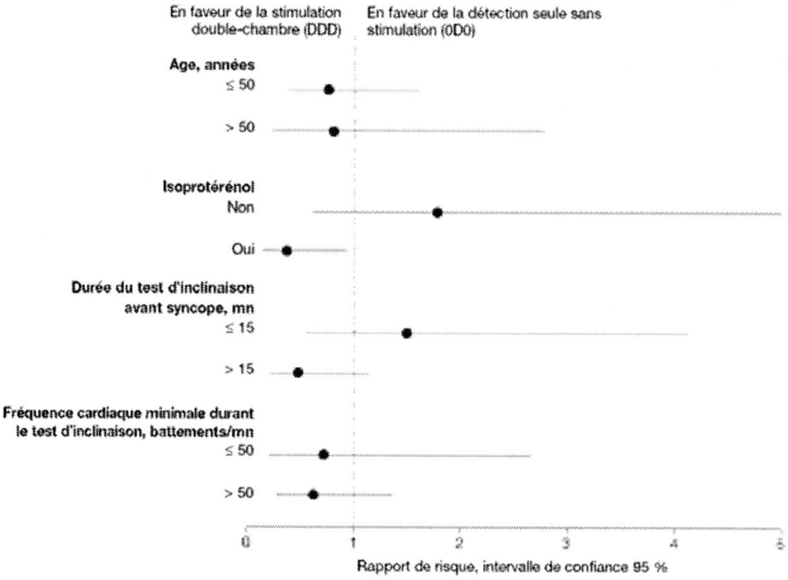

Tableau 2. Complications de la stimulation.

Type de complication	Nb de patients avec complications: Détection seule sans Stimulation (ODO) (n = 52)	Stimulation double-chambre (DDD) (n = 48)
Majeure		
Tamponnade péricardique	0	1
Infection nécessitant un changement du matériel	1	0
Mineure		
Déplacement ou repositionnement d'électrode	3	4
Infection nécessitant une antibiothérapie	2	1
Thrombose veineuse	1	0
Hématome traumatique	1	1
Douleur liée au boîtier de stimulation	1	3

La syncope vaso-vagale peut être favorisée par des éléments adverses tels que l'anxiété et la peur. Il est possible que la déception d'avoir été randomisé dans le groupe non appareillé au cours d'essais ouverts ait en fait accru le risque de rechute de syncope. On sait également que les interventions chirurgicales peuvent avoir un effet placebo, et ceci indépendamment du geste chirurgical effectivement réalisé.[6-8] Les patients appareillés ont donc pu bénéficier de l'effet psychologique lié à l'acte chirurgical. Bien que cet effet fasse partie intégrante du soin médical,[6] il est important de savoir si la mise en place d'un stimulateur cardiaque va être utile grâce à son action physiologique sur le cœur, à l'effet psychologique de la chirurgie ou aux deux. Les trois études ouvertes ne permettent pas de savoir si les patients ont réellement tiré bénéfice de la stimulation elle-même.

Cette étude en double-aveugle a donc été conduite afin de réduire le risque de biais et les effets psychologiques confondants. Nous avons estimé que le risque de syncope pouvait être réduit dans le groupe contrôle par le simple fait de recevoir un appareil, même si en fait la fonction stimulation n'était pas activée et nous avons de ce fait accru la puissance statistique de l'étude. L'essai VPS II est, à notre connaissance, le seul essai randomisé en double aveugle de la stimulation. Il s'agit également du plus grand essai randomisé de la stimulation dans la syncope vaso-vagale.

Le résultat essentiel de cet essai en double aveugle est l'absence de bénéfice statiquement significatif de la stimulation cardiaque pour la prévention des rechutes de syncopes vaso-vagales. La différence principale avec l'essai ouvert VPS I concerne le risque observé de syncope dans le groupe non électro-entrainé. Dans VPS I, près de 80 % des patients non électro-entrainés ont eu des rechutes syncopales dans les 6 mois, contre seulement 41 % des patients du groupe 0D0 de l'essai actuel. Les taux de rechute à 6 mois chez les patients électro-entrainés sont plus proches dans les deux essais : 20 % dans VPS I et 31 % dans VPS II. Une autre différence entre ce dernier et les trois essais plus anciens réside dans le fait qu'ils ont tous été arrêtés prématurément. L'arrêt prématuré d'un essai en raison d'une efficacité inattendue tend à surestimer l'action du traitement.

Cette étude avait été conçue pour mettre en évidence une RRR de 50 % par la stimulation. La RRR observée a été de 30 %, avec un large IC 95 %. Une RRR de 50 % par la stimulation est peu vraisemblable mais reste plausible. Cependant, les valeurs élevées de RRR (jusqu'à 80 %) observées dans les trois essais randomisés ouverts sont peu vraisemblables. Ces RRR ne sont pas incluses dans l'IC 95 % de la RRR obtenue dans cette étude, puisque la limite supérieure a été de 63 %. Cet essai a été conçu afin d'avoir une puissance raisonnable de détecter une RRR de 50 % dont nous avions estimé qu'il s'agissait de l'effet minimal que l'on pouvait espérer d'un traitement invasif. La RRR observée de 30 % dans cette étude, si elle était avérée pourrait être considérée par certains comme un résultat plutôt satisfaisant de la stimulation. Cette étude permet de conclure qu'un tel bénéfice est plausible mais qu'il n'est pas prouvé.

La justification de recourir à la stimulation cardiaque dans les syncopes vaso-vagales repose sur la notion de bradycardie souvent associée à ce phénomène. L'action physiologique essentielle du stimulateur dans une syncope et de prévenir la bradycardie. Cependant la syncope vaso-vagale s'accompagne aussi souvent d'une chute de la pression artérielle qui précède la bradycardie.[9,10] Si une hypotension sévère vient de s'installer, la stimulation ne sera d'aucun secours, même si une bradycardie ou une asystolie ont été mises en évidence au moment de la syncope ; On peut rechercher, dans la mémoire du stimulateur, le marqueur d'événement au moment de la syncope si le patient active l'appareil juste après le début des symptômes. Ceci a été obtenu chez plusieurs patients et l'analyse de ces données permet de mieux comprendre quelle était la réponse de l'appareil à ce moment.

L'un des sous-groupes analysés comportait un effet statistiquement significatif suggérant que les patients pour lesquels l'isoprotérénol avait été nécessaire au moment du test d'inclinaison étaient mieux à même de tirer bénéfice de la stimulation que ceux qui n'en avaient pas eu besoin. Il est difficile de trouver une explication biologique plausible à cette constatation peut-être due, en fait, au hasard.

Il faut noter quelques différences entre cette étude VPS I, peu susceptibles cependant d'expliquer les discordances observées. L'étude VPS I n'a inclus que des patients dont la fréquence cardiaque minimale au cours du test d'inclinaison était inférieure à 60/mn, alors que l'essai présenté ne requérait aucune valeur minimale de fréquence. Dans les deux essais, il était demandé un produit fréquence cardiaque pression artérielle inférieur à 6000/mn × mm Hg. Le pourcentage de patients avec bradycardie inférieure à 40/mn, durant le test d'inclinaison était le même dans les deux études. Dans VPS I, 12 (22 %) des 54 patients inclus ont eu une bradycardie inférieure à 40/mn durant le test d'inclinaison, contre 19 (19 %) des 100 patients de VPS II. Ainsi les cas de bradycardie extrême au cours du test d'inclinaison positif étaient-ils semblables dans les deux études et cette petite différence dans le schéma de l'essai ne peut en rien expliquer les résultats observés. De plus, notre étude permettait aux investigateurs d'utiliser leurs propres protocoles pour le test d'inclinaison. Ceci reflète le fait qu'il existe des différences considérables d'un protocole à l'autre. Cette constatation permet de mieux généraliser les résultats observés. Cette étude est unique parmi les essais de stimulateurs et d'appareillages du fait de sa conception en double aveugle qui permet d'écarter le biais lié à la connaissance par les patients et les médecins du traitement effectivement appliqué. Bien que l'on puisse juger non éthique un essai chirurgical contre placebo, ce reproche est ici moins fondé dans la mesure où, chez les patients appareillés, la stimulation pouvait être activée après la fin de leur participation à l'essai.[11]

Si l'on tient compte du risque de complications, du taux de rechute syncopale chez les patients appareillés et du faible niveau de preuve d'un bénéfice de la stimulation, ce traitement ne devrait pas être proposé en première intention dans les syncopes vaso-vagales.

BIBLIOGRAPHIE

1. Benditt DG, Petersen M, Lurie KG, Sutton R. Cardiac pacing for the prevention of recurrent vasovagal syncope. *Ann Intern Med.* 1995; 122 204-209.
2. Fitzpatrick A, Theodorakis G, Ahmed R, Williams T, Sutton R. Dual chamber pacing aborts vasovagal syncope induced by head-up 60° tilt *Pacing Clin Electrophysiol.* 1991; 14: 13-19.
3. Connolly SJ, Sheldon R, Roberts RS, Gent M. The North American Vasovagal Pacemaker Study (VPS). *J Am Coll Cardiol.* 1999; 33: 16-20
4. Sutton R, Brignole M, Menozzi C, et al. Dual chamber pacing in the treatment of neurally mediated tiltpositive cardioinhibitory syncope *Circulation.* 2000; 102: 294-299.
5. Ammirati F, Colvicchi F, Santini M. Permanent cardiac pacing versus medical treatment for the prevention of recurrent vasovagal syncope *Circulation.* 2001; 104: 52-57.
6. Moerman DE, Jonas WB. Deconstructing the placebo effect and finding the meaning response. *Ann Intern Med.* 2002; 136: 471-476.
7. Beecher HK. Surgery as placebo. *JAMA.* 1961; 176: 1102-1107
8. Kaptchuk TJ, Goldman P, Stone DA, Stason WB. Do medical devices have placebo effects? *J Clin Epidemiol.* 2000; 53: 786-792.
9. Morillo CA, Eckberg DL, Ellenbogen KA, et al. Vagal and sympathetic mechanisms in patients with orthostatic vasovagal syncope. *Circulation* 1997; 96: 2509-2513.
10. Mosqueda-Garcia R, Furlan R, Fernandez- Violante R, et al Sympathetic and baroreceptor reflex function in neurally mediated syncope evoked by tilt. *J Clin Invest.* 1997; 99: 2736-2744.
11. Horng S, Miller FG. Is placebo surgery ethical? *N Engl J Med.* 2002 347: 137-139.2002.288: 710-714.

LA STIMULATION CARDIAQUE DANS LA PREVENTION DES SYNCOPES CHEZ LES PATIENTS AVEC SYNCOPE VASO-VAGALE RECIDIVANTE SEVERE

Deuxième Vasovagal Pacemaker Study (VPS II)
Essai randomisé

Question 1 :
Caractérisez la population des patients à laquelle s'appliquent les résultats ?

Propositions de réponse :
Sujets âgés de plus de 19 ans, ayant au moins 6 épisodes de syncopes vaso-vagales ou 3 dans les deux ans, avec un test d'inclinaison positif.
Absence d'une autre cause de syncope, de valvulopathie, maladie coronaire, atteinte myocardique importante, anomalie électrocardiographique ou de pathologie sévère non cardio-vasculaire.

Question 2 :
Qu'est ce qui permet de dire que la randomisation a été bien faite ?

Propositions de réponse :
Randomisation décrite en détail.
Randomisation centralisée.
Personne responsable de la randomisation ne participant pas au recrutement.
Taille des blocs variable non connue des centres (cette technique de randomisation permet d'éviter que les médecins des centres puissent deviner le groupe d'affectation du prochain patient).

Question 3 :
Dans cette étude, les auteurs ont choisi comme traitement de comparaison l'implantation d'un stimulateur non actif.
Quels sont les avantages et les inconvénients potentiels, scientifiques et éthiques, de ce choix ?
Qu'est ce qui indique que les avantages ont été jugés supérieurs aux inconvénients ?

Propositions de réponse :
Avantages : ce choix permet le double aveugle qui permet d'éviter un biais, évoqué par les auteurs, lié à l'effet placebo de l'implantation chirurgicale du stimulateur.

Inconvénients : le placebo est un acte invasif qui fait courir des risques aux sujets témoins, ce qui est confirmé a posteriori (tableau : 2 complications dans le groupe placebo).

Eléments de discussion : acceptation par les comités d'éthique de chaque centre participant et consentement éclairé des patients.

LA STIMULATION CARDIAQUE DANS LA PREVENTION DES SYNCOPES CHEZ LES PATIENTS AVEC SYNCOPE VASO-VAGALE RECIDIVANTE SEVERE

Deuxième Vasovagal Pacemaker Study (VPS II)
Essai randomisé

Question 4 :
Dans la figure 1, qu'est ce qui aide à juger la validité de l'étude et des conclusions des auteurs ?

Propositions de réponse :
Eléments en faveur de la validité de l'étude (validité interne) :
1) Présence de la figure décrivant complètement la population d'étude
2) Absence de perdus de vue
3) Respect de l'intention de traiter (maintien dans l'analyse des 5 patients pour lesquels le protocole thérapeutique n'a pas été respecté).

Un élément affectant les conclusions (validité externe) : pourcentage élevé de refus de participation (30 refus du patient et 5 préférences du médecin).

Question 5 :
Quel est l'intérêt de présenter les caractéristiques des patients à l'état basal (tableau 1) séparément pour le groupe détection seule et le groupe stimulation ?

Propositions de réponse :
Le tableau 1 permet de s'assurer que la randomisation aboutit à une comparabilité acceptable entre les deux groupes. Cette comparabilité est importante pour garantir que les résultats d'efficacité ne sont pas biaisés. On constate ainsi environ deux fois plus d'hommes dans le groupe ODO que dans le groupe DDD, 10 % de moins de syncope au cours du test dans le groupe ODO que dans le groupe DDD, cinq fois plus d'accidents de circulation dans le groupe ODO.

Question 6 :
Dans la discussion, les auteurs écrivent « l'un des sous-groupes analysés comportait un effet statistiquement significatif suggérant que les patients pour lesquels l'isoprotérénol avait été nécessaire au moment du test d'inclinaison étaient mieux à même de tirer bénéfice de la stimulation que ceux qui n'en avaient pas eu besoin. Il est difficile de trouver une explication biologique plausible à cette constatation peut-être due, en fait, au hasard ». Commentez cette apparente contradiction.

Propositions de réponse :
Plus on multiplie les analyses en sous groupe, plus on augmente le risque de trouver une différence statistiquement significative. L'absence d'explication biologique plausible doit mettre en doute la réalité de cette différence.

LA STIMULATION CARDIAQUE DANS LA PREVENTION DES SYNCOPES CHEZ LES PATIENTS AVEC SYNCOPE VASO-VAGALE RECIDIVANTE SEVERE

Deuxième Vasovagal Pacemaker Study (VPS II)
Essai randomisé

Faire un résumé en 250 mots maximum comportant le plan suivant : situation du sujet, objectif, méthodes, résultats, conclusion.

- Situation du sujet : La stimulation cardiaque pour traiter les syncopes vaso-vagales récidivantes a été évalué dans trois essais contrôlés mais à faible effectif et sans aveugle

- Objectif : Déterminer si la stimulation cardiaque diminue le risque de rechutes chez des patients présentant des syncopes vaso-vagales.

- Méthodes : L'essai était randomisé en double aveugle multicentrique chez des patients avec antécédent de syncopes vaso-vagales récidivantes. Après implantation d'un stimulateur cardiaque double chambre, 100 patients étaient randomisés en deux groupes, l'un avec réponse à la bradycardie soudaine, l'autre en mode détection sans stimulation.
Le critère principal de jugement était la survenue d'une syncope ; les patients étant suivis 6 mois ou jusqu'à la première syncope.

- Résultats : 16 patients parmi les 48 dans le groupe stimulé ont eu une syncope et 22 sur 52 dans le groupe témoin ; aucun n'a été perdu de vue. La réduction relative du risque pour le délai de rechute de syncope était de 30 % (IC 95 % - 33 % à + 63 %).
On a observé 10 complications (dont une tamponnade péricardique) dans le groupe stimulation et 9 complications (dont une infection grave) dans le groupe témoin.

- Conclusion : La stimulation cardiaque ne réduit pas le risque de récidive de syncope vaso-vagale et ne devrait donc pas être proposée en première intention dans les syncopes vaso-vagales récidivantes.

Notes

ARTICLE 2

Premier épisode de démyélinisation du système nerveux central et vaccination contre l'hépatite B

Étude cas-témoins pilote

INTRODUCTION

Les maladies démyélinisantes du système nerveux central (SNC) telles que l'encéphalomyélite allergique aiguë disséminée ou la sclérose en plaques (SEP) sont généralement considérées comme des maladies auto-immunes, mais leur cause est encore inconnue (Kesserling *et al.*, 1990 ; Liblau et Fontaine, 1998). Le rôle des vaccins dans le déclenchement de ces maladies est débattu depuis longtemps (Bamford *et al.*, 1978 ; Andersen *et al.*, 1981 ; Fenichel, 1982 ; Riikonen, 1989 ; Svenningsson *et al.*, 1990 ; Hopkins *et al.*, 1991). Ce débat a conduit certains neurologues à recommander d'éviter les vaccinations chez les patients atteints de SEP (Miller *et al.*, 1967). Cependant, ce point de vue est discuté (Myers *et al.*, 1976 ; Quast *et al.*, 1991 ; Miller *et al.*, 1997). Devant l'ampleur mondiale des problèmes de santé engendrés par le virus de l'hépatite B (HB) et l'échec des premières stratégies de vaccination contre l'HB visant seulement les groupes à risque, différentes instances ont révisé les politiques de prévention de l'HB (Immunization Practices Advisory Committee, 1991). En 1992, l'OMS a ainsi recommandé d'incorporer la vaccination contre l'HB dans les calendriers vaccinaux des nourrissons et/ou des adolescents (Halsey, 1993 ; Iwarson, 1993 ; Kane, 1995). En 1994, les autorités sanitaires françaises ont lancé une campagne de vaccination universelle des nourrissons accompagnée d'une campagne de rattrapage chez l'adolescent. Cependant, de nombreux adultes ont également été vaccinés. Plusieurs cas d'épisodes de démyélinisation du SNC, révélateurs ou non d'une SEP, survenus après une vaccination contre l'HB ont été rapportés en France (Kaplanski *et al.*, 1995 ; Gout *et al.*, 1997) et dans d'autres pays (Herroelen *et al.*, 1991 ; Nadler, 1993 ; Anonymous, 1997). Ces observations peuvent correspondre à des coïncidences ou à de réelles complications de la vaccination contre l'HB. Afin d'examiner la relation entre la vaccination contre l'HB et la survenue d'un premier épisode de démyélinisation du SNC, nous avons réalisé une étude cas-témoins au sein de la Fédération de Neurologie de l'Hôpital X.

MATÉRIEL ET MÉTHODES

Définition et identification des cas

Les cas de premier épisode de démyélinisation du SNC ont été identifiés de manière rétrospective par un examen minutieux de tous les dossiers des patients ayant été hospitalisés ou ayant consulté pour la première fois entre le 1 er janvier 1994 et le 31 décembre 1995 à la Fédération de Neurologie (Hôpital X). Le choix de cette période était doublement justifié :

a. avant 1996, la population française n'était pas encore informée de l'existence d'une éventuelle association entre la vaccination contre l'HB et la survenue d'une maladie démyélinisante du SNC, ce qui permettait d'éviter les biais potentiels dus à une liaison entre la vaccination et la consultation ou l'hospitalisation, et/ou à une liaison entre la vaccination et le diagnostic d'épisode de démyélinisation du SNC ;

b. les grandes campagnes de vaccination contre l'HB ont été lancées au début de l'année 1994, ce qui permettait d'avoir une fréquence d'exposition suffisamment élevée.

Les sujets qui avaient eu un premier épisode de démyélinisation du SNC dans les six mois précédant la date de consultation ou d'hospitalisation, soit entre le 1er juillet 1993 et le 31 décembre 1995, ont été inclus dans l'étude. Un premier épisode de démyélinisation du SNC était défini ainsi :

1. Symptômes neurologiques ayant nécessité une consultation auprès d'un médecin, témoignant d'une atteinte du SNC et compatibles avec une atteinte de la substance blanche.
2. De durée supérieure ou égale à 24 heures.

1

3. Éventuellement associés à des anomalies sur les différents examens complémentaires (imagerie par résonance magnétique cérébrale ou médullaire, examen du liquide céphalo-rachidien, explorations électrophysiologiques).
4. Sans autre explication. Les critères cliniques correspondent à ceux habituellement utilisés pour définir une poussée de sclérose en plaques. La date index du cas a été définie comme la date de début de l'épisode de démyélinisation du SNC.

Définition et identification des témoins

Les témoins ont été identifiés de la même manière que les cas par un examen de tous les dossiers des patients ayant consulté ou ayant été hospitalisés entre le 1 er janvier et le 31 décembre 1995 à la Fédération de Neurologie. Un témoin apparié sur l'âge (± 5 ans), le sexe et la date de consultation ou d'hospitalisation (± 6 mois) a été attribué à chaque cas. Les pathologies retenues pour les témoins ne devaient pas être liées aux vaccinations, ni constituer une contre indication aux vaccinations. La date index du témoin était égale à la date index du cas auquel il était apparié.

Collection des informations

Chaque sujet a reçu un courrier expliquant que le but de l'étude était de déterminer si les vaccinations pouvaient influencer l'évolution de certaines maladies neurologiques. Un auto-questionnaire standardisé portant sur les vaccinations effectuées entre le 1 er janvier 1993 et le 31 décembre 1995 était joint à ce courrier. Les vaccinations recherchées étaient les suivantes : hépatite A, hépatite B, tétanos, poliomyélite, diphtérie, typhoïde, fièvre jaune, méningocoque, grippe et BCG. Le questionnaire permettait également de recueillir des renseignements sur le lieu de naissance, l'habitat, le niveau d'études, le statut marital, le nombre d'enfants et les antécédents familiaux de maladie neurologique. Cet auto-questionnaire est disponible auprès des auteurs. Les sujets étaient également invités à envoyer une photocopie de leur certificat de vaccination. Les sujets qui n'avaient pas renvoyé le questionnaire étaient relancés par téléphone quelques semaines plus tard. Un an plus tard, les sujets qui n'avaient pas envoyé de photocopie de leur certificat de vaccination ont été interrogés par téléphone pour vérifier la reproductibilité de leurs réponses.

Définition de l'exposition

Deux périodes précédant la date index ont été examinées: 0-60 jours et 61-180 jours. La période 0-60 jours correspond à un délai compatible avec une réponse immunologique aiguë. L'exposition au vaccin contre l'HB au sein de chaque période a été définie comme toute injection d'une ou plusieurs doses de vaccin contre l'HB au cours de la période. L'exposition aux autres vaccins a été définie au sein de chaque période de la même manière : toute injection d'une ou plusieurs doses d'un vaccin quelconque, autre que celui contre l'HB.

Analyse statistique

Une analyse appariée a été réalisée. La description de l'échantillon a été effectuée par des méthodes classiques d'analyse univariée. Les risques relatifs de survenue d'un premier épisode de démyélinisation du SNC associés aux vaccinations ont été estimés par des calculs d'odds ratio (OR) obtenus par régression logistique conditionnelle. Un ajustement a été effectué sur les facteurs de confusion retenus à partir de l'analyse univariée. Afin de mesurer l'effet propre de l'exposition dans chacune des deux périodes de temps (0-60 jours et 61-180 jours), un ajustement sur la période a été effectué. En effet, chaque sujet a pu être exposé dans chacune des deux périodes. Tous les tests ont été réalisés de façon bilatérale et avec un risque de première espèce fixé à 5 p. 100. Le logiciel SAS (version 6.11) et le logiciel Epi-info (version 6.0) ont été utilisés pour les analyses.

RÉSULTATS

Au total, 160 cas et 160 témoins ont été inclus dans l'étude. L'information concernant les vaccinations a été obtenue pour 132 cas (82,5 p. 100) et 123 témoins (77 p. 100). Il n'y avait pas de différence significative entre les non-répondants et les répondants en ce qui concerne l'âge (30,5 ± 8,6 ans vs 32,6 ± 9,2 ans, p = 0,11) ou le sexe (67,7 p. 100 *vs* 76 p. 100 de femmes, p = 0,17). Les causes de non-réponses étaient les suivantes : déménagement (10 cas et 16 témoins), refus (3 témoins) et impossibilité de contacter le sujet (18 cas et 18 témoins). Les pathologies des 123 témoins se répartissaient de la façon suivante : migraine (84), autres céphalées en dehors de la névralgie du trijumeau (17), rachialgie (5), radiculalgie (12), tremblement essentiel (3), syncope vaso-vagale (1), paralysie du grand dentelé (1). Parmi les répondants, 11 cas n'avaient pas de témoins appariés (9 hommes et 2 femmes, 32,5 ans d'âge moyen) et 2 témoins n'avaient pas de cas appariés (2 femmes, 52 ans d'âge moyen). Ces sujets ont tous été exclus. L'analyse a finalement porté sur 121 cas et 121 témoins appariés.

L'information concernant les vaccinations a été confirmée chez 179 sujets (74 p. 100) des 242 sujets inclus dans l'analyse. Quarante-deux avaient envoyé leur certificat de vaccination et 137 ont été interrogés par téléphone un an plus tard. Parmi ces 137 sujets, deux ne donnèrent pas les mêmes réponses qu'un an auparavant, mais les renseignements donnés la deuxième fois étaient issus d'un certificat de vaccination. L'exclusion de ces deux sujets ne changeait pas les résultats. Parmi les 63 sujets (35 cas et 28 témoins) qui n'ont pu être contactés par téléphone un an plus tard, 31 (49 p. 100) avaient rapporté n'avoir reçu aucune vaccination pendant la période janvier 1993-décembre 1995 et 32 (51 p. 100) avaient rapporté avoir reçu au moins une vaccination au cours de cette période.

Les cas et les témoins ne différaient pas en ce qui concerne l'âge, le statut marital, le nombre d'enfants, le niveau d'études et le lieu de naissance. La proportion de professionnels de santé était semblable dans les deux groupes. Par contre les témoins vivaient plus souvent que les cas en milieu urbain *tableau I*.

Sur l'ensemble de la période des 180 jours précédant la date index, 17,4 p. 100 des cas contre 10,7 p. 100 des témoins ont rapporté avoir reçu au moins une vaccination quelconque (÷ 2 pour séries appariées = 1,92, p = 0,17). Ces proportions étaient respectivement égales à 12,4 p. 100 et 7,4 p. 100 (÷ 2 pour séries appariées = 1,60, p = 0,21) pour le vaccin contre l'HB *tableau I*.

L'analyse par régression logistique conditionnelle a montré une association non significative entre la survenue d'un premier épisode de démyélinisation du SNC et une vaccination quelconque effectuée dans la période 0-60 jours (OR = 1,4 ; IC 95 p. 100 : 0,5 ; 4,3) et pour une vaccination quelconque effectuée dans la période 61-180 jours (OR = 2,1 ; IC 95 p. 100 : 0,7 ; 6,0). Ces résultats sont ajustés sur l'âge, le statut marital, le pays de naissance et l'habitat. Pour le vaccin contre l'HB, ces OR étaient respectivement égaux à 1,7 (0,5 ; 6,3) et 1,5 (0,5 ; 5,3) *tableau II*.

DISCUSSION

Dans cette étude, nous n'avons pas mis en évidence d'association significative entre la survenue d'un premier épisode de démyélinisation du SNC et une vaccination contre l'HB ou une vaccination contre l'hépatite A, le tétanos, le poliomyélite, la diphtérie, la typhoïde, la fièvre jaune, le méningocoque, la grippe ou par le BCG, effectuée dans les semaines ou mois qui précèdent. Cependant, les OR obtenus par régression logistique conditionnelle multivariée étaient tous supérieurs à 1 et il n'est donc pas possible d'exclure avec certitude une telle association. En effet, la puissance statistique de notre étude était très faible. La probabilité de détecter un risque relatif de 2 était égale à 35 p. 100 seulement.

Les biais de sélection doivent être discutés avec attention dans les études cas-témoins. Les consultations ou hospitalisations des cas n'étaient pas liées à la connaissance d'une récente vaccination contre l'HB, puisque les effets secondaires possibles de la vaccination contre l'HB n'avaient pas encore été révélés au public. La décision d'inclure un cas était également indépendante de la vaccination contre l'HB puisque les renseignements concernant les vaccinations ne sont qu'exceptionnellement notés dans le dossier médical. Les caractéristiques générales des cas et des témoins étaient comparables, à l'exception du fait que les cas vivaient plus souvent en milieu rural que les témoins. Ce biais entraîne une sous-estimation de la relation car les sujets qui habitent en milieu rural sont moins souvent vaccinés contre l'HB.

L'incidence annuelle de la vaccination contre l'HB chez les témoins de notre étude était de 15 p. 100, taux très proche de celui de la population générale, au cours de la même période, et pour les mêmes tranches d'âge (Guérin *et al.*, 1996). Des témoins de population générale auraient présenté l'avantage théorique d'être plus proches d'une population de référence idéale. Cependant, chez ce type de témoins, le taux de réponse est souvent médiocre en raison d'une moindre motivation ou d'une impossibilité de contacter certains sujets. Des biais de sélection liés aux non-répondants sont donc également possibles.

Des biais de mémoire sont possibles. Les cas ont pu rechercher de façon plus active que les témoins leurs antécédents de vaccination, voire raccourcir le délai entre la vaccination et le début de la maladie. Cependant, l'information concernant les vaccinations a pu être confirmée chez plus de 70 p. 100 des sujets un an plus tard.

L'influence de l'ensemble de ces biais est impossible à déterminer. Ils ont pu entraîner aussi bien une sur-estimation qu'une sous-estimation de la relation.

Notre étude confirme que les sujets ayant un antécédent de SEP dans la famille ont un risque plus élevé de développer un épisode de démyélinisation du SNC. La proportion de cas ayant un antécédent familial de SEP (7 p. 100) était similaire à celle qui est rapportée dans la littérature (Compston, 1997). Aucun de ces patients n'avait reçu de vaccination au cours de la période étudiée.

En conclusion, nos résultats n'apportent pas d'arguments en faveur d'une association entre la vaccination contre l'HB et la survenue d'un premier épisode de démyélinisation du SNC. Néanmoins, la faible puissance statistique de notre étude ne permet pas d'exclure définitivement cette hypothèse. Des études plus importantes sont nécessaires afin d'évaluer cet important problème de santé publique.

Table I. *Description de l'échantillon.*

	Cas (n = 121)	Témoins (n = 121)	P
Âge moyen (DS)	32,5 (8,9)	32,7 (9,4)	0,86
Sexe			
Femmes/hommes	92/29	92/29	
Statut marital			
Seul/en couple	43/77*	53/68	0,21
Nombre d'enfants			
0	55	62	0,72
1-2	49	45	
>= 3	16	14	
Pays de naissance			
Étranger/France	11/110	17/104	0,23
Habitat			
Urbain/rural	97/24	117/4	0,001
Niveau d'études			
Primaire	5	7	0,35
Secondaire	20	28	
Supérieur	94	85	
Inconnu	2	1	
Profession de santé	10	6	0,30
Antécédent familial de SEP	8	0	< 0,01$
Nombre de sujets exposés dans les 180 jours			
Tous les vaccins**	21	13	0,17$$
Vaccin HB seulement***	15	9	0,21$$
Autres vaccins	11	6	0,23$$

$: Test exact de Fisher ; $$: Chi-2 pour séries appariées.
* Manquant pour un sujet.
** Au moins une injection de n'importe quel vaccin (HB inclus).
*** Au moins une injection de vaccin contre l'HB.

Table II. *Relation entre la vaccination contre l'hépatite B et la survenue d'un premier episode de démyélinisation du SNC.*

Période	Nombre de sujets vaccinés	OR non ajusté	OR ajusté*
(jours)	cas/témoins	(IC 95 p. 100)	(IC 95 p. 100)
61-180	10/7	1,6 (0,5 ; 4,8)	1,5 (0,5 ; 5,3)
0-60	6/4	1,5 (0,4 ; 5,3)	1,7 (0,5 ; 6,3)

* Ajustement sur âge, statut marital, pays de naissance, habitat, autres vaccinations et période.
OR = odds ratio

REFERENCE(S)

• Andersen E, Isager H, Hyllested K (1981). Risk factors in multiple sclerosis: tuberculin reactivity, age at measles infection, tonsillectomy and appendectomy. *Acta Neurol Scand, 63 :* 131-135.
• Anonymous (1997). Expanded programme on immunization (EPI). Lack of evidence that hepatitis B vaccine causes multiple sclerosis. *Wkly Epidemiol Rec, 72:* 149-152.
• Bamford CR, Sibley WA, Laguna JF (1978). Swine influenza vaccination in patients with multiple

sclerosis. *Arch Neurol, 35:* 242-243.
• Compston A (1997). Genetic epidemiolgy of multiple sclerosis. *J Neurol Neurosurg Psychiatry, 62:* 553-561.
• Fenichel GM (1982). Neurological complications of immunization. *Ann Neurol*, 12: 119-128.
• Gout O, Théodorou I, Liblau RS, Lyon-Caen O (1997). Central nervous system demyelination after recombinant hepatitis B vaccination : report of 25 cases. *Neurology, 48:* A424.
• Guérin N, Nicolas L, Aufère A (1996). Impact des recommandations sur la couverture vaccinale contre l'hépatite B. *BEH, 27 :* 11-12.
• Halsey NA (1993). Discussion of immunization practices Advisory Committee American Academy of Pediatrics Recommendations for universal infant hepatitis B vaccination. *Pediatr Infect Dis J, 13:* 339-340.
• Herroelen L, de Keyser J, Ebinger G (1991). Central nervous system demyelination after immunization with recombinant hepatitis B vaccine. *Lancet, 338:* 1174-1175.
• Hopkins RS, Indian RW, Pinnow E, Conomy J (1991). Multiple sclerosis in Galion, Ohio: prevalence and results of a case-control study. *Neuroepidemiology, 10:* 192-199.
• Immunization Practices Advisory Committee (1991). Hepatitis B virus : a comprehensive strategy for eliminating transmission in the United States through childhood vaccination: Recommendations of the Immunization Practices Advisory Committee (ACIP). *Morb Mortal Wkly Rep, 40 (RR-13):* 1-25.
• Iwarson S (1993). Strategies for immunization against hepatitis B in western Europe. *Vaccine, 11:* S18-S20.
• Kane M (1995). Global programme for control of hepatitis B infection. *Vaccine, 13:* S47-S49.
• Kaplanski G, Retornaz F, Durand JM, Soubeyrand J (1995). Central nervous system demyelination after vaccination against hepatitis B and HLA haplotype. *J Neurol Neurosurg Psychiatry, 58:* 758-759.
• Kesselring J, Miller DH, Robb SA, Kendall BE, Moseley IF, Kingsley D, George EP, Du Boulay H, McDonald WI (1990). Acute disseminated encephalomyelitis. *Brain, 113:* 291-302.
• Liblau RS, Fontaine B (1998). Recent advance in immunology in multiple sclerosis. *Curr Opinion in Neurol, 11 (4):* 293-298.
• Miller AE, Morgante LA, Buchwald LY, Nutile SM, Coyle PK, Krupp LB, Doscher CA, Lublin FD, Knobler RL, Trantas F, Kelley L, Smith CR, La Rocca N, Lopez S (1997). A multicenter, randomized, double-blind, placebo-controlled trial of influenza immunization in multiple sclerosis. *Neurology, 48:* 312-314.
• Miller H, Cendrowski W, Schapira K (1967). Multiple sclerosis and vaccination. *Br Med J, ii:* 210-213.
• Myers LW, Ellison GW, Lucia M, Novom S (1976). Swine-influenza vaccination in multiple sclerosis [letter]. *N Engl J Med, 295:* 1204.
• Nadler JP (1993). Multiple sclerosis and hepatitis B vaccination. *Clin Infect Dis, 17:* 928-929.
• Quast U, Herder C, Zwisler O (1991). Vaccination of patients with encephalomelitis disseminata. *Vaccine, 9:* 228-230.
• Riikonen R (1989). The role of infection and vaccination in the genesis of optic neuritis and multiple sclerosis in children. *Acta Neurol Scand, 80:* 425-431.
• Svenningsson A, Runmarker B, Lycke J, Andersen O (1990). Incidence of MS during two fifteen-year periods in the Gothenburg region of Sweden. *Acta Neurol Scand, 82:* 16-168.

PREMIER EPISODE DE DEMYELINISATION
DU SYSTEME NERVEUX CENTRAL ET VACCINATION CONTRE L'HEPATITE B

Etude cas-témoins pilote

Question 1 :
Quels sont les objectifs de cette étude énoncés par les auteurs ?

Propositions de réponse :
Examiner la relation entre la vaccination contre l'Hépatite B et la survenue d'un premier épisode de démyélinisation du système nerveux central.

Question 2 :
Quelles sont les caractéristiques de l'étude ? Argumenter le choix de ce schéma.

Propositions de réponse :
A – Etude analytique (comparative, étiologique) rétrospective observationnelle monocentrique cas-témoin.

B – La maladie est rare (ce qui rend difficile une étude exposé-non exposé ou un essai clinique).

Question 3 :
Quels sont les points forts et les éventuelles faiblesses de la définition des cas ?

Propositions de réponse :
Points forts : choix de la période d'étude (la réflexion sur la date d'introduction des grandes campagnes de vaccination et la liaison éventuelle avec la consultation).

Points faibles :
Les critères diagnostiques sont basés sur des symptômes non spécifiques de la maladie qui ne sont pas décrits et des anomalies sur les examens complémentaires non définies. Les examens complémentaires ne sont pas systématiques. Aucune référence (bibliographique) n'est donnée.

Question 4 :
Commenter le choix du groupe témoins.

Propositions de réponse :
Les témoins sont recrutés à la même consultation que les cas et présentent donc des maladies (pathologies) neurologiques. Ils ne sont donc pas représentatifs de la population n'ayant pas de démyélinisation. La liste des maladies non liées à la vaccination ou représentant une contre indication à la vaccination n'est pas donnée.
Les témoins ont été appariés sur l'âge, le sexe et la date de consultation.

PREMIER EPISODE DE DEMYELINISATION DU SYSTEME NERVEUX CENTRAL ET VACCINATION CONTRE L'HEPATITE B

Etude cas-témoins pilote

Question 5 :
Que pensez-vous de la qualité de recueil d'information sur le facteur d'exposition ?

Propositions de réponse :
Malgré les efforts des auteurs pour apprécier la réalité d'une vaccination : copie des certificats de vaccination, relance par téléphone et contrôle de la reproductibilité de l'interrogatoire à un an ; un document objectif n'est obtenu que pour 42 sujets. Pour le reste ce sont des données déclaratives dont la reproductibilité n'a pu être vérifiée que pour 137 sujets.
Les « cas » auraient pu rechercher de façon plus active leurs antécédents de vaccination ; il peut y avoir un biais de mémoire (comme le disent les auteurs dans le 4ème paragraphe de la discussion).

Question 6 :
A partir du tableau 1 commentez la comparabilité des cas et des témoins.

Propositions de réponse :
Les critères d'appariement ont été respectés. Le troisième critère d'appariement (la date de consultation ou d'hospitalisation) n'est pas comparé.
Les témoins vivaient plus souvent en habitat urbain. L'exposition est moins importante dans la population d'où sont issus les cas (comme le disent les auteurs dans le 2ème paragraphe de la discussion).
Les antécédents familiaux de SEP ne sont observés que chez des « cas ». Cette différence n'est pas prise en compte dans l'évaluation de la relation entre vaccination et démyélinisation.

Question 7 :
Commentez les significations statistiques et cliniques du résultat principal de l'étude.

Propositions de réponse :
L'étude ne met pas en évidence de relation significative entre vaccination anti hépatite B et démyélinisation du SNC.
Cette étude observationnelle, avec ces biais et la méthodologie utilisée ne permet pas de donner de conclusion clinique.

PREMIER EPISODE DE DEMYELINISATION
DU SYSTEME NERVEUX CENTRAL ET VACCINATION CONTRE L'HEPATITE B

Etude cas-témoins pilote

Rédiger un résumé en moins de 250 mots, avec le plan suivant : objectif, méthodes, résultats, discussion.

Objectif : Examiner la relation entre la vaccination contre l'Hépatite B (HB) et la survenue d'un premier épisode de démyélinisation du système nerveux central.

- Méthodes : Il s'agissait d'une étude rétrospective cas témoins. 121 cas ayant eu un premier épisode de démyélinisation du SNC, entre le 01/07/93 et le 31/12/95 ont été comparés à 121 témoins appariés sur l'âge, le sexe, la date de consultation hospitalière. La recherche a été faite par questionnaire adressé par la poste, avec relance téléphonique, sur les des vaccinations dont l'hépatite B, reçues dans les 180 jours précédant l'apparition de l'atteinte neurologique.

- Résultats :
Dans les délais d'observation, 12,4 % des cas ont rapporté une vaccination contre l'HB versus, 7,4 % chez les témoins, p = 0,21. La survenue d'un épisode de démyélinisation du SNC chez les sujets ayant reçu la vaccination contre l'hépatite B, pour la période de 0-60 a concerné 6 cas vs 4 témoins (OR (rapport de cotes) ajusté 1,7 IC95% (0,5-6,3) et pour la période 61-180 jours a concerné 10 cas vs 7 témoins (OR ajusté 1,5 IC95% (0,5-5,3).

- Conclusion : L'étude n'a pas mis en évidence de relation significative entre vaccination anti hépatite B et démyélinisation du SNC. Néanmoins la faible puissance statistique de cette étude ne permet pas d'exclure définitivement cette relation.

Notes

ARTICLE 3 : LCA ECN 2009

ETUDE PROSPECTIVE SUR 10 ANS DE LA DIMINUTION DE L'AUDITION CHEZ LES ENFANTS AYANT UNE INFECTION CONGENITALE A CYTOMEGALOVIRUS

L'infection congénitale à cytomégalovirus (cCMV) est la plus commune des infections virales fœtales, avec une prévalence à la naissance d'approximativement 0,64%. La cCMV est la principale cause non génétique de la Perte Auditive Neuro-Sensorielle (PANS). La majorité de ces enfants (approximativement 90%) ne montre aucun signe d'infection congénitale ; cependant, les enfants ayant une infection asymptomatique à CMV peuvent développer ultérieurement des déficits neurologiques, des troubles du comportement et une perte d'audition. Approximativement, 10% des enfants infectés naissent avec des signes cliniques d'infection cCMV. Des déficits neurologiques sévères sont couramment observés dans ce groupe d'enfants. La PANS est une conséquence fréquente des infections cCMV symptomatiques et asymptomatiques. Peu d'études prospectives ont étudié l'incidence de cette perte d'audition. Bien que le diagnostic clinique d'infection symptomatique soit généralement fait, il n'en demeure pas moins, en l'absence d'évaluation de tous les enfants à la naissance (recherche virale néonatale), que la véritable incidence de la PANS causée par une infection asymptomatique reste inconnue.
Dans cette étude, nous avons recherché l'incidence et les caractéristiques de la perte d'audition chez 74 enfants avec infection cCMV. Nous avons également évalué la signification d'une primo-infection à CMV et d'une infection récidivante durant la grossesse dans le développement de la perte d'audition.

METHODE

Le protocole a été approuvé par le Comité d'éthique médicale de l'hôpital universitaire Ziekenhuis de Bruxelles.

Patients :
Entre juin 1996 et novembre 2006, l'hôpital universitaire Ziekenhuis de Bruxelles a mis en place un programme de dépistage des infections congénitales. Ce programme dont les modalités ont été décrites précédemment a consisté en une recherche sérologique chez les femmes enceintes, associée à des cultures urinaires pour le CMV chez tous les enfants nés vivants. Durant cette période, 14.021 enfants non sélectionnés ont eu une recherche d'infection cCMV ; cela a concerné à peu près 80% des enfants nés pendant cette période.
Tous les enfants infectés à la naissance ont été examinés par un néonatologiste qui a noté les signes pouvant correspondre à une infection symptomatique (hépatosplénomégalie, pétéchies, ictère, microcéphalie).

Virologie :
Les échantillons urinaires ont été recueillis chez tous les enfants dans les 7 premiers jours de vie. Le diagnostic d'infection cCMV a été établi à partir de l'isolement du CMV dans ces échantillons.

Type d'infection maternelle CMV :
Pour chaque enfant infecté à la naissance, le type d'infection maternelle à CMV a été déterminé par la sérologie maternelle. L'infection maternelle a été considérée comme primaire quand la séroconversion maternelle pour les IgG anti-CMV est survenue durant la grossesse ou quand la sérologie initiale CMV était hautement suggestive d'une infection récente à CMV (présence d'un taux élevé d'IgM et d'un taux faible d'IgG dans le premier échantillon sérique, avec augmentation ultérieure des IgG et diminution des IgM). L'infection maternelle a été considérée comme récidivante quand un enfant infecté est né d'une mère ayant une immunité déjà présente avant la grossesse ou quand le profil sérologique de la mère dans le premier trimestre de la grossesse a montré des anticorps IgG à taux élevé ou quand les IgG sans anticorps IgM étaient présents dans les 6 premières semaines de la grossesse sans évolution du profil sérologique dans les échantillons ultérieurs. La séroprévalence maternelle était de 58,9% dans notre population.
L'infection maternelle a été classée comme indéterminée dans les cas où ni une infection primaire ni une infection récidivante n'a pu être identifiée en utilisant les critères précédents. Ces femmes ont été considérées comme possiblement infectées par le CMV durant la grossesse. Cette infection pouvait être soit primaire soit secondaire.

Evaluation audiologique :
Les enfants ayant une infection cCMV ont eu une évaluation audiologique durant le premier mois de vie, à l'âge de 6 mois, à l'âge de 1 an et ensuite chaque année. Des tests additionnels ont été réalisés si nécessaire.
Il a été noté la présence de facteurs de risque additionnels pour la PANS, incluant la prématurité (âge gestationnel < 37 semaines), un petit poids de naissance, une ventilation mécanique pendant au moins 10 jours, un traitement par

antibiotiques intraveineux, une méningite bactérienne, une malformation cranio-faciale, des antécédents familiaux de modification de l'audition. Un examen otoscopique et une tympanométrie ont été réalisés pour exclure les anomalies de l'oreille moyenne. Durant les 4 premières années de vie, la fonction audiologique a été évaluée par la méthode ABR (Auditory Brainstem Response).

Classification des pertes d'audition :
L'audition normale a été définie comme la capacité d'entendre des sons compris entre 0 et 20 dBHL (dB Hearing Loss) ; les pertes d'audition faibles étaient définies comme la capacité de percevoir des sons à partir d'un niveau compris entre 21 et 30 dBHL, les pertes d'audition modérées entre 31 et 60 dBHL, les pertes d'audition sévères entre 61 et 90 dBHL. La perte d'audition était considérée comme profonde au-delà de 91 dBHL. Chez les patients ayant une PANS bilatérale, nous avons utilisé les résultats de la meilleure oreille pour classer la perte d'audition.

Une perte progressive d'audition était définie pour un seuil de diminution du niveau d'audition $\geq$ 10 dBHL entre 2 examens. Une perte d'audition fluctuante était définie comme une diminution suivie par une amélioration d'au moins 10 dBHL entre 2 examens. Une perte d'audition a été définie comme de survenue tardive quand l'audition était initialement normale et diminuée ultérieurement. Des combinaisons des différents types de pertes d'audition ont été observées.

Analyses statistiques :
Les différences de prévalence de la PANS suivant les types d'infections maternelles ont été analysées utilisant le test exact de Fisher.

RESULTATS

Parmi les 14.021 enfants nés et explorés à l'hôpital Universitaire Ziekenhuis de Bruxelles entre juin 1996 et novembre 2006, une infection cCMV a été diagnostiquée chez 74 d'entre eux (0,53%) (33 garçons et 41 filles). Quatre de ces enfants (5,4%) avaient une infection symptomatique et 70 (94,6%) une infection asymptomatique. Treize enfants ont été perdus de vue, un enfant ayant une infection cCMV symptomatique est décédé avant qu'un test d'audition ait pu être réalisé. Les tests d'audition ont été conduits chez les 60 enfants infectés à la naissance restants (3 symptomatiques, 57 asymptomatiques). L'âge médian à la fin du suivi de l'étude était de 33 mois. Aucun des enfants n'a reçu un traitement antiviral.

Type de l'infection CMV maternelle :
Des 60 enfants suivis, 26 sont nés après une primo-infection maternelle, 14 sont nés après une infection maternelle récidivante. Chez 20 enfants, le type d'infection maternelle n'a pas pu être déterminé.

Perte d'audition :
Parmi les 60 enfants, 13 (22%) étaient atteints d'une PANS allant de légère à profonde. Des PANS unilatérales et bilatérales ont été observées (tableau I). Une PANS unilatérale est survenue chez 5 enfants (8,3%). La perte d'audition était modérée dans 1 cas, sévère dans 3 cas et profonde dans 1 cas. Une PANS bilatérale a été observée chez 8 enfants (13,3%) ; chez ces enfants, la perte d'audition était minime chez 2, modérée chez 3, sévère chez 2 et profonde chez 1.

Tableau I : Incidence et sévérité de la PANS chez les enfants qui ont eu une infection cCMV

Degré de surdité	PANS bilatérale, n (%)	PANS unilatérale, n (%)
Faible	2 (3,3%)	0
Modéré	3 (5,0%)	1 (1,6%)
Sévère	2 (3,3%)	3 (5,0%)
Profond	1 (1,6%) *	1 (1,6%)
Total	8 (13,3%)	5 (8,3%)

* Surdité observée lors d'une infection cCMV symptomatique

Facteurs de risque pour la PANS :

Parmi les enfants avec une PANS, 4 avaient des facteurs de risque additionnels pour la PANS, 2 des 4 étaient prématurés (32 et 35 semaines de gestation), 1 avait reçu un traitement par aminoside pendant plus de 5 jours, et 1 avait eu une méningite à *Streptococcus pneumoniæ* à l'âge de 8 mois. Chez les enfants sans PANS, 5 avaient des facteurs de risque pour une PANS, 2 étaient nés prématurément (à 33 et 35 semaines de gestation), 2 avaient une histoire familiale de trouble de l'audition et 1 avait reçu des aminosides intraveineux.

Evolution de la perte de l'audition :
Trois enfants (5%), 2 avec une perte d'audition unilatérale et 1 avec une perte d'audition bilatérale, ont eu un diagnostic de PANS de survenue tardive (à 8,15 et 79 mois). Parmi ces enfants ayant une PANS unilatérale, 1 avait une perte d'audition sévère (70 dBHL) et l'autre avait une perte d'audition modérée (60 dBHL).
Les tests d'audition multiples ont pu être réalisés chez 44 enfants.

Parmi ces enfants, 7 (16%) avaient un seuil d'audition fluctuant, 5 (11%) avaient une perte progressive d'audition (2 bilatérales et 3 unilatérales). L'amélioration du déficit auditif a été notée chez 8 enfants (1 perte bilatérale et 7 pertes unilatérales, 18%) ; chez 4 de ces enfants, l'amélioration était supérieure à 20 dBHL.

Relation entre le type d'infection maternelle et la PANS :
Le tableau II montre l'incidence des PANS unilatérales et bilatérales selon le type d'infection maternelle. Des 26 enfants nés après une primo-infection maternelle, 4 (15%) ont développé une PANS (2 unilatérales et 2 bilatérales). La perte d'audition unilatérale a été sévère (> 60 dB), et 1 de ces enfants avec perte d'audition bilatérale a nécessité une intervention pour infirmité.
Parmi les 14 enfants nés après une infection maternelle récidivante, 1 enfant (7%) a montré une PANS bilatérale sévère nécessitant une intervention (7%). La mère de cet enfant était séropositive avant la grossesse.

Tableau II : Incidence de la PANS selon le type d'infection maternelle

Audition	Type de l'infection maternelle		
	Primo-Infection n (%)	Récidivante n (%)	Indéterminée n (%)
Normale	22 (85%)	13 (93%)	12 (60%)
PANS unilatérale	2 (7,5%)	0	3 (15%)
PANS bilatérale	2 (7,5%)	1 (7%)	5 (25%)
Total	26 (100%)	14 (100%)	20 (100%)

Parmi les 20 enfants nés de mère dont le statut infectieux restait non précisé dans le temps, 8 (40%) avaient une PANS (3 unilatérales et 5 bilatérales).
Les différences entre les types de PANS parmi les enfants nés issus des 3 types d'infections maternelles n'étaient pas statistiquement significatives (p = 0,072).

DISCUSSION

Question n°6
Parmi les 14.000 enfants nés vivants non sélectionnés étudiés dans cette étude prospective sur une période de 10 ans dans un seul hôpital, l'incidence des cCMV était de 0,53%, avec 5,4% de cas symptomatiques. La perte d'audition a été trouvée chez 22% des enfants infectés par le CMV (21% de ceux qui étaient asymptomatiques et 33% de ceux qui étaient symptomatiques). Les études précédentes ont trouvé une incidence de la PANS de 6 à 25% chez les enfants avec une infection cCMV asymptomatique et 22 à 65% chez les enfants avec une infection cCMV symptomatique.

L'incidence de la PANS chez les enfants asymptomatiques dans cette étude (21%) est proche des plus hautes prévalences trouvées pour la PANS.

La forte incidence de la PANS chez les enfants nés après une infection maternelle à une période indéterminée (40%) est surprenante. Cependant, ce groupe comprend principalement des enfants nés de mère qui avaient une positivité à la fois IgM et IgG dans leur premier échantillon sérique et chez qui une primo-infection récente était donc possible. Dans ces cas, les primo-infections ont pu survenir très précocement durant la grossesse ; une infection maternelle précoce est un facteur de risque connu pour une PANS.

En Belgique (données provenant de la région des Flandres qui représente 60% de la population belge), un programme de dépistage néonatal des PANS a été mis en place depuis 1997. Ce programme touche plus de 95% des enfants nés dans cette région. L'incidence des PANS bilatérales (> 40 dBHL) détectées à la naissance était de 0,1%. Dans notre étude, 5 enfants infectés à la naissance avaient une PANS bilatérale (> 40 dBHL) à leur premier test d'audition.

La survenue tardive d'une surdité, la progression, la fluctuation et l'amélioration des PANS sont importantes pour le pronostic. Les valeurs rapportées dans la littérature varient considérablement. Il y a eu des observations de surdité de survenue tardive jusqu'à l'âge de 6 ans et parfois plus. Dans notre population, 3 enfants (5%) ont eu une surdité de survenue tardive. Bien que la prévalence de surdité tardive (5%) soit plus basse que celle rapportée par d'autres auteurs (18 à 50%), la possibilité de leur survenue est importante à prendre en compte parce que les programmes de dépistage systématique en période néonatale peuvent méconnaître ces enfants.

Une perte d'audition fluctuante a été détectée chez 16% des enfants ; une perte d'audition progressive chez 11%. Les 2 sont survenues chez des enfants ayant des infections asymptomatiques. Ces valeurs sont plus basses que celles rapportées par Dahle et al, qui ont trouvé une surdité fluctuante chez 54% des enfants asymptomatiques, chez 29% des enfants symptomatiques et une surdité progressive chez 54% des enfants. Ces différences peuvent être dues à des différences dans les critères d'inclusion ou dans la durée du suivi. Dans notre étude, les infections congénitales ont été diagnostiquées dans un programme de dépistage néonatal. Un suivi prolongé et la réalisation de tests audiologiques plus nombreux peuvent aussi avoir contribué à la plus grande fréquence des fluctuations de l'audition.

Une amélioration du seuil d'audition a été trouvée chez 18% des enfants, la moitié d'entre eux avait une amélioration > 20 dB. Dahle et al ont aussi rapporté une amélioration des seuils pour une ou plusieurs fréquences chez 48% des enfants asymptomatiques et 21% des enfants infectés symptomatiques.

Les raisons de ces fluctuations ne sont pas claires, en tenant compte du fait que des problèmes temporaires et communs de l'oreille moyenne, comme une otite moyenne séreuse, ont été soigneusement éliminés. La détérioration des seuils d'audition peut possiblement être attribuée à la réactivation du virus ou à une réponse inflammatoire de l'hôte.

L'incidence élevée des PANS chez les enfants ayant une infection asymptomatique renforce la nécessité d'un programme de dépistage néonatal de bonne qualité. En plus de la possibilité de sélectionner les enfants requérant un suivi audiométrique, le dépistage néonatal pourrait donner la possibilité d'évaluer l'intérêt d'un traitement antiviral. Même si elle n'est pas justifiée pour les cas asymptomatiques, la thérapeutique avec ganciclovir intraveineux pendant 6 semaines a montré sa capacité à réduire l'incidence des cas infection cCMV symptomatique.

Malheureusement, un certain nombre d'enfants nés après une infection maternelle récidivante doivent rester avec un statut infectieux indéterminé. Bien que généralement considérée comme moins sévère, l'infection cCMV liée à une infection maternelle récidivante peut être sous-estimée. Dans notre étude, un enfant avec une surdité bilatérale nécessitant une intervention est né d'une mère ayant une immunité préalable. Des études précédentes avaient démontré que l'infection récidivante peut provoquer une infection infantile sévère et que la présence d'anticorps n'empêche pas la PANS. Une méthode de dépistage néonatal facile à mettre en œuvre est hautement recommandée.

Actuellement, il n'est pas possible de prédire l'avenir auditif de ces enfants. Un suivi doit être maintenu pour tous les cas diagnostiqués. Des recommandations concernant la durée de période de surveillance et la fréquence des tests audiométriques restent difficiles à proposer.

1°) Résumer cet article en 254 mots.

2°) Répondre aux questions suivantes :

Question n°1
Pourquoi cette étude a-t-elle été mise en place ?

Question n°2
Quels étaient les objectifs de cette étude ?

Question n°3
De quel type d'enquête s'agit-il ? Vous semble-t-il adapté à l'objectif principal ?

Question n°4
Faire un diagramme représentant le déroulement de l'étude avec les différents sous-groupes de sujets et précisant également le statut sérologique des mères.

Question n°5
Quel est le pourcentage d'enfants n'ayant pas eu la recherche de CMV dans les urines ? Quelle explication en est donnée ? Cela peut-il biaiser les résultats ?
Combien d'enfants n'ont pas eu de suivi audiologique parmi le groupe des enfants présentant une infection congénitale à CMV ? Quelles sont les raisons de cette absence de suivi ? Quelles sont les conséquences possibles sur l'interprétation des résultats ? Expliquez.

Question n°7
Quels étaient les facteurs de confusion potentiels dans cette étude ? Ont-ils été pris en compte ?

Question n°8
A la lecture de cet article, vous semble-t-il nécessaire de mettre en place un dépistage systématique des infections congénitales à CMV chez les nouveau-nés ? Expliquez pourquoi.

Question n°9
A la lecture de cet article, vous semble-t-il nécessaire de faire pratiquer des examens répétés de l'audition chez les enfants qui auraient une infection congénitale à CMV ? Justifiez votre réponse.

RESUME (20 points)

RESUME SANS COTATION

OBJECTIF : rechercher l'incidence et les caractéristiques de la perte d'audition neuro-sensorielle (PANS) chez 74 enfants avec infection congénitale à CMV (cCMV). Evaluer également la signification d'une primo-infection à CMV et d'une infection récidivante durant la grossesse dans le développement de la PANS.

METHODES : cette étude de cohorte de suivi prospective sur 10 ans entre 1996 et 2006 mono-centrique a été réalisée dans l'hôpital universitaire de Bruxelles. 14.021 enfants non sélectionnés ont eu une recherche d'infection cCMV (80% des enfants de cette période). Les enfants ont eu une évaluation audiologique durant le premier mois de vie, à 6 mois, 1 an et chaque année.

RESULTATS : une infection cCMV a été diagnostiquée chez 74 des 14.021 enfants (0,53%), 4 étaient symptomatiques (5,4%) et 70 (94,6%) aymptomatiques. Les tests d'audition ont été conduits chez 60 enfants infectés, l'âge médian à la fin du suivi était de 33 mois. La PANS a été trouvée chez 22% des enfants infectés (21% de ceux asymptomatiques, 33% des symptomatiques) : une PANS unilatérale chez 5 enfants (8,3%), une bilatérale chez 8 enfants (13,3%). 3 enfants (5%) ont eu une surdité de survenue tardive, 16% une surdité fluctuante, 11% une surdité progressive et 18% une amélioration de l'audition. Des 26 enfants nés après une primo-infection maternelle, 4 (15%) ont développé une PANS (2 unilatérales, 2 bilatérales), 1 PANS (7%) chez les enfants nés d'une infection récidivante, 8 PANS (40%) dont 3 unilatérales et 5 bilatérales chez les mères avec statut indéterminé. Ces différences n'étaient pas statistiquement significatives ($p = 0,072$).

CONCLUSION : l'incidence élevée (22%) des PANS chez les enfants ayant une infection asymptomatique renforce la nécessité d'une programme de dépistage néonatal de bonne qualité et un suivi à long terme doit être maintenu pour tous les cas diagnostiqués, étant donné l'avenir imprévisible de cette pathologie.

RESUME AVEC COTATION :

OBJECTIF (3 points au total, 1 point pour chaque item)

- L'incidence
- Perte d'audition neuro-sensorielle (PANS)
- Infection congénitale à CMV (cCMV)

METHODES (4 points au total, 1 point pour chaque item)

- Cohorte prospective
- Suivi (inclusion) sur 10 ans
- Recherche d'infection de CMV urinaire
- Evaluation audiologique

RESULTATS (8 points au total, 1 point pour chaque item)

- Une infection cCMV a été diagnostiquée chez 74 des 14.021 enfants
- Les tests d'audition ont été conduits chez 60 enfants infectés
- L'âge médian à la fin du suivi était de 33 mois
- La PANS a été trouvée chez 22% des enfants infectés
- Surdité de survenue tardive
- Surdité fluctuante et surdité progressive
- Variabilité et intensité : « 3 enfants (5%) ont eu une surdité de survenue tardive, 16% une surdité fluctuante, 11% une surdité progressive et 18% une amélioration de l'audition »
- Répartition selon le type d'infection congénitale : « Des 26 enfants nés après une primo-infection maternelle, 4 (15%) ont développé une PANS (2 unilatérales, 2 bilatérales), 1 PANS (7%) chez les enfants nés d'une infection récidivante, 8 PANS (40%) dont 3 unilatérales et 5 bilatérales chez les mères avec statut indéterminé »

CONCLUSION (5 points au total, 1 point pour chaque item sauf le dernier noté sur 2)

- L'incidence élevée (22%) des PANS
- Programme de dépistage néonatal de bonne qualité
- Suivi à long terme
- Avenir imprévisible de cette pathologie

Non-respect des consignes de rédaction : (pénalité de 2 points)

1 à 6	**OBJECTIFS**	Rechercher	**l'incidence (1)**	et	les caractéristiques	de
7 à 12	**la perte**	**d'audition**	**neuro-sensorielle**	**(PANS) (1)**	chez	74 enfants
13 à 18	avec	**une infection**	**congénitale (1)**	à	CMV	(cCMV).
19 à 24	Evaluer	également	la signification	d'une	primo-infection	et
25 à 30	d'une infection	récidivante	durant	la grossesse	dans	le développement
31 à 36	de	la PANS.	**METHODES**	Cette étude	de	**cohorte**
37 à 42	**prospective (1)**	de	**suivi (inclusion)**	**sur**	**10 ans (1)**	mono-centrique
43 à 48	a été réalisée	entre	1996	et	2006	dans
49 à 54	le CHU	de	Bruxelles.	14.021 enfants	non sélectionnés	ont eu
55 à 60	une	**recherche**	**de CMV**	**urinaire (1)**	(80%	des enfants
61 à 66	de	cette période)	et	ont eu	**une évaluation**	**audiologique (1)**
67 à 72	durant	le premier	mois	de	vie,	à
73 à 78	6 mois,	1 an	et	chaque	année.	**RESULTATS**
79 à 84	**Une infection**	**cCMV**	**a été diagnostiquée**	**chez**	**74**	**des**
85 à 90	**14.021 enfants (1**	(0,53%),	4 étaient	symptomatiques	70 asymptomatiques.	**Les tests**
91 à 96	**d'audition**	**ont été conduits**	**chez**	**60 infectés (1),**	l'âge	Médian
97 à 102	de	**suivi**	**était**	**33 mois (1).**	**La PANS**	**a été trouvée**
103 à 108	**chez**	**22%**	**des infectés (1)**	(21%	des asymptomatiques,	33%
109 à 114	des symptomatiques).	Une PANS	unilatérale	chez	5 enfants	(8,3%),
115 à 120	bilatérale	chez	8 enfants	(13,3%).	**3 enfants**	**ont eu**
121 à 126	**une surdité**	**de**	**survenue**	**tardive**	**(5%) (1),**	**16%**
127 à 132	**une surdité**	**fluctuante,**	**11%**	**une surdité**	**progressive (1)**	et
133 à 138	18%	une	amélioration	de	l'audition.	Des 26 enfants
139 à 144	nés	après	une primo-infection	maternelle,	4	(15%)
145 à 150	ont développé	une PANS	(2 unilatérales,	2 bilatérales),	1 PANS	(7%).
151 à 156	Chez	les enfants	nés	d'une infection	récidivante,	8 PANS
157 à 162	(40%)	dont	3 unilatérales	et	5 bilatérales	chez
163 à 168	les mères	avec	statut	indéterminé.	Ces	différences
169 à 174	n'étaient	pas	statistiquement	significatives	(p = 0,072).	**CONCLUSION**
175 à 180	**L'incidence**	**élevée (22%)**	**des PANS (1)**	chez	les enfants	ayant
181 à 186	une infection	asymptomatique	renforce	la nécessite	**d'un programme**	**de dépistage**
187 à 192	**néonatal**	**de bonne**	**qualité (1)**	et	**un suivi**	**à long terme (1)**
193 à 198	doit	être	maintenu	pour	tous	les cas
199 à 204	diagnostiqués	étant	**donné**	**l'avenir**	**imprévisible**	**de cette**
205	**pathologie (1)**					

Indiquer la variabilité et l'intensité (1)

Répartition selon le type d'infection congénitale (1)

RESUME AVEC COTATION SOUS FORME DE TABLEAUX

Résumé en 250 mots maximum comportant : Objectif, Matériel et Méthodes, Résultats, Discussion (le tableau comporte 254 cases, les têtes de paragraphe doivent figurer chacune dans une case).

Question n°1 (12 points)

- Cette étude a été mise en place car **l'infection congénitale à CMV (cCMV) est d'une part la plus commune des infections virales (4)** et, d'autre part, **la principale cause non génétique de perte auditive neuro-sensorielle (PANS)** (4). Les enfants infectés symptomatiques ou asymptomatiques (90% des cas) peuvent développer des déficits neurologiques, des troubles du comportement et une perte d'audition.
- **De plus, peu d'études prospectives ont étudié l'incidence de cette perte d'audition et la véritable incidence de la PANS (4)** causée par une infection asymptomatique reste inconnue.

Question n°2 (6 points)

- Les objectifs de l'étude étaient :
  - Objectif primaire : **rechercher l'incidence et les caractéristiques de la perte d'audition chez 74 enfants avec infection cCMV (2)**
  - Objectifs secondaires : **évaluer la signification d'une primo-infection à CMV et d'une infection récidivante durant la grossesse dans le développement de la perte d'audition (2)** et **décrire ces pertes d'auditions (2)**

Question n°3 (12 points)

- Il s'agit d'une **enquête épidémiologique analytique prospective** sur 10 ans **mono-centrique (2)** en Belgique à l'hôpital universitaire de Bruxelles entre juin 1996 et novembre 2006 non randomisé non comparative **de cohorte de suivi (6),** évaluant la diminution de l'audition chez des enfants ayant une infection congénitale à CMV

- **OUI (4)** l'étude semble adaptée à l'objectif principal (**étude de l'incidence) ;** en effet, une étude de cohorte prospective est adaptée :
  - Aux expositions rares (infection congénitale à CMV)
  - Permet l'étude d'une exposition (infection congénitale à CMV)
  - Permet d'étudier plusieurs maladies (déficit neurologique, trouble du comportement, perte d'audition…)
  - Permet d'estimer la prévalence, l'incidence de la maladie et de calculer le risque relatif
  - Niveau de preuve 2 (argument chronologique en faveur de la causalité)

Question n°4 (6 points, noté 0, 3 ou 6)

Diagramme avec comme sujets abordés : surdité, perdu de vue, statut des mères

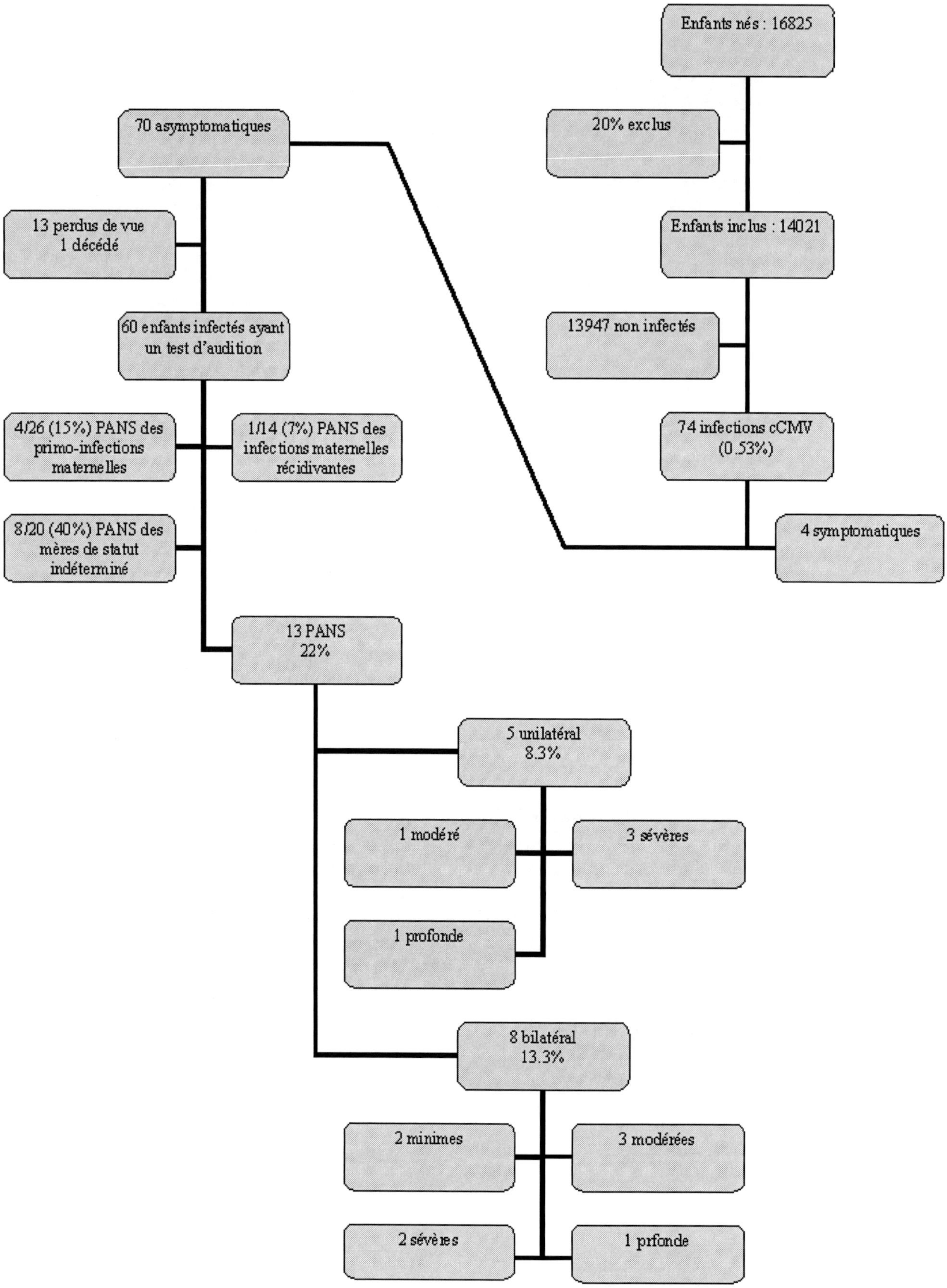
Enfants nés : 16825
20% exclus
Enfants inclus : 14021
13947 non infectés
74 infections cCMV (0.53%)
4 symptomatiques
70 asymptomatiques
13 perdus de vue
1 décédé
60 enfants infectés ayant un test d'audition
4/26 (15%) PANS des primo-infections maternelles
1/14 (7%) PANS des infections maternelles récidivantes
8/20 (40%) PANS des mères de statut indéterminé
13 PANS
22%
5 unilatéral
8.3%
1 modéré
3 sévères
1 profonde
8 bilatéral
13.3%
2 minimes
3 modérées
2 sévères
1 prfonde

Question n°5 (12 points)

- 80% des enfants nés entre juin 1996 et novembre 2006, c'est-à-dire 14.021 enfants non sélectionnés, ont eu une recherche d'infection cCMV et **20% n'ont pas eu de recherche systématique de CMV dans les urines (4)**

- **Aucune explication n'en est donnée (4) :** cela peut entraîner **un biais de sélection**. La population incluse dans l'étude peut différer de **la population cible et l'échantillon n'est plus représentatif.**
- Les critères d'inclusions et d'exclusions ne sont pas définis
- La population n'est pas représentée (pas de diagramme de flux)
- On peut donc se poser la question de la **généralisation des résultats**
- **Points négatifs (-4), si justification par morti-natalité**

- **OUI, biais de sélection, d'inclusion, de recrutement, différentiel (4)**

Question n°6 (2 points)

- Les tests d'audition ont été conduits **chez 60 des 74 enfants ayant eu une infection cCMV.**
- Cette absence de suivi est due à **13 perdus de vue et 1 enfant décédé (1)** avant qu'un test d'audition ait pu être réalisé, **16 enfants n'ont pas eu de suivi audiologique (1 si point précédent non coté)**
- Cela entraîne **un biais de suivi (biais de sélection) (1)** important. En effet, il y a beaucoup de perdus de vue **(plus de 20%)** et la raison n'est pas donnée dans l'étude
- Les résultats de l'étude sont donc biaisés par le nombre de perdus de vue de part le biais de suivi et du manque de puissance induite (pas de calcul du nombre de sujet nécessaire)

Question n°7 (10 points)

- Les facteurs de confusion correspondent aux facteurs de risques additionnels pour la PANS incluant la **prématurité** (âge gestationnel < 37 SA), un **petit poids de naissance**, une **ventilation mécanique** pendant 10 jours, un traitement **antibiotique IV**, une **méningite bactérienne**, une **malformation cranio-faciale**, des **antécédents familiaux** de modification de l'audition **(1 point coté par item avec un maximum de 4 points)**
- **Non, les facteurs de confusion n'ont pas été pris en compte** : il n'y a **pas d'analyse statistique multi-variée avec ajustement sur ces facteurs de confusion potentiels (6)**
- Il a juste été écrit que parmi les enfants avec une PANS, 4 avaient des facteurs de risques additionnels pour la PANS alors que parmi les enfants sans PANS, 5 avaient des facteurs de risque pour une PANS

Question n°8 (10 points)

- **NON** il n'est pas nécessaire de mettre en place un dépistage systématique des infections cCMV car :
  - La maladie est rare : prévalence 0,64% à la naissance des infections cCMV
  - Son épidémiologie et son histoire naturelle sont mal connues
  - Un dépistage précoce n'améliore pas le pronostic
  - Il n'existe pas de traitement efficace

  - Le test n'est pas applicable en routine (culture virale urinaire)
  - **Le coût** du test est important, le test n'est pas fiable ni reproductible
  - Le rapport bénéfice/risque et coût/efficacité n'est pas favorable

  - De plus l'étude présente de nombreux biais (**validité interne et externe**) :
    - **Biais de sélection** : pas de calcul du nombre de sujet nécessaire, pas de définition de la population (critères d'inclusion et d'exclusion), pas de diagramme de flux, caractère mono-centrique de l'étude, biais de suivi (plus de 20% de perdus de vue)
    - **Biais de classement** : pas de critère de jugement principal, écart au protocole
    - **Biais de confusion** : pas de prise en compte des facteurs de confusion, pas d'ajustement
  - Enfin, les résultats de l'étude sont différents de ceux retrouvés dans la littérature (**cohérence externe)**

Avis d'une relectrice épidémiologiste : la correction officielle n'est pas adaptée à la question. Pour information, la cotation a été la suivante :

- **NON, car ce n'était pas l'objectif de l'étude (5)**
- **NON, car ce n'est pas le type d'étude pour répondre à la question (5)**

Question n°9 (10 points)

- **OUI (5),** il semble nécessaire de faire pratiquer des examens répétés de l'audition chez les enfants qui auraient une infection cCMV **car 22% des enfants testés ont une atteinte auditive**
- En effet, **il n'est pas possible de prévenir l'avenir auditif de ces enfants** : la survenue **tardive d'une surdité, la progression, la fluctuation (5)** et l'amélioration des PANS sont importantes pour le pronostic

- Dans cette étude, 5% des enfants ont eu une surdité de survenue tardive, 16% ont eu une perte d'audition fluctuante, 11% une perte d'audition progressive et 18% ont eu une amélioration du seuil d'audition.

QUESTIONS	COMMENTAIRES
Général	• Pour la première année de LCA, tout le monde s'attendait à un essai thérapeutique. Résultat : une cohorte prospective. Devant ce type de dossier, ne pas se déstabiliser, la LCA c'est des mots clés avant tout. Et pour tout article, ce sont les mêmes (analyse de la population, biais de sélection, classement, confusion, validité interne, externe, cohérence externe, analyse statistique, perdus de vue) RESUME Hypertrophier les résultats, la majorité des points y sont et y mettre le maximum de résultats
1	• Recopier le test, ne pas perdre des points bêtement
2	• Pareil, les objectifs sont très souvent à la fin de l'introduction (IMRAD)
3	• Etre systématique : essai thérapeutique (phase/aveugle/randomise) /étude épidémiologique (cohorte/cas témoin) • Prospectif/rétrospectif • Mono-centrique/multi-centrique • Date, population, nombre de bras
4	• Transcrire l'énoncé en diagramme (ne pas oublier les 20% du départ exclus)
5	• TOUT est écrit dans le texte. Les auteurs peuvent ne pas retranscrire une information (biais). Ne pas inventer et tomber dans un piège facile à éviter
6	• Toujours penser aux perdus de vue : biais classique
7	• Les facteurs de confusions sont présents dans toutes les études épidémiologiques. Il faut donc les prendre en compte dans l'analyse des résultats (= appariement = multi-varié)
8	• Dès le début de l'article, on sent que cet article est mauvais • Cette question permet de parler des différents biais de l'article et de définir un bon test de dépistage • Un peu de logique : si pas d'indication en France au dépistage des infections congénitales à CMV (aucun consensus), ce n'est pas un petit article biaisé qui va modifier la pratique clinique

COMMENTAIRES RELECTRICE EPIDEMIOLOGISTE

La cotation de cette première analyse d'article est déroutante pour certaines questions. Nous avons donc mis en gras des mots non cotés dans la grille officielle, mais qui étaient inscrits dans la grille provisoire.

En effet, le jury n'était composé **que d'une seule épidémiologiste qui a fourni une grille provisoire. Cette grille a été ensuite complètement remodifiée par les autres correcteurs (non épidémiologistes qui venaient de tester cette LCA). Les deux grilles diffèrent sur certaines questions. A noter que les points négatifs de la question 5 et le biais différentiel ont été un temps fort de la grille provisoire.**

Notes

ARTICLE
BISOPROLOL DANS L'INSUFFISANCE CARDIAQUE : ESSAI RANDOMISE CIBIS II

Introduction

Des études expérimentales et des essais cliniques ont montré un bénéfice du traitement bêtabloquant dans l'insuffisance cardiaque (1,2). Cependant il existe des réticences à utiliser le traitement bêtabloquant et il est nécessaire de disposer d'un essai contrôlé randomisé contre placebo pour convaincre la communauté médicale de sa sécurité d'emploi et de son efficacité.
Les méta-analyses des essais contrôlés contre placebo des bêtabloquants ont suggéré qu'ils diminuent la mortalité d'environ 32 % (2-6). L'étude du bisoprolol dans l'insuffisance cardiaque (CIBIS) a évalué le bisoprolol, un antagoniste sélectif des récepteurs bêta-adrénergiques qui sont retrouvés principalement dans le cœur et particulièrement dans le tissu ventriculaire (7). Cet essai n'a montré qu'une tendance non significative en faveur d'une diminution de 20 % de la mortalité dans le groupe bisoprolol et une diminution de 30 % du nombre d'admissions à l'hôpital pour aggravation de l'insuffisance cardiaque (8). Nous avons donc conçu l'essai CIBIS II pour confirmer les résultats de l'étude CIBIS.

Méthode

Le schéma de l'étude et le protocole de CIBIS ont déjà été publiés (9). Nous avons réalisé un essai en double aveugle contre placebo randomisé avec analyse en intention de traiter.

Patients
Les patients éligibles étaient des sujets âgés de 18 à 80 ans, ambulatoires qui avaient une fraction d'éjection ventriculaire gauche inférieure ou égale à 35% dans les 6 semaines précédant la randomisation. Les symptômes devaient inclure une dyspnée d'effort, une orthopnée ou une dyspnée nocturne avec ou sans œdème et une asthénie correspondant à la classe III ou IV de la New York Heart Association (NYHA). Nous avons recruté des patients de 274 hôpitaux dans 18 pays de l'Europe de l'Est et de l'Ouest. Les patients devaient avoir un diagnostic d'insuffisance cardiaque chronique fait au moins 3 mois avant, avec une stabilité clinique durant les 6 semaines précédentes pour l'insuffisance cardiaque ou les 3 mois pour l'infarctus du myocarde ou l'angor instable. Le traitement cardiovasculaire devait ne pas avoir été modifié pendant les 2 semaines précédant la randomisation. Le traitement devait inclure un diurétique et un inhibiteur de l'enzyme de conversion de l'angiotensine (IEC) quoique nous ayons autorisé l'usage des vasodilatateurs si les patients étaient intolérants aux IEC. L'utilisation de la Digoxine était possible. Nous avons mesuré la fraction d'éjection ventriculaire gauche par échocardiographie avec la formule de Teicholz en utilisant des enregistrements en mode M ou la formule de Simpson modifiée pour les mesures des volumes télédiastoliques et télésystoliques sur des vues apicales en 2 dimensions. Quand des coupes adéquates ne pouvaient être obtenues par échocardiographie, nous avons utilisé la ventriculographie de contraste ou la ventriculographie isotopique.

Les critères d'exclusion principaux étaient une hypertension artérielle non contrôlée, un infarctus du myocarde ou un angor instable datant de moins de 3 mois, une angioplastie coronaire percutanée ou un pontage aortocoronaire au cours des 6 mois précédents, un antécédent de transplantation cardiaque ou une transplantation cardiaque programmée, un bloc atrioventriculaire de degré supérieur au premier degré sans stimulateur permanent, une fréquence cardiaque de repos de moins de 60 par minute, une pression artérielle systolique de repos de moins de 100 mmHg, une insuffisance rénale (créatinine sérique supérieure ou égale à 300 µmol/L), une maladie pulmonaire obstructive ou un traitement bêtabloquant préexistant ou programmé. Nous n'avons pas autorisé les traitements par bêtabloquant (incluant les collyres), les antagonistes calciques, les agents inotropes à l'exception des digitaliques et les

antiarythmiques autres que la Cordarone pendant cet essai.
Nous avons identifié 3 groupes étiologiques qui s'excluaient : les patients avec une maladie cardiaque ischémique comportant au moins une sténose coronaire supérieure ou égale à 70 % à l'angiographie ou un antécédent d'infarctus du myocarde ; les patients avec une cardiopathie dilatée s'ils avaient des artères coronaires normales sur la coronarographie ; les patients avec une maladie valvulaire ou une hypertension ou une suspicion de maladie ischémique cardiaque sans confirmation ou une suspicion de cardiomyopathie sans confirmation.

Méthode
La randomisation a été réalisée à partir de nombres au hasard générés par ordinateur dans le centre de statistiques indépendant et envoyée au centre participant à l'étude par fax. Le code était conservé dans le centre d'études statistiques et n'était pas ouvert avant l'arrêt de l'étude.
Les formes galéniques de l'étude avaient le même aspect. Les patients ont commencé sous bisoprolol 1,25 mg/j (N = 1327) ou sous placebo (N = 1320), la dose du médicament étant augmentée à 2,5 mg, 3,75 mg, 5 mg, 7,5 mg, 10 mg en fonction de la tolérance. La dose était augmentée par paliers d'une semaine pour les 3 doses les plus basses et par paliers de 4 semaines pour les doses plus élevées. Les investigateurs devaient s'assurer que la dose la plus élevée tolérée était atteinte et maintenue si possible pendant toute la durée de l'essai. Chez les patients avec aggravation de l'insuffisance cardiaque, nous avons recommandé d'augmenter dans un premier temps le traitement de base de l'insuffisance cardiaque avant de diminuer la dose du médicament à l'étude. Nous avons suivi tous les 3 mois jusqu'à la fin de l'étude tous les patients chez lesquels on avait arrêté le traitement de l'étude. Il n'y a pas eu de période d'observation préalable (« run in »). Le critère primaire était la mortalité toutes causes. Les critères d'évaluation secondaires étaient les admissions à l'hôpital pour toutes causes, la mortalité cardiovasculaire, la mortalité cardiovasculaire associée aux hospitalisations pour raisons cardiovasculaires et l'arrêt prématuré et permanent du traitement. Tous les évènements importants ont été analysés par le Comité des évènements critiques dans l'ignorance des traitements attribués. Ils ont classé tous les évènements selon des définitions strictes dont les plus importantes sont données dans les lignes suivantes.
La mort subite était définie comme une mort survenant dans un délai d'une heure sans aggravation préalable des symptômes de l'insuffisance cardiaque. Nous avons aussi compté parmi les morts subites les morts survenues pendant le sommeil. Nous avons, d'une manière générale, classé les morts sans témoin comme d'origine inconnue. Nous avons classé comme défaillance de la fonction contractile, les morts consécutives à une détérioration progressive de l'insuffisance cardiaque, à un œdème pulmonaire aigu ou à un choc cardiogénique. Nous avons classé comme morts d'origine non cardiovasculaire les morts pour lesquels on pouvait exclure un événement cardiovasculaire comme une cause de la mort. La mort était classée d'origine inconnue quand il n'y avait pas assez de preuve pour confirmer une origine cardiovasculaire ou non. Nous avons considéré qu'il y avait un arrêt permanent du traitement à l'étude dans les cas suivants : nécessité d'un traitement bêtabloquant, intolérance au traitement à l'étude, diminution de la dose du médicament à l'étude, arrêt temporaire du médicament à l'étude, intolérance à la première dose et toutes les autres circonstances où le traitement à l'étude était arrêté de manière permanente.
Analyse statistique
D'après les courbes de survie de l'étude CIBIS, nous avons estimé que le taux de mortalité annuel était de l'ordre de 11,2 % dans le groupe placebo. Pour obtenir une diminution d'au moins 25% de la mortalité dans le groupe bisoprolol sur un suivi minimal de un an et maximal de deux ans, nous avons calculé que pour un risque alpha de 5% et une puissance de 95 %, nous avions besoin de recruter 2500 patients.

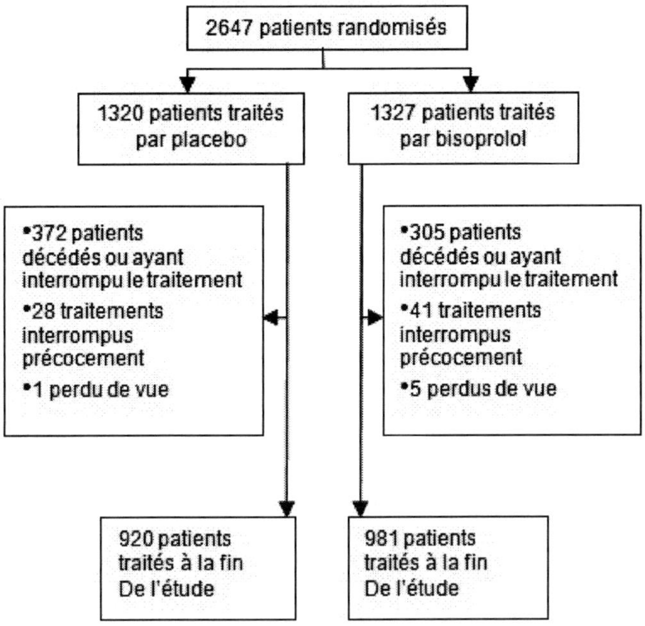

Figure 1 : Schéma de l'étude

Nous avons programmé deux analyses intermédiaires à 2500 patients-années et à 5000 patients-années. L'étude pouvait être arrêtée si on observait une différence significative dans la mortalité toutes causes confondues entre les deux groupes, pour un seuil de p < 0,001 (test de log-rank bilatéral) (10). Nous avons réalisé des analyses en intention de traiter. Nous avons effectué des courbes de Kaplan-Meier pour la mortalité totale, et mesuré les différences entre les deux groupes avec le test du log-rank (délai du premier événement). Un modèle de Cox a permis de calculer les hazard ratio et les intervalles de confiance à 95 %. Nous avons utilisé le test de Breslow-Day pour déterminer l'homogénéité des rapports de cotes (odds ratio) entre les deux groupes, en fonction de la classe NYHA et de la cause d'insuffisance cardiaque. Nous avons comparé les caractéristiques initiales des deux groupes en utilisant le test t de Student ou le test des rangs de Wilcoxon pour les variables continues, et un test exact de Fisher ou un chi-2 pour les variables dichotomiques.

Résultats :

Deux mille six cent quarante-sept patients ont été inclus dans l'étude, et suivis sur une période moyenne de 1,3 ans. Les caractéristiques initiales étaient similaires dans les deux groupes (Tableau 1).
L'essai a été arrêté prématurément parce que la mortalité toutes causes confondues était significativement plus basse dans le groupe bisoprolol que dans le groupe placebo (fig. 2). Dans le groupe bisoprolol, 156 (11,8%) patients sont morts, contre 228 (17,3%) dans le groupe placebo (p < 0,0001). Le taux de mortalité annuel estimé était de 8,8 % dans le groupe bisoprolol, contre 13,2 % dans le groupe placebo (hazard ratio : 0,66, IC à 95% : 0,54-0,81) (fig. 2).
Il y avait significativement moins de morts cardio-vasculaires parmi les patients sous bisoprolol que chez ceux sous placebo (p = 0,0049). Le nombre de patients hospitalisés pour toutes causes confondues était significativement moins important dans le groupe bisoprolol que dans le groupe placebo (p = 0,0006). De même, le critère composite 'morts cardio-vasculaires et hospitalisations pour cause cardio-vasculaire' était significativement diminué sous bisoprolol (p = 0,0004). Le nombre d'arrêts permanents du traitement était similaire dans les deux groupes (tableau 2).

Caractéristiques	Placebo (n=1320)	Bisoprolol (n=1327)
Démographie		
Age moyen (extrêmes) (ans)	61(22-80)	61 (26-80)
Sexe (H/F)	1062(80%) /258 (20%)	1070(81%) /257 (19%)
Classe NYHA		
III	1096	1106
IV	(83%)	(93%)
	224 (17%)	221 (17%)
Insuffisance cardiaque		
Cardiopathie ischémique documentée		
Cardiomyopathie dilatée	654 (50%)	662 (50%)
Autres*	157 (12%)	160 (12%)
Durée de l'insuf.cardiaque	509 (40%)	505 (38%)
(médiane/moyenne) PAS moyenne	2,31/3,60	2,25/3,49
(DS) (mm Hg)	130,2	129,2
PAD moyenne (DS) (mm Hg)	(19,5)	(19,2)
Fréquence cardiaque moyenne (DS)	80,0 (10,9)	79,4 (11,2)
(/min)	81,0 (15,5)	79,9 (14,5)
Fraction d'éjection VG moyenne (DS)	27,6 (5,5)	27,5 (6,0)
Diamètre télédiastolique ventriculaire gauche	6,7 (0,9)	6,7 (0,9)
moyen (DS) (cm)	5,7 (0,9)	5,7 (1,0)
Diamètre télésystolique ventriculaire		
gauche	15,5 (5,7)	15,5 (5,7)
moyen (DS) (cm)	264 (20%)	257 (20%)
Fraction de raccourcissement VG moyenne (DS)		
Fibrillation auriculaire	1310 (99%)	1305 (98%)
Traitements concomitants	1274	1273
Diurétiques	(96%)	(96%)
IEC	23 (2%)	23 (2%)
Anticalciques dihydropyridines	762 (58%)	773 (58%)
Nitrés	670 (51%)	697 (53%)
Digoxine	206 (16%)	185 (14%)
Amiodarone	413 (31%)	399 (30%)
Anticoagulants	558 (42%)	537 (40%)
Antiplaquettaires		

*Coronarographie non disponible ou pas d'antécédent d'infarctus du myocarde ; pression artérielle systolique ; PAD : pression artérielle diastolique.

Tableau 1 : Caractéristiques initiales des patients

	Placebo (n=1320)	Bisoprolol (n=1327)	Risque relatif (Hazard Ratio) (IC 95%)	p
Critère principal d'évaluation				
Mortalité toutes causes confondues	228 (17%)	156 (12%)	0,66 (0,54-0,81)	<0,0001
Critères secondaires d'évaluation				
• Toutes causes d'hospitalisation	513 (39%)	440 (33%)	0,80 (0,71-0,91)	0,0006
• Toutes morts d'origine cardiovasculaire	161 (12%)	119 (9%)	0,71 (0,56-0,90)	0,0049
• Critère composite	463 (35%)	388 (29%)	0,79 (0,69-0,90)	0,0004
• Arrêt prématuré du traitement	192 (15%)	194 (15%)	1,00 (0,82-1,22)	0,98
Principaux événements				
• Mort subite	83 (6%)	48 (4%)	0,56 (0,39-0,80)	0,0011
• Défaillance cardiaque	47 (4%)	36 (3%)	0,74 (0,48-1,14)	0,17
• Infarctus du myocarde	8 (1%)	7 (1%)	0,85 (0,31-2,34)	0,75
• Autres événements cardio-vasculaires	23 (2%)	28 (2%)	1,17 (0,67-2,03)	0,58
• Mort d'origine non cardio-vasculaire	18 (1%)	14 (1%)	0,75 (0,37-1,50)	0,41
• Mort de cause inconnue	49 (4%)	23 (2%)	0,45 (0,27-0,74)	0,0012
• Hospitalisation pour aggravation de l'insuffisance cardiaque	232 (18%)	159 (12%)	0,64 (0,53-0,79)	0,0001

Tableau 2 : Critère principal et critères secondaires d'évaluation – survenue des principaux événements

Nous avons réalisé des analyses en sous-groupes par cause d'insuffisance cardiaque et en fonction du degré de sévérité initiale de la maladie (fig. 3). La mortalité et les hospitalisations ne différaient pas significativement entre les deux groupes pour aucun des sous-groupes étiologique d'insuffisance cardiaque ou de classe de sévérité.

Les circonstances et les causes des décès sont montrées dans le tableau 2. Il y avait 48 morts subites dans le groupe bisoprolol comparées à 83 dans le groupe placebo (différence de 42 %, p = 0,0011).

Le taux d'hospitalisation pour aggravation de l'insuffisance cardiaque a été réduit de 32 % dans le groupe bisoprolol (p < 0,0001, tableau 2). Il y avait cependant plus d'hospitalisations pour accident vasculaire cérébral dans le groupe bisoprolol que dans le groupe placebo (31 cas contre 16 cas, p = 0,04). Les hospitalisations pour tachycardie ventriculaire et fibrillation ventriculaire étaient significativement moins nombreuses dans le groupe bisoprolol que dans le groupe placebo (6 contre 20, p = 0,006). Les hospitalisations pour hypotension étaient significativement moins nombreuses dans le groupe bisoprolol que dans le groupe placebo (3 contre 11, p = 0,03). Les hospitalisations pour bradycardie étaient plus fréquentes dans le groupe bisoprolol que dans le groupe placebo (14 contre 2, p < 0,004). Le taux de transplantations cardiaques était bas et similaire dans les deux groupes. Le nombre d'hospitalisations ne différait pas significativement pour l'angor, l'infarctus du myocarde et les tachycardies supra-ventriculaires, le choc cardiogénique, ou la revascularisation coronaire.

La dose la plus fréquemment prescrite pendant la phase de maintenance était de 10 mg et avait été atteinte chez 564 patients. Cent cinquante-deux ont atteint 7,5 mg et 176 ont atteint 5 mg. L'effet du traitement n'a pas été significativement différent selon les pays participants.

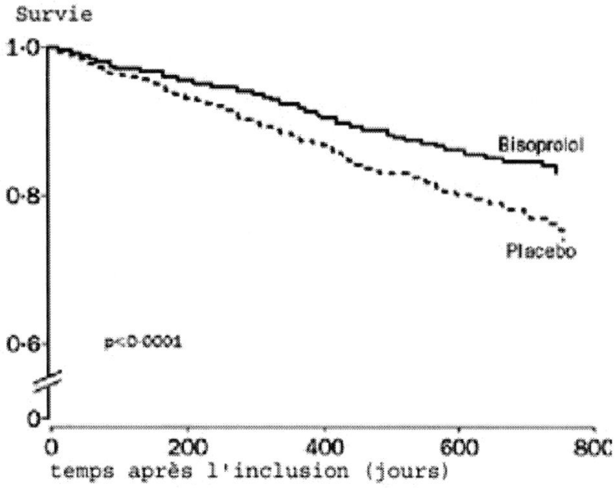

Figure 2 : Courbes de survie

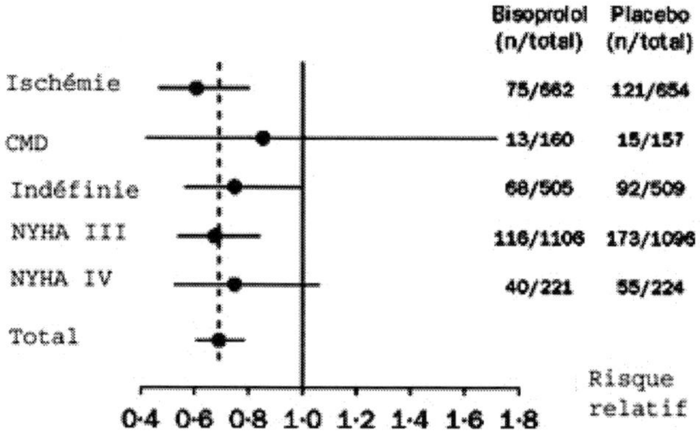

Figure 3 : Risque relatif de l'effet du traitement sur la mortalité par cause et classe fonctionnelle à l'état basal.
CMD : cardiomyopathie dilatée primitive.

Discussion

Le traitement par bêtabloquant s'est révélé bénéfique sur la mortalité toutes causes chez les patients avec insuffisance cardiaque chronique. Un bénéfice a été également constaté pour la morbidité évaluée par les hospitalisations toutes causes et en particulier pour aggravation de l'insuffisance cardiaque.
La taille de l'effet (diminution de 32 % du risque de mort et d'hospitalisation pour insuffisance cardiaque) est en accord avec les résultats des méta-analyses des précédents essais randomisés contre placebo (4). Nos résultats ont été obtenus chez des patients déjà sous diurétiques et IEC, et chez des patients non sélectionnés pour leur tolérance au bisoprolol, puisque nous n'avions pas de période d'observation préalable. Les bénéfices ont été observés quelle que fût la cause de l'insuffisance cardiaque ou la classe NYHA. L'effet le plus important était cependant observé chez des patients initialement en classe III NYHA, avec une cardiopathie ischémique.
En incluant les résultats de cette étude, l'expérience cumulée concernant les bêta-bloquants dans l'insuffisance cardiaque chronique (plus de 6000 patients dans les essais randomisés) approche celle des IEC dans l'insuffisance cardiaque symptomatique (11). Des analyses post-hoc ont également suggéré l'intérêt d'ajouter un bêtabloquant aux IEC après un infarctus du myocarde, mais cette stratégie n'a pas été étayée par des essais randomisés de puissance suffisante pour une évaluation chez les patients avec dysfonction ventriculaire gauche avec ou sans insuffisance cardiaque (12).
Le bénéfice thérapeutique peut être expliqué par l'inhibition des effets potentiellement délétères des mécanismes d'adaptation : le système rénine-angiotensine-aldostérone pour les IEC et l'hyperactivité sympathique pour les bêtabloquants. Le travail cardiaque et la consommation d'énergie sont diminués par la diminution de la charge par les IEC et par la diminution de la fréquence cardiaque sous bêtabloquant et la diminution de la pression artérielle avec les deux classes. Dans cette explication neuro-endocrine, les

IEC inhibent également l'effet toxique direct de l'angiotensine II et de l'aldostérone et les bêta-bloquants préviennent les effets toxiques directs des catécholamines.
L'effet le plus marqué sur la mortalité est la diminution de 42% des morts subites sous bisoprolol associée à la diminution non significative de morts par défaillance de la fonction pompe. Ce résultat suggère que le bisoprolol agisse principalement comme antiarythmique plutôt qu'en agissant sur la fonction myocardique. Etant donné ce qui est déjà connu sur les effets favorables des bêtabloquants sur la fonction et la structure cardiaques, la manière dont nous avons classé les causes de mort devrait être prise en compte. Les morts subites ou celles associées à la défaillance de la fonction pompe avaient une définition stricte. En conséquence, de nombreux décès ont dû être classés de cause inconnue pour les besoins de l'étude. Les décès sans témoin ou sans documentation suffisante et classés de cause inconnue étaient probablement subits et parmi eux certains pouvaient être dus à une défaillance de la pompe. De plus, le bisoprolol était responsable d'un nombre de morts significativement plus bas dans le groupe de décès d'origine inconnue, ce qui plaide en faveur de ce que la plupart des morts de cette catégorie étaient d'origine cardiaque. Ces difficultés de classification étayent la valeur du critère « mortalité de toutes causes » comme le critère de jugement principal dans des études similaires.
La fréquence considérablement plus basse de morts subites chez les patients sous bisoprolol dans notre étude suggère un effet antiarythmique important. Bien qu'une telle différence n'ait pas été observée dans l'étude CIBIS, une tendance semblable a été observée dans les études américaines sur le carvédilol (13). Dans CIBIS, la variabilité de la fréquence cardiaque dépendant du système vagal était plus élevée dans le groupe bisoprolol que dans le groupe placebo, un effet qui a été corrélé à l'amélioration du pronostic après infarctus du myocarde et dans l'insuffisance cardiaque (14-17) . Cette constatation ainsi que le taux significativement plus bas d'hospitalisation pour tachycardie ou fibrillation ventriculaire dans le groupe bisoprolol de CIBIS 2 est en faveur d'un effet potentiellement antiarythmique du médicament.
L'amélioration ou la préservation de la fonction ventriculaire gauche a pu aussi améliorer le pronostic à long terme (4,18). Une augmentation de la fraction d'éjection ventriculaire gauche qui peut être dépendante de la dose a été observée avec d'autre bêta-bloquants. Nous n'avons pas mesuré la fonction ventriculaire gauche de façon répétée, mais dans l'étude CIBIS, l'amélioration du pronostic était significativement liée à l'augmentation de la fraction d'éjection ventriculaire gauche (19). Une méta-analyse des études randomisées a montré une tendance à une meilleure survie avec les agents non sélectifs (4). Ce résultat était essentiellement la conséquence de la mortalité remarquablement plus basse observée dans les essais américains avec le carvédilol (8). En théorie le blocage des récepteurs adrénergiques bêta 1 et bêta 2 devrait conférer une protection plus complète contre les effets délétères des catécholamines mais nos résultats montrent que l'inhibition sélective des récepteurs bêta 1 est suffisante pour diminuer la fréquence des morts subites possiblement associées aux arythmies. Les différences d'effet en fonction des propriétés pharmacologiques des bêtabloquants sont néanmoins importantes et les essais en cours de médicaments comme le bucindolol, le carvédilol et le métoprolol apporteront des renseignements essentiels (20).
Nous avons observé un bénéfice du bisoprolol chez certains patients en classe IV de la NYHA. Néanmoins nous n'avons inclus que des patients stables et l'usage des bêta-bloquants chez des patients non ambulatoires ayant des symptômes de classe IV doit être étudié. L'adjonction d'un bêtabloquant au traitement habituel avec un diurétique et un IEC peut être recommandée chez des patients ambulatoires stables correctement sélectionnés et qui ont une insuffisance cardiaque due à une altération de la fonction systolique ventriculaire gauche. L'utilisation restreinte d'un traitement bêtabloquant après infarctus du myocarde, malgré la somme de preuves fournies par les essais contrôlés randomisés en double aveugle, suggère que l'inquiétude à propos de son innocuité ainsi que la méconnaissance des populations cibles sont fréquentes. La poursuite de l'accumulation d'informations sur les bêtabloquants dans l'insuffisance cardiaque est donc importante puisque la population de patients insuffisants cardiaques est beaucoup moins bien définie que celle des patients avec infarctus du myocarde.
Le traitement bêtabloquant de tous les patients en insuffisance cardiaque devrait être administré de façon progressive en commençant par de petites doses. La dose maximale et la vitesse à laquelle on y parvient doivent être définies de façon plus précise. Il paraît justifié d'utiliser la dose maximale tolérée mais, à présent, les recommandations sur la rapidité d'augmentation des doses ne peuvent être fondées que sur les essais cliniques réalisés.
Les patients avec une insuffisance cardiaque sévère de classe IV, ceux avec une insuffisance cardiaque aiguë au décours d'un infarctus du myocarde et ceux avec une dysfonction ventriculaire gauche asymptomatique sont l'objet d'études en cours avec le carvédilol.
Dans notre étude, la moyenne d'âge était de 61 ans soit une dizaine d'années de moins que chez les patients vus en pratique clinique. De même, la plupart des essais cliniques menés au cours de l'insuffisance cardiaque apportent une information inadéquate sur les effets du traitement chez des patients plus âgés et il y a un besoin fort de données supplémentaires chez ces patients.

ENONCE

1°) Résumer cet article en 254 mots sur la grille fournie
(Objectifs – Méthode – Résultats – Conclusion)

2°) Répondre aux questions suivantes

QUESTION n° 1 :

Quel est le type de l'étude ?

QUESTION n° 2 :

Quels sont les éléments qui permettent de juger de la qualité de la randomisation ?

QUESTION n° 3 :

Quel est l'intérêt d'avoir exclu de l'étude les patients avec HTA non contrôlée, infarctus du myocarde ou angor instable récent ou angioplastie ou pontage aortocoronaire au cours des 6 mois précédents ?

QUESTION n° 4 :

Quel est le critère de jugement principal ? Quels sont les éléments qui vous permettent de juger de sa validité ?

QUESTION n° 5 :

L'arrêt prématuré de cette étude était-il licite ? Justifiez cet arrêt.

QUESTION n° 6 :

Commentez le résultat de l'essai présenté dans la figure 3 concernant le sous-groupe NYHA IV.

QUESTION n° 7 :

Quelles conséquences pratiques thérapeutiques tirez-vous de cette étude pour les insuffisants cardiaques ?

RESUME AVEC COTATION :

Objectif (3 points, 1 point par item)
- Etudier l'efficacité du bisoprolol
- Sur la mortalité toutes causes
- Dans l'insuffisance cardiaque chronique

Méthode (5,5 points)
- Dans un essai thérapeutique (0.5 points)
- Multicentrique (0.25 points)
- Contrôlé (0.5 points)
- Contre placebo (0.25 points)
- Randomisé (0.5 points)
- En double aveugle (0.5 points)
- Chez 2647 patients symptomatiques (0.25 points)
- Stables (0.25 points)
- De stade III ou IV de la classification NYHA (0.25 points)
- Avec une fraction d'éjection ventriculaire gauche de 35% ou moins (0.25 points)
- Et traités par un diurétique et inhibiteur de l'enzyme de conversion de l'angiotensine (0.25 points)
- Un groupe bisoprolol à la dose de 1.25 mg quotidien augmenté progressivement jusque 10mg (0.5 points)
- Un groupe placebo (0.25 points)
- Etude de la mortalité toute cause (0.5 points)
- Analyse en intention de traiter (0.5 points)

Résultats (7,5 points)
- 1327 patients inclus dans le groupe bisoprolol (0.5 points)
- 1320 dans le groupe placebo (0.5 points)
- Suivis en moyenne pendant 1.3 ans (0.5 points)
- L'étude CIBIC-II a été arrêtée prématurément (1 point)
- Après la deuxième analyse intermédiaire (0.5 points)
- Le bisoprolol a diminué significativement la mortalité toute cause (1 point)
- 156 décès [11.8%] contre 228 [17.3%] respectivement dans les groupes bisoprolol et placebo (0.25 points)
- avec un RR de 0.66 (p inférieur à 0.0001) (0.5 points)
- IC95% = [0.54 ; 0.81] (0.5 points)
- Significativement moins de morts subites parmi les patients sou bisoprolol : (1 point)
- 48 [3.6%] contre 83 [6.3%] décès (0.25 points)
- RR = 0.56 (p = 0.0011) (0.5 points)
- IC95% = [0.39 ; 0.80] (0.5 points)

Conclusion (4 points)
- Le traitement par bêta bloquant améliore la survie (1 point)
- Des patients en insuffisance cardiaque stable (1 point)
- Cependant ces résultats ne devraient par être généralisés (1 point)
- Aux insuffisances cardiaques de stade IV / sévères (0.25 points)
- Aux patients qui présentent des pathologies associées (0.25 points)
- Aux patients plus âgés (0.25 points)
- Ou aux défaillances cardiaques récentes (0.25 points)

Question n°1 (12 points)

- Étude thérapeutique
- Prospective
- Longitudinale
- Multicentrique (2 points)
- Randomisée (2 points)
- Contrôlée (2 points)
- En double aveugle (2 points)
- Contre placebo (2 points)
- En groupes parallèles (2 points)

Question n°2 (12 points)

- Randomisation centralisée (3 points)
- Génération informatique de nombres aléatoires (3 points)
- Génération indépendante des centres (3 points)
- Pas de stratification par centre (3 points)

Question n°3 (8 points)

- Homogénéiser la population (4 points)
- Limiter le nombre d'évènements cardiovasculaires sans lien avec l'insuffisance cardiaque (biais de classement) (4 points)

Question n°4 (13 points)

- Mortalité toutes causes confondues (4 points)
- Critère clinique
- Critère objectif (3 points)
- Critère pertinent cliniquement
- Fréquent dans l'insuffisance cardiaque de stade III (3 points)
- Validité des évènements par un comité indépendant en aveugle (3 points)

Question n°5 (14 points)

- OUI (3 points)
- Cette possibilité était prévue a priori par le protocole (analyses intermédiaires) (3 points)
- Etude arrêtée prématurément en raison de l'efficacité nette et précoce du bêta bloquant (3 points)
- Au seuil de 0.0001 alors qu'était exigé un seuil de significativité de 0.001 (2 points)
- Elle permettait d'éviter une perte de chance en privant les malades du groupe placebo d'un traitement qui se révélait efficace (respect de l'éthique) (3 points)

Question n°6 (9 points)

- La figure montre un effet non significatif du bêta bloquant dans ce sous-groupe (3 points)
- Puisque l'intervalle de confiance du risque relatif pour cette catégorie de patients contient 1 (3 points)
- Il peut s'agir d'un manque de puissance du fait d'un faible effectif (3 points)

Question n°7 (12 points)

- Le bisoprolol est bénéfique chez un patient de moins de 80 ans porteur d'une insuffisance cardiaque systolique, stable, de stade III (4 points)
- En terme de réduction de mortalité toute cause
- Mais il existe une difficulté à extrapoler ces résultats à l'ensemble des insuffisants cardiaques (3 points)
- Qui sont en moyenne plus âgés (2 points)
- On ne peut pas conclure pour les NYHA IV (cf. figure III) (2 points)
- Ni pour ceux qui présentaient des pathologies associées faisant partie des critères d'exclusion (1 point)

QUESTIONS	COMMENTAIRES
Général	**La deuxième année voila l'étude thérapeutique.** **Dans ce type d'étude être encore plus rigoureux, n'oubliez aucun mot clé ; les articles thérapeutiques sont très carré, la méthodologie doit être sans reproches.** **Surtout faire attention à la population de l'essai, on n'extrapole pas à toute la population générale** **Dans ce genre d'étude rechercher des conflits d'intérêt, s'ils en existe attention aux conclusions de l'étude !**
1	• Question classique des sujets de LCA. • N'oubliez aucun mot clé ! ils ne seront pas tous cotés mais on ne sait pas lesquels vaudront des points • Pensez au moyen mnémotechnique (l'escarpin, ou un de votre invention)
2	• Une bonne randomisation doit être : ✓ Centralisée ✓ En aveugle ✓ En blocs de taille variable ✓ Informatisée
3	• Intérêt de la restriction de la population et de déterminer un groupe spécifique de patients cibles • Il permet aussi de limiter les biais de confusion parfois • Mais attention un trop grand nombre de critères d'exclusion peut : ✓ Limiter l'extrapolation de l'étude ✓ Rendre l'étude plus longue et donc plus couteuse par difficulté à recruter les patients
4	• Un bon critère de jugement principal doit être : ✓ Clinque ✓ Objectif ✓ Pertinent clinquement ✓ Avec une fréquence de survenue correcte
5	• 3 causes d'arrêt prématuré d'une étude : ✓ Arrêt pour efficaité ✓ Arrêt pour dangerosité ✓ Arrêt pour futilité
6	• Pour commenter un résultat toujours dire s'il est significatif ou non • Si non significatif dire pourquoi (valeur de IC contient 1, p supérieur a 0.05, borne de non infériorité dépassé • Tenter d'expliquer la raison de ce résultat non significatif, la plupart du temps manque de puissance.
7	• On peut reprendre le moyen mnémotechnique PICO, en effet dans les conclusions ne surtout pas omettre la population, le critère sur lequel le médicament est efficace, • La population cible précise doit être expliquée • Tenter de donner une raison à la restriction de cette population

DUREE DU TRAITEMENT ANTICOAGULANT ORAL APRES UN SECOND EPISODE THROMBOEMBOLIQUE VEINEUX

Un traitement anticoagulant oral est habituellement prescrit à la plupart des patients qui ont eu des épisodes de thrombo-embolie veineuse. Deux essais récents multicentriques ont démontré que, si la durée du traitement après un premier épisode thromboembolique était étendue de 3 à 6 mois au lieu de 4 à 6 semaines, le taux de récidive pouvait être réduit, principalement chez les patients qui ont des facteurs de risques permanents. La durée optimale de la prophylaxie secondaire après un second épisode thromboembolique reste inconnue. Dans une étude, les patients ont été stratifiés selon que l'épisode thromboembolique était le premier ou le second, mais le nombre de patients avec deux épisodes était faible et aucune conclusion n'a pu être tirée. En l'absence de données, il a été considéré que le risque de récidive est plus grand après un second épisode qu'après un premier épisode. Soixante pour cent des hôpitaux suédois recommandent que les patients qui ont eu un second épisode de thrombo-embolie veineuse reçoivent un traitement anticoagulant oral pendant 3 à 6 mois voire éventuellement plus ; certains centres recommandent un traitement continu pendant plus de 2 ans. Il a été également suggéré que le traitement anticoagulant oral puisse être poursuivi à vie après une thrombo-embolie veineuse récidivante. Nous avons entrepris cette étude pour comparer la durée d'un traitement anticoagulant oral pendant 6 mois après un deuxième épisode de thrombose veineuse profonde ou d'embolie pulmonaire avec le même traitement poursuivi indéfiniment. Les critères d'évaluation ont été la récidive thrombo-embolique, les complications hémorragiques majeures, le décès durant les 4 années de suivi.

Méthodes

Plan d'étude

La partie de l'étude « durée de l'anticoagulation » (DURAC) que nous décrivons ici était une étude randomisée ouverte du traitement anticoagulant chez les patients ayant eu un deuxième épisode de thrombo-embolie veineuse. Seize centres médicaux de la région centrale de la Suède y ont participé. Tous les patients consécutifs ayant plus de 15 ans qui ont eu une embolie pulmonaire aiguë ou une thrombose des veines profondes de la jambe, des veines iliaques ou les deux, ont été inclus. Les procédures diagnostiques ont été décrites précédemment dans une autre étude. Brièvement, le diagnostic a été fondé sur les résultats de la phlébographie dans les cas de thrombose des veines profondes et sur les résultats de l'angiographie ou la combinaison de la radiographie thoracique et de la scintigraphie de ventilation/perfusion du poumon dans les cas d'embolie pulmonaire. Les critères d'exclusion ont été les mêmes que ceux de l'étude des patients avec un premier épisode de thrombo- embolie veineuse. Un consentement éclairé oral a été obtenu de tous les patients avant l'entrée dans l'étude. La randomisation centralisée qui a été stratifiée seulement par centre a eu lieu à la fin de l'hospitalisation. Le schéma d'allocation du traitement a été généré par ordinateur, par blocs de 10 patients qui recevaient un traitement anticoagulant oral pendant 6 mois ou indéfiniment. La durée du traitement a été comptée à partir de la date à laquelle un temps de prothrombine stable a été obtenu dans la zone d'efficacité retenue.

Traitement anticoagulant

Le traitement initial de la thrombo-embolie veineuse a consisté en un traitement par héparine non fractionnée ou de bas poids moléculaire administrée par voie intraveineuse ou sous cutanée pendant au moins 5 jours (jusqu'à ce que le taux de prothrombine soit situé dans l'intervalle retenu pendant 2 jours). Si le médecin traitant pensait que cela était indiqué, un traitement thrombolytique pouvait être prescrit au début de l'étude. Il a été prescrit des bas de contention aux patients ayant une thrombose veineuse profonde. Il leur a été conseillé de les utiliser dans la journée pendant au moins une année. Le traitement anticoagulant par warfarine ou dicoumarol a été habituellement débuté au même moment que le traitement par héparine. Le taux efficace choisi pour l' « international normalized ratio » (INR) était compris entre 2,0 et 2,85 en partie parce qu'une étude pilote avait montré un excès de complications hémorragiques quand

l'INR était supérieur à cet intervalle. L'analyse du temps de prothrombine a été réalisée comme précédemment décrit. Quand un temps de prothrombine stable à l'intérieur de l'intervalle visé a été obtenu, le test a été répété chaque semaine pendant les 3 premières semaines et ensuite toutes les 4 semaines au minimum. Le traitement anticoagulant oral a été arrêté après 6 mois, sans diminution progressive chez les patients du groupe « 6 mois de traitement », habituellement au moment de la visite du 6ème mois. Avant que le traitement anticoagulant ait été initié, nous avons obtenu des échantillons de plasma des patients qui avaient moins de 50 ans et de ceux qui avaient une histoire familiale de thrombo-embolie veineuse pour mesurer l'anti- thrombine, la protéine
C, la protéine S comme décrit précédemment. Les patients étaient informés qu'ils devaient s'abstenir d'analgésiques contenant de l'aspirine et en cas de nécessité d'un traitement anti-inflammatoire d'utiliser uniquement l'ibuprofène. Tous les patients ont été informés des symptômes de thrombose des veines profondes et d'embolie pulmonaire. Ils devaient se présenter immédiatement au service d'urgence si de tels symptômes apparaissaient. Il a été demandé aux patients recevant un traitement anticoagulant oral de rapporter également toute complication hémorragique. Les évaluations au cours du suivi étaient effectuées par les investigateurs ou par des infirmières spécialement entraînées. Ces évaluations avaient lieu après 1 mois et demi, 3, 6, 9, 12, 24, 36, 48 mois après la randomisation. A chaque visite, les patients étaient interrogés sur l'apparition de nouveaux symptômes de thrombo-embolie veineuse et on recherchait une hémorragie quand ils étaient toujours sous anticoagulant. Les symptômes de la thrombose veineuse profonde et de l'embolie pulmonaire leur étaient rappelés ainsi que le fait de venir en consultation d'urgence si de tels symptômes apparaissaient et de signaler des épisodes de saignement.

Critères d'évaluation

Les critères d'évaluation principaux de l'étude ont été les hémorragies majeures, les récidives thromboemboliques et le décès pendant la période de 4 ans de surveillance. Les hémorragies majeures étaient définies par des épisodes de saignement entraînant le décès ou nécessitant une hospitalisation, des traitements avec des produits sanguins ou de la vitamine K, ou n'importe quelle combinaison de ces évènements. Les thrombo-embolies récidivantes étaient objectivées par les mêmes méthodes que les épisodes primitifs. De plus, pour être confirmée, une thrombose des veines profondes devait être caractérisée par un des signes suivants : thrombus de la jambe contro-latérale, thrombus d'une autre veine profonde du même membre inférieur que la thrombose d'origine, thrombus de la même veine que l'événement d'origine avec une extension proximale d'au moins 5 cm si la limite supérieure du thrombus d'origine avait été visualisée ou, si la limite supérieure du thrombus d'origine n'avait pas été déterminée, la présence d'un défect intraluminal entouré de produit de contraste. La récidive de l'embolie pulmonaire devait être confirmée par de nouveaux défects de perfusion à la scintigraphie. L'embolie pulmonaire mortelle devait être confirmée
par autopsie. La phlébographie initiale et les phlébographies ultérieures chez les patients ayant eu une récidive confirmée ou non confirmée de thrombose veineuse profonde ainsi que les scintigraphies des poumons chez les patients ayant une embolie pulmonaire ont été revues par un médecin indépendant de l'étude qui ne connaissait pas le protocole thérapeutique et l'ordre des examens. Les patients perdus de vue étaient recherchés
régulièrement sur le registre national des décès ; aucun décès n'a été omis. Les noms ont été également croisés avec le registre des hospitalisations. Un comité indépendant a revu le nombre de patients inclus et le nombre d'évènements correspondant aux critères d'évaluation principaux à deux reprises pendant l'étude. Le comité avait ordre de faire arrêter
l'étude en cas d'une différence significative des taux d'hémorragies majeures entre les deux groupes.

Analyse statistique

Pour le calcul du nombre de malades nécessaires dans chacun des groupes traités, nous avons considéré un risque de récidive de 1 % parmi les patients recevant un traitement anti- coagulant oral et de 5 % parmi ceux ne recevant pas un tel traitement ou une incidence cumulée après 4 ans de 4 % et de 18 % respectivement. Avec une erreur alpha de 5% et bêta de 20% en formulation bilatérale, 88 malades étaient nécessaires par groupe ; si l'on considérait que 20 % des malades allaient être perdus de vue, le recrutement de 110 malades par groupe était nécessaire. Toutes les analyses statistiques ont été faites en intention de traiter, bien que certains patients dans les 2 groupes aient reçu un traitement anti- coagulant pour des périodes plus courtes ou plus longues que celles indiquées dans le protocole et bien qu'il ait été découvert un cancer chez certains patients après la randomisation. Pour les analyses statistiques nous avons utilisé le test de Wilcoxon, le test du log-rank et le test exact de Fisher. L'étude a été approuvée par les comités d'éthiques régionaux et locaux.

Résultat

L'inclusion des patients a été réalisée entre le 12 avril 1988 et le 18 avril 1991. Durant cette période, 227 patients ont été randomisés dans les deux groupes de traitement. Deux patients inclus dans le groupe anticoagulant de durée indéfinie ont été suspectés d'avoir un déficit congénital en protéine C ; mais étant donné les difficultés à confirmer ce diagnostic durant le traitement ils n'ont pas été retirés de l'étude. Aucun déficit congénital en protéine S, ni de déficit en antithrombine n'a été détecté. Selon les registres qui ont été disponibles pour 12 des 16 centres médicaux correspondant à 84 % des patients (191 sur 227), 63 % des patients évalués ont été inclus (191 sur 301). Les patients pour lesquels les registres étaient manquants se répartissaient de la même façon entre les 2 groupes. Cinq patients éligibles n'ont pas été inclus par manque de temps. Sur les 227 patients recrutés pour l'étude, 111 ont été affectés dans le groupe « traité pendant 6 mois » et 116 dans le groupe de « traitement durée indéfinie ». Les groupes traités étaient similaires à l'entrée (tableau 1). Dans le groupe traité pendant 6 mois, 10 patients ont reçu le traitement pour une durée plus longue que celle qui avait été prévue (1 à 42 mois de plus) ; ainsi il résulte que la durée moyenne de traitement anticoagulant était de 7,7 mois dans ce groupe. Dans le groupe assigné à un traitement de durée indéfinie, 26 patients ont eu des durées de traitement plus courtes (1 à 43 mois plus courtes) ; il en a résulté une durée moyenne de traitement de 42,7 mois durant les 4 années de surveillance. La principale cause de ces déviations a été le refus des patients d'adhérer au protocole. Les pourcentages de patients qui se sont soumis aux instructions d'utilisation des bas de contention ont été, à 3 mois, de 95 % dans le groupe traité pendant 6 mois, de 94 % pour le groupe traité pendant une durée indéfinie. A 12 mois, ces pourcentages étaient de 82 % et 77 % respectivement ; à 24 mois, ils étaient de 55 % et 43% ; à 48 mois, ils étaient de 38% et 37%. Il n'y avait pas de différence significative dans ces taux entre les groupes. Durant les 4 années de suivi, 26 patients sont décédés et 14 % sont sortis de l'étude. Les critères d'évaluation principaux sont indiqués dans le tableau 2. Il n'y avait pas de différence significative dans la mortalité entre les deux groupes traités. Aucun cas d'embolie pulmonaire fatale n'a été confirmé bien que ceci ait été suspecté chez un patient dans le groupe traité 6 mois qui est décédé brutalement à 27 mois. Il y avait une tendance à un nombre d'hémorragies importantes plus élevé dans le groupe de traitement anticoagulant de durée indéfinie. Dans le groupe traité pendant 6 mois, seule une des 3 hémorragies majeures est survenue durant le traitement anticoagulant (un épisode de saignement vaginal facilité par un cancer occulte). Les deux autres épisodes étaient des hémorragies cérébrales survenant, à 14,5 et 18 mois après l'arrêt du traitement ; un a été fatal. Dans le groupe recevant un traitement anticoagulant pendant une période indéfinie, il y a eu une hémorragie sous arachnoïdienne fatale, un cas de pancréatite hémorragique fatale et un épisode d'épistaxis sévère nécessitant une hospitalisation, 3 hémorragies gastro-intestinales (2 ont nécessité des transfusions), 2 épisodes d'hématurie nécessitant une hospitalisation (1 de ces épisodes étant survenu après une cystoscopie), un hématome sous cutané post- traumatique nécessitant une hospitalisation, et un épisode de saignement intra-abdominal traité par transfusion. Chez 5 de ces patients avec complications hémorragiques, l'intensité de l'anticoagulation était plus importante que le taux d'anticoagulation prévu au moment de l'admission (leur INR se trouvant entre 3,7 et 6,7). Aucun des patients ayant une hémorragie n'a reçu de vitamine K seule sans hospitalisation. La différence dans le taux de récidive des thrombo-embolies veineuses entre le groupe traité pendant 6 mois (20,7 % ; intervalle de confiance à 95 % de 13,1 à 28,3 %) et le groupe recevant un traitement de durée indéfinie (2,6 % ; intervalle de confiance à 95 % de 1,1 à 4,1 %) était significatif ($P < 0,001$) après 4 ans de surveillance.

La probabilité cumulée de récidive est montrée sur la figure 1. Dans le groupe traité pendant 6 mois il y avait une accumulation progressive d'évènements récurrents répartis dans la période de 3 ans et demi après l'arrêt du traitement anticoagulant. Dans le groupe traité par anticoagulation pendant une période indéfinie il y avait seulement 3 épisodes de récidive thrombo-embolique (aux mois 26ème, 29ème et 42ème). Tous sont survenus 1 à 10 mois après l'arrêt prématuré du traitement anticoagulant. Il n'y a donc pas eu de récidive durant le traitement anticoagulant dans aucun des groupes. Un des 3 évènements a été fatal : une thrombose de la veine mésentérique vérifiée par laparotomie chez un patient ayant un diabète et une cirrhose du foie chez qui le traitement anticoagulant a été arrêté prématurément après 28 mois, 1 mois avant que l'événement ne survienne. Les autres récidives consistaient en 8 cas d'embolie pulmonaire et 8 cas de thrombose veineuse profonde dans le même membre inférieur que celui diagnostiqué au départ et 9 dans la jambe contro-latérale. Aucune des récidives n'est survenue pendant une situation à haut risque (par exemple après chirurgie ou immobilisation du patient). Trois des récidives (toutes celles du groupe traité pendant 6 mois) ont été détectées à la visite de surveillance, les autres cas quand les patients sont venus à la consultation d'urgence parce qu'ils avaient de nouveaux symptômes. Chez 6 patients dans le groupe traité pendant 6 mois et 2 dans le groupe assigné à un traitement de durée indéfinie qui sont venus à la consultation d'urgence en raison de nouveaux symptômes, les phlébographies et les scintigraphies pulmonaires n'ont pas pu démontrer de récidive. Quatre patients additionnels (tous dans le groupe traité pendant 6 mois) ont été hospitalisés en raison de nouveaux symptômes ou de défects intraluminaux à la phlébographie (2 patients) ou d'anomalie de perfusion du poumon à la scintigraphie pulmonaire (2 patients). Dans une relecture ultérieure, ces anomalies ne répondaient pas aux critères de récidive, aussi ils n'ont pas été inclus dans les analyses statistiques. Soixante deux pour cent des temps de prothrombine étaient dans l'intervalle correspondant à un traitement anticoagulant oral (INR de 2,0 à 2,85).

Discussion

Peu de données sont disponibles concernant la durée du traitement anticoagulant au décours d'un second épisode de thrombo-embolie veineuse ce qui nous a conduit à mener cette étude. Quoiqu'un traitement anticoagulant à long terme ait été recommandé après des épisodes récidivants de thrombo-embolie veineuse, il y a une crainte justifiée que des complications hémorragiques majeures puissent en résulter. Avec une intensité d'anticoagulation correspondant à un INR compris entre 2 et 3, la survenue de saignements majeurs ou fatals est de 0,6 à 0,7 % par mois. Dans l'étude présentée la durée totale d'anticoagulation pendant 4 ans de suivi a été de 5561 personnes-mois. Il y a eu 11 hémorragies majeures durant le traitement correspondant à une incidence mensuelle de 0,2 %. Les comparaisons avec les résultats des études précédentes doivent être faites avec beaucoup de précautions en raison de différences notables dans les définitions des hémorragies majeures. En prenant en compte les hémorragies importantes qui sont survenues même en dehors d'un traitement anticoagulant, les différences d'incidence d'accidents hémorragiques entre les 2 groupes étudiés ne témoignaient que d'une tendance statistique. Il y a également la possibilité de biais résultant de la sous estimation de l'incidence des hémorragies dans le groupe traité pendant 6 mois car ces patients n'ont pas été interrogés aussi activement à propos des hémorragies survenues après l'arrêt du traitement anti- coagulant. Le risque de récidive thromboembolique était d'autre part significativement réduit quand le traitement anticoagulant oral était poursuivi indéfiniment. Nous avons essayé de minimiser le risque de biais dû au caractère non aveugle de l'étude en faisant relire les phlébographies et les scintigraphies pulmonaires par un observateur indépendant, en aveugle par rapport aux traitements mis en oeuvre. De plus, toutes les récidives sauf 3 ont été détectées par des médecins qui n'étaient pas partie prenante dans l'étude. L'intensité d'anticoagulation que nous avons utilisée (INR compris entre 2 et 2.85) a semblé efficace, puisqu' aucun patient n'a eu de récidive confirmée sous anticoagulant. Le résultat par conséquent suggère qu'un traitement prolongé de prophylaxie secondaire est efficace chez les patients qui ont des récidives thrombo-emboliques et ne s'accompagne pas d'un risque élevé de complications hémorragiques. Cependant la survenue d'hémorragies chez les patients recevant un traitement anticoagulant ne peut pas être négligée. Nos résultats indiquent que si 100 patients étaient traités indéfiniment au lieu de 6 mois seulement, 0,43 épisode thromboembolique pourrait être prévenu chaque mois pour un coût de 0,2 hémorragie majeure chaque mois (bien qu'elles ne soient pas toute causées par le traitement anticoagulant). Il serait donc intéressant de vérifier si la réduction de l'intensité de l'anticoagulation (avec une cible d'INR comprise entre 1,5 et 2) pourrait éliminer le risque de saignement, tout en continuant d'offrir le même effet protecteur. Nos résultats ne permettent pas d'indiquer quels sous-groupes de patients pourraient spécifique- ment nécessiter un traitement anticoagulant prolongé, du fait entre autres d'un effectif limité dans cette étude.

Tableaux et figures de l'article :

Tableau 1 : Caractéristiques des patients à l'inclusion en fonction de la durée du traitement

Caractéristiques	6 mois (N = 111)	Traitement de durée indéfinie (N = 116)
Age (en années) (m+/- SD)	65,0 ± 12,4	64,0 ± 12,5
Années depuis l'épisode thrombo-embolique (m+/- SD)	8,1 ± 11,8	6,4 ± 7,2
	Nombre (%)	
Homme	70 (63)	68 (59)
Type de l'accident initial		
Embolie pulmonaire	17 (15)	17 (15)
Thrombose veineuse profonde	94 (85)	99 (85)
Thrombose veineuse proximale	68 (72)	65 (66)
Site de l'épisode précédent de thrombose veineuse profonde	54 (59)	45 (47)
Jambe homolatérale		
Jambe controlatérale	37 (41)	50 (53)
Facteur de risque temporaire *	22 (20)	21 (18)
Découverte en cours d'étude d'un cancer	8 (7)	8 (7)
Histoire familiale de thrombo-embolie	24 (22)	22 (19)
Traitement thrombolytique	4 (4)	4 (3)
Traitement avec une héparine de bas poids moléculaire	3 (3)	8 (7)

* Les facteurs de risque temporaire étaient entre autres la chirurgie, les traumatismes, une immobilisation temporaire, un voyage, une grossesse. Les facteurs de risque permanent étaient la thrombo-embolie idiopathique et l'insuffisance veineuse.

Tableau 2 : Fréquence de survenue des critères principaux d'évaluation, à 4 ans selon la durée du traitement.

Critère d'évaluation	6 mois (N = 111)	Indéfinie (N = 116)	Risque relatif (IC 95 %)	p
Hémorragie majeure	3 (2,7)	10 (8,6)	0,3 (0,1 – 1,1)	0,084
Récidive	23 (20,7)	3 (2,6)	8,0 (2,5 – 25,9)	< 0,001
Récidive dans des hôpitaux (registre)	21 (22,1)	3 (3,1)	7,1 (2,2 – 22,9)	< 0,001
Décès	16 (14,4)	10 (8,6)	1,7 (0,8 – 3,5)	0,21

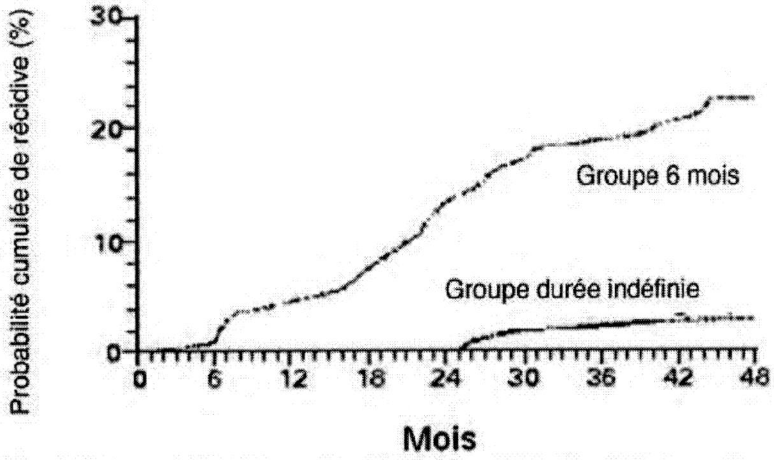

Figure 1 : Probabilité cumulée de récidive thromboembolique après un second épisode en fonction de la durée prescrite du traitement anticoagulant.

ENONCE

1°) Résumer cet article en 254 mots sur la grille fournie en suivant le plan : Objectif – Méthode – Résultats – Conclusion (soit 254 cases).

2°) Répondre aux questions suivantes

QUESTION n° 1 :

Quel est le type de l'étude ? Détaillez.

QUESTION n° 2 :

Décrivez et critiquez éventuellement les modalités du consentement des patients à l'étude.

QUESTION n° 3 :

Y a-t-il une différence de mortalité entre les deux groupes ?

QUESTION n° 4 :

Comment interprétez vous la phrase de la discussion sur la tendance aux hémorragies majeures dans le groupe traité sur une longue période ? Comment aurait-on pu infirmer ou confirmer cette tendance ?

QUESTION n° 5 :

Si au lieu de faire une analyse en intention de traiter (ITT) on avait fait une analyse en fonction du traitement réellement effectué, cela aurait-il pu modifier les conclusions concernant l'efficacité ? Justifiez.

QUESTION n° 6 :

Quelles sont les limites à l'application des résultats de cette étude à la population générale ?

RESUME AVEC COTATION :

Objectif (3 points, 1 par item)

- Comparaison de 2 durées de traitement / 6 mois versus durée indéfinie / continue
- Anticoagulant
- Après un deuxième épisode thromboembolique veineux / de thrombose veineuse profonde / d'embolie pulmonaire

Méthode (7 points , 1 par item)

- Essai / étude multicentrique / sur plusieurs centres randomisée
- Ouverte / sans aveugle
- Comparant 6 mois d'anticoagulation orale versus un traitement en continu pendant toute la durée de l'essai / un traitement en continu
- Après un second épisode thrombo embolique veineux / chez les patients présentant un antécédent et un nouvel épisode d'évènement thrombo embolique veineux
- 3 critères de jugement principaux : récidive thrombo embolique, hémorragie majeure, mortalité
- Intention de traiter
- Après 4 ans de suivi

Résultats (8 points, 1 par item)

- 111 patients inclus dans le groupe 6 mois et 116 dans le groupe thérapie continue
- Récidive, nouvel épisode thrombo embolique veineux : 23 dans le groupe 6 mois (20.7%) et 3 dans le groupe thérapie continue (2.6%)
- Le risque relatif de récidive du groupe 6 mois par rapport au groupe thérapie continue est de 8.0
- IC95% = [2.5 ; 25.9]
-
- 3 hémorragies majeures dans le groupe 6 mois (2.7%) versus 10 dans l'autre (8.6%)
- le risque relatif du groupe 6 mois d'hémorragie grave par rapport au groupe thérapie continue était de 0.3
- IC95% = [0.1 ; 1.1]
- Il n'existait pas de différence statistiquement significative de mortalité entre les 2 groupes / augmentation non significative

Conclusion (2 points, 1 par item)

- Réduction du risque de récidive thrombo embolique par une thrombolyse prolongée / continue / sur 4 ans / efficacité du traitement continu / prolongé sur le risque de récidive
- Tendance à un risque plus élevé / augmentation du risque non significative / pas de risque élevé de survenue d'hémorragie majeure

Question n°1 (12 points)

- Etude thérapeutique
- Prospective
- Longitudinale
- Contrôlée
- Essai randomisé / tirage au sort (4 points)
- En ouvert / pas d'aveugle (3 points)
- En 2 groupes parallèles (3 points)
- Multicentrique (2 points)
- De supériorité
- En intention de traiter

Question n°2 (16 points)

- Consentement orale (4 points)
- Consentement écrit préférable (obligatoire) (4 points)
- Avant inclusion, a priori (2 points)
- Après information orale et écrite (consentement éclairé) (4 points)
- Et avec un délai de réflexion (2 points)

Question n°3 (10 points)

- Pas de différence significative en terme de mortalité (4 points)
- p = 0.21 (3 points)
- p supérieur à 0.05
- L'intervalle de confiance du RR contient 1 (3 points)
- RR = 1.7   IC95% = [0.8 ; 3.5]

Question n°4 (16 points)

- Il existe une tendance non significative en faveur de plus d'hémorragie dans le groupe traité (4 points)
- Une augmentation du risque hémorragique dans ce groupe est cependant plausible / vraisemblable (2 points)
- Elle n'a pas atteint la significativité statistique probablement par manque de puissance (4 points)
- Il aurait fallu inclure plus de patients (2 points)
- Et / ou allonger la durée de l'étude pour observer plus d'évènements (2 points)
- Biais de recueil de l'information des hémorragies différentiel entre les 2 groupes (2 points)

Question n°5 (11 points)

- Non, cela n'aurait pas modifié les conclusions de l'étude concernant l'efficacité (3 points)
- Une analyse per protocole (2 points)
- Aurait maximisé la différence entre les 2 groupes (3 points)
- Puisque la durée de traitement aurait été plus longue dans le groupe durée indéfinie et plus courte dans le groupe durée 6 mois (3 points)

Question n°6 (15 points)

- Etude réalisée dans un pays étranger / un seul pays (3 points)
- Etude ancienne (2 points)
- Faible pourcentage de patient sous HBPM / Le contexte thérapeutique a évolué depuis (3 points)
- Les méthodes diagnostiques ont évoluées (mesure du critère de jugement principal) (3 points)
- Meilleur suivi clinique et biologique dans la vraie vie (4 points)

QUESTIONS	COMMENTAIRES
Général	**Une nouvel fois un article de thérapeutique** **C'est le troisième article présenté cette année la, les épreuves ayant été annulées 2 fois**
1	• La question type « quelle est le type d'article ? » • Une nouvelle fois soyez méthodiques et n'oubliez aucun mot clé, on ne sait jamais ce qui sera conté le jour J
2	• Un consentement doit être : ✓ oral ET écrit signé ✓ éclairé ✓ donné avant l'entrée dans l'étude ✓ après information orale ET écrite claire loyale et adaptée à la compréhension du patient ✓ peut être retiré à tout moment de l'étude
3	• **Se servir du tableau** c'est beaucoup plus clair et facile à trouver, le jour J le temps vous est compté
4	• Une nouvelle fois s'aider du tableau des résultats pour analyser le chiffre portant sur les hémorragies • **Voir que le résultat n'est pas statistiquement significatif** • Toujours se dire qu'un résultat peut ne pas être significatif non pas parce qu'il n'existe pas de différence mais parce que la puissance de l'étude n'est pas assez importante pour mettre cette différence en évidence • En LCA on demande aussi quelque connaissances médicales et une réflexion, c'est pourquoi on ne peut vous interroger que sur des items au programme ; ici savoir dire qu'une augmentation de risque d'hémorragies est cliniquement possible si on augmente la durée d'anticoagulation
5	• **Ne pas oublier les différences analyse per protocole vs intention de traiter !** • **Intention de traiter est le gold standard des études de supériorité** • **L'analyse per protocole ne prend en compte que les patients ayant bien reçu leur traitement, elle majore donc les différences d'efficacité, c'est le gold standard des études de non infériorité** **<u>Moyen mnémotechnique</u> (pas terrible je sais mais il m'a bien aidé) :** ***non infériorité / per protocole*** **(en 2 mots à chaque fois)**
6	• Limites d'une étude, souvent il en existe certaines qui sont indiquées dans la partie discussion • Après faire preuve de logique : l'étude date de 1988, la médecine a évoluée depuis !

ARTICLE 6 : LCA ECN 2012

Comparaison amoxicilline associée à l'acide clavulamique versus appendicectomie pour le traitement de l'appendicite aiguë non compliquée : étude ouverte randomisée contrôlée de non-infériorité

Introduction

L'appendicite aiguë (AA) reste la première cause d'intervention chirurgicale chez les patients hospitalisés pour douleur abdominale aiguë. Dans environ 20 % des cas, l'AA se complique, aboutissant à une péritonite localisée ou généralisée. Néanmoins, la plupart des cas ne sont pas compliqués. Bien que l'appendicectomie en urgence reste le traitement de référence pour l'AA non compliquée, plusieurs études dont quatre essais randomisés ont suggéré qu'un traitement antibiotique puisse guérir une AA ou puisse constituer le traitement de première intention. Les limites méthodologiques des études antérieures ont restreint la pertinence de leurs résultats de sorte que la stratégie actuelle de traitement de l'AA n'a pas été modifiée. Bien que l'appendicectomie en urgence soit bien tolérée par la plupart des patients, elle est néanmoins associée à un risque de complications post-opératoires chez 2 à 23 % des patients. De plus, le taux de réadmission à 10 ans pour occlusion intestinale directement liée à des brides post-opératoires, est de 3 %. Eviter l'appendicectomie d'urgence en cas d'appendicite non compliquée pourrait donc améliorer le rapport bénéfice / risque du traitement de l'AA. Nous avons comparé les résultats du traitement associant amoxicilline + acide clavulanique (AC : Augmentin®) à ceux de l'appendicectomie en urgence chez un groupe de patients présentant une AA non compliquée sur les données du scanner.

<u>Méthodes</u>

Patients

Nous avons conduit une étude randomisée, contrôlée, ouverte de non-infériorité. L'étude a été conduite dans six services et a reçu l'approbation du comité d'éthique. Tous les patients ont donné leur consentement éclairé par écrit.

Tous les adultes, se présentant aux urgences pour suspicion d'AA, ont été évalués pour inclusion potentielle dans l'étude. Les patients étaient exclus en cas de présence d'un des critères suivants : âge < 18 ans, traitement antibiotique dans les 5 jours précédents, allergie aux bêta-lactamines, intolérance connue à l'AC (nausées, vomissements), traitement en cours par corticostéroïdes ou anti-coagulants, antécédents de maladie inflammatoire de l'intestin, grossesse en cours, espérance de vie de moins d'un an, allergie aux produits de contraste iodés, créatinine plasmatique ≥ 200 µmol/L ou incapacité à comprendre l'information concernant le protocole ou à signer le formulaire de consentement.

Les patients éligibles pour inclusion ont été informés du protocole et invités à participer. Après obtention du consentement éclairé, un scanner a été réalisé. Le diagnostic d'AA non compliquée était affirmé par cet examen.

Le diagnostic final d'AA non compliquée nécessitait la visualisation nette de l'appendice avec un appendice de diamètre supérieur à 6 mm et une absence d'opacification de l'appendice après administration de produit de contraste par voie basse.

Il devait y avoir également l'absence de tout signe d'AA compliquée de péritonite : clarté gazeuse extra digestive, collection péri-appendiculaire, ou épanchement intra-péritonéal disséminé.

Tirage au sort

Le traitement des patients suspects d'AA non compliquée (appendicectomie ou traitement médical par AC) a été attribué par tirage au sort informatisé, stratifié sur le centre.

Procédures

Dans les deux groupes de traitement, les patients étaient évalués deux fois par jour en hospitalisation. Ils sortaient de l'hôpital après disparition de la douleur, de la fièvre et de tout symptôme digestif. Dans le groupe chirurgie, l'appendicectomie était pratiquée selon la technique usuelle du chirurgien (incision de Mc Burney ou laparoscopie). Les patients recevaient une injection de deux grammes d'AC à l'induction anesthésique et n'en recevaient plus après, à moins qu'un diagnostic d'AA compliquée n'ait été porté lors de l'intervention, auquel cas ils recevaient des antibiotiques en post opératoire.

Les patients du groupe traitement antibiotique recevaient de l'AC (3 à 4 grammes par jour selon le poids) administré par voie veineuse chez ceux qui présentaient nausées ou vomissements et par voie orale chez les autres. Le choix de cette association antibiotique était justifié par son efficacité dans le traitement ambulatoire de la sigmoïdite non compliquée. Si les symptômes et la défense abdominale ne disparaissaient pas dans les 48 heures une appendicectomie était pratiquée immédiatement. Si la douleur et la fièvre s'amendaient rapidement, les patients sortaient de l'hôpital et continuaient le même antibiotique à la même dose, à domicile, pendant 8 jours, date à laquelle ils étaient revus à l'hôpital. La persistance de douleur ou de fièvre conduisait à un nouveau scanner et éventuellement à une appendicectomie. En l'absence de ces symptômes, une élévation persistante des leucocytes sanguins ou une augmentation du taux de CRP conduisaient à l'extension du traitement antibiotique pendant huit jours supplémentaires. La persistance de ces anomalies biologiques au 15ème jour conduisait à pratiquer l'appendicectomie sans refaire de scanner. Tous les patients étaient revus en consultation à J15, J30, J90, J180 et J360.

L'examen histologique de l'appendice était effectué après chaque appendicectomie permettant le diagnostic définitif d'AA. Le critère de jugement principal dichotomique était la survenue d'une péritonite dans les trente jours suivants l'inclusion. Dans le groupe traitement antibiotique, ce diagnostic était fait soit au cours de l'appendicectomie lorsqu'une appendicite compliquée était diagnostiquée, soit par le scanner post-opératoire. Dans le groupe chirurgie, le diagnostic de péritonite post opératoire était fait par le scanner chez des patients présentant de la fièvre, une douleur abdominale, une hyperleucocytose et un taux élevé de CRP.

Les critères de jugement secondaires étaient le nombre de jours post-opératoires avec une douleur évaluée par échelle visuelle analogique (EVA) d'intensité supérieure ou égale à 4 sur une échelle de 10, la durée d'hospitalisation et d'arrêt de travail, l'incidence à un an de complications autres que la péritonite (abcès de paroi, hernie du site opératoire, occlusion sur bride), récidive de l'appendicite après le traitement antibiotique (appendicectomie réalisée entre trente jours et un an de suivi, avec diagnostic confirmé).

Analyse statistique

Cette étude était basée sur l'hypothèse que le traitement antibiotique ne serait pas inférieur à l'appendicectomie en terme de critère de jugement primaire, avec l'utilisation d'un seuil de non-infériorité défini *a priori*, la limite supérieure de l'intervalle de confiance à 95 % de la différence des taux ne devant pas excéder 10 %.

Nous avions calculé que le nombre de sujets nécessaires devait être de 200 patients. Cependant, nous avons décidé d'inclure 250 patients pour tenir compte des perdus de vue possibles.

L'analyse des résultats a été faite à la fois en intention de traiter et en per protocole.

L'analyse principale de non-infériorité de cet essai comparait les taux de péritonite survenant dans les 30 jours suivant le début du traitement dans les deux groupes d'étude.

La comparaison des durées était faite par le test de Wilcoxon. Tous les tests étaient bilatéraux et non ajustés.

De plus, les facteurs pronostiques de complication de l'appendicite ont été étudiés chez les patients qui ont eu une appendicectomie. Pour le groupe traitement antibiotique, les facteurs prédictifs d'absence d'amélioration ou de récidive de l'appendicite ont été également étudiés. Des modèles de régression logistique univariés ont été utilisés pour mesurer l'association entre ces évènements et les caractéristiques initiales des patients.

Rôle du promoteur

Le promoteur de l'étude n'a pas joué de rôle dans le choix du schéma de l'étude, le recueil des données, l'analyse des données, l'interprétation des résultats et l'écriture du rapport. Les auteurs avaient accès à l'ensemble des données de l'étude et avaient la responsabilité finale de la soumission pour publication.

Résultats

Deux cent quarante trois patients âgés de 18 à 68 ans ont été inclus dans l'étude entre le 11 mars 2004 et le 16 janvier 2007. Quatre ont refusé de participer à l'étude précocement après la randomisation. La population en intention de traiter comportait donc 239 patients. Le tableau I montre les caractéristiques initiales de ces patients.

Le tableau II montre l'incidence des critères primaires et l'incidence des appendicites compliquées dans les 30 jours après le début du traitement dans la population en intention de traiter. La péritonite dans les 30 jours suivant l'intervention était significativement plus fréquente dans le groupe traitement antibiotique que dans le groupe chirurgie.

Vingt-quatre (10%) des 239 patients n'ont pas été suivis pendant la durée prévue d'un an. Onze ont été exclus après relecture du scanner. Les 204 patients restants ont constitué la population per protocole. Les critères de jugement principaux étaient manquants pour 9 patients (4 dans le groupe traitement antibiotique et 5 dans le groupe chirurgie).

Pour les critères secondaires, à savoir, la durée médiane de douleur sévère, la durée d'hospitalisation et la durée d'arrêt de travail, il n'y avait pas de différence significative entre les deux groupes (tableau III). Les autres complications post opératoires comportaient l'abcès de paroi (2 sur 120 dans la groupe traitement antibiotique contre 1 sur 119 dans le groupe chirurgie), et l'occlusion intestinale (1 sur 120 dans le groupe traitement antibiotique contre aucune dans le groupe chirurgie) pendant le suivi d'un an. Aucune hernie du site opératoire n'est survenue. Il n'a pas été mis en évidence de différence significative dans la fréquence des complications entre les deux groupes.

Tableau I : Caractéristiques initiales des patients (m (sd) ou n (%))

	Groupe Chirurgie (n = 119)	Groupe traitement antibiotique (n = 120)
Age (ans)	34 (12)	31 (9)
Sexe		
Hommes	70 (59 %)	73 (61 %)
Femmes	49 (41 %)	47 (39 %)
Indice de masse corporelle (kg/m^2)	24,1 (4,1)	23,0 (3,0)
Activité professionnelle		
Travail à temps partiel ou à temps plein	87 (73 %)	83 (69 %)
Symptômes cliniques à l'admission		
Douleurs de survenue brutale	59 (50 %)	57 (48 %)
Score de douleur EVA	6,4 (2,1)	6,3 (1,9)
Température > 37,5°C	32 (28 %)	38 (32 %)
Douleur à la décompression abdominale	72 (62 %)	56 (48 %)
Données biologiques		
Leucocytes (G/L)	13,1 (3,4)	13,6 (3,6)
CRP élevée	78 (68 %)	76 (68 %)
Autres résultats du scanner		
Epaississement localisé de la paroi caecale	14 (13 %)	17 (15 %)
Inflammation de la graisse péri-appendiculaire	47 (44 %)	49 (44 %)
Stercolithes	22 (21 %)	19 (17 %)

Tableau II : Incidences de survenue du critère de jugement principal, des appendicites compliquées de péritonite et des péritonites survenant dans les 30 jours après le début du traitement.

	Groupe Chirurgie (n = 119)	Groupe traitement antibiotique (n = 120)	Différence (IC 95 %)
Critère principal			
Péritonite à 30 jours	2 (2 %)	9 (8 %)	5,8 (0,3 à 12,1)
Incidence des péritonites			
Appendicite compliquée avec péritonite diagnostiquée lors de la chirurgie	21 (18 %)	9 (8 %)	- 10,1 (-18,7 à -1,7)
Péritonite post-opératoire	2 (2 %)	2 (2 %)	0 (- 4,4 à 4,4)

Discussion

L'incidence à 30 jours d'une péritonite après intervention, qui était le critère d'évaluation principal, était significativement plus élevée dans le groupe traitement antibiotique que dans le groupe chirurgie. Cette étude a montré que le traitement associant amoxicilline et acide clavulanique n'était pas non inférieur à l'appendicectomie en urgence dans le traitement de l'appendicite aiguë non compliquée.

Les précédentes études qui avaient montré que l'appendicite aiguë pouvait être traitée avec succès par antibiothérapie souffraient de diverses limites méthodologiques. Par exemple, le diagnostic d'appendicite aiguë non compliquée n'était pas étayé par un scanner systématique, alors que les auteurs affirmaient qu'ils avaient traité uniquement des appendicites non compliquées. Nous avons tenté d'éviter ce biais en réalisant systématiquement un scanner pour sélectionner les patients avec appendicite non compliquée, avant la randomisation. Le scanner multibarettes est considéré comme le meilleur examen pour diagnostiquer l'appendicite aiguë du fait de sa sensibilité et sa spécificité élevées. De fait, dans notre étude, seulement 3% des patients assignés au groupe chirurgie n'avaient finalement pas d'appendicite.

Cette étude est limitée par la courte durée du suivi. Une récidive d'appendicite aurait pu se produire après plus d'un an. L'aveugle des patients et des médecins quant au traitement n'était pas possible et celui des investigateurs non plus.

Dans notre étude, deux tiers des patients du groupe traitement antibiotique qui ont requis un traitement chirurgical dans les trente jours suivant la mise sous antibiotique avaient une appendicite compliquée. Ce résultat pourrait être interprété comme un échec des antibiotiques dans la prévention des complications de l'appendicite aiguë non opérée. Cependant, si tel était le cas, le taux d'appendicite compliquée diagnostiquée lors de l'appendicectomie dans le groupe traitement antibiotique aurait été supérieur à celui observé dans le groupe chirurgie. En fait, l'appendicite compliquée était moins fréquente dans le groupe traitement antibiotique que dans le groupe chirurgie (Tableau II). Une autre explication serait que des appendicites étaient déjà compliquées au moment de la randomisation quoique non diagnostiquées au scanner, et que certaines ont été traitées avec succès par les antibiotiques.

Tableau III : Durée de la douleur postopératoire, durée du séjour hospitalier et durée de l'invalidité.

	Groupe Chirurgie (n = 119)	Groupe traitement antibiotique (n = 120)	p
Durée de la douleur *	1,70 (1,07)	1,63 (1,35)	0,13
Durée de l'hospitalisation	3,04 (1,50)	3,96 (4,87)	0,08
Durée de l'invalidité	10,45 (8,20)	9,82 (10,51)	0,25

* = douleur supérieure à 4 à l'EVA

Donc, l'infériorité du traitement antibiotique par rapport à l'appendicectomie chez les patients avec appendicite aiguë non compliquée pourrait être expliquée par la faible proportion de patients avec appendicite compliquée inclus par erreur et randomisés.

Le Tableau IV décrit les caractéristiques de l'aspect macroscopique des appendices chez patients appendicectomisés dans le groupe traitement antibiotique. Dans le groupe traitement antibiotique, 81 (68%) des 120 patients n'ont pas nécessité d'appendicectomie, au cours du suivi d'un an. Les analyses de régression logistique ont montré que la présence de stercolithes sur le scanner préopératoire était le seul facteur associé à un risque augmenté d'appendicite compliquée (Tableau V, p < 0,0001). Dans le groupe traitement antibiotique, la présence de stercolithes était aussi le seul facteur associé à un échec du traitement antibiotique (6/13 versus 13/102, p = 0,007).

Aucun effet indésirable n'a été attribué à la pratique du scanner ou du traitement antibiotique.

La distinction entre appendicite compliquée ou non demeure difficile même avec un scanner multibarettes. Dans notre étude comme dans d'autres, la présence de stercolithes sur le scanner initial a prédit à la fois l'appendicite compliquée chez les patients traités par appendicectomie et l'échec des antibiotiques.

Tableau IV : Aspects macroscopiques des appendices lors de l'appendicectomie effectuée chez 44 des 120 patients du groupe traitement antibiotique

	Dans les 30 jours (n = 120)	Entre 30 jours et 1 an (n = 102)
Nombre de patients (% ; IC 95 %)	14 (12% ; 7,1 – 18,6)	30 (29% ; 21,4 – 38,9)
Appendicite (% ; 95 % CI)	13 (11% ; 6,4 – 17,7)	26 (25% ; 18,0 – 34,7)
Compliquée d'une péritonite	9	3
Non compliquée	4	23
Pas d'appendicite	1	4
Aspect fibreux	1	4

Tableau V : Association entre facteurs de risque et appendicite compliquée avec péritonite dans le groupe Chirurgie (m (ET) ou n (%))

	Complications d'appendicite (n = 21)	Pas de complication d'appendicite (n = 98)
Age (ans)	38 (13)	34 (12)
Sexe		
Hommes	16 (76 %)	54 (55 %)
Femmes	5 (24 %)	44 (45 %)
Symptômes cliniques à l'admission		
Douleurs de survenue brutale	11 (52 %)	48 (48 %)
Score de douleur à l'EVA	6,3 (1,7)	6,4 (2,2)
Température (> 37°C)	9 (43 %)	23 (24 %)
Douleur à la décompression abdominale	13 (62 %)	59 (61 %)
Données biologiques		
Leucocytes (G/L)	13,9 (2,6)	13,0 (3,6)
CRP élevée	16 (80 %)	62 (66 %)
Autres résultats du scanner		
Epaississement localisé de la paroi caecale	2 (12 %)	12 (13 %)
Inflammation de la graisse péri-appendiculaire	11 (65 %)	36 (40 %)
Stercolithes	9 (53 %)	13 (15 %)
Type scanner		
Multibarettes	17 (81 %)	71 (72 %)

. L'infériorité du traitement antibiotique par rapport à l'appendicectomie peut être également expliquée par la résistance de l'infection à l'association amoxicilline + acide clavulanique. En effet la résistance d'*Escherichia coli* à cette association croît. Les céphalosporines de troisième génération pourraient être utilisées bien qu'elles ne soient pas actuellement recommandées.

Près d'un quart des patients qui ont guéri après traitement antibiotique seul ont présenté une récidive d'appendicite. Cette incidence est supérieure aux 14% rapportés dans les études précédentes. Cette différence pourrait s'expliquer par le fort taux de patients perdus de vue dans les études précédentes.

Nos résultats suggèrent que l'appendicectomie en urgence demeure le traitement de référence de l'appendicite aiguë non compliquée.

(Modifié à partir de Vons *et al.* Lancet 2011; 37:1573-9.)

1. Livingston EH, Woodward WA, Sarosi GA, Haley RW. Disconnect between incidence of nonperforated and perforated appendicitis: implications for pathophysiology and management. *Ann Surg* 2007; 245: 886–92.
2. Eriksson S, Granstrom L. Randomized controlled trial of appendicectomy versus antibiotic therapy for acute appendicitis. *Br J Surg* 1995; 82: 166–69.
3. Styrud J, Eriksson S, Nilsson I, et al. Appendectomy versus antibiotic treatment in acute appendicitis: a prospective multicenter randomized controlled trial. *World J Surg* 2006; 30: 1033–37.
4. Hansson J, Korner U, Khorram-Manesh A, Solberg A, Lundholm K. Randomized clinical trial of antibiotic therapy versus appendicectomy as primary treatment of acute appendicitis in unselected patients. *Br J Surg* 2009; 96: 473–81.
5. Malik AA, Bari SU. Conservative management of acute appendicitis. *J Gastrointest Surg* 2009; 13: 966–70.
6. Varadhan KK, Humes DJ, Neal KR, Lobo DN. Antibiotic therapy versus appendectomy for acute appendicitis: a meta-analysis. *World J Surg* 2010; 34: 199–209.
7. Konstantinidis KM, Anastasakou KA, Vorias MN, Sambalis GH, Georgiou MK, Xiarchos AG. A decade of laparoscopic appendectomy: presentation of 1,026 patients with suspected appendicitis treated in a single surgical department. *J Laparoendosc Adv Surg Tech A* 2008; 18: 248–58.
8. Ming PC, Yan TY, Tat LH. Risk factors of postoperative infections in adults with complicated appendicitis. *Surg Laparosc Endosc Percutan Tech* 2009; 19: 244–48.
9. Parker MC, Ellis H, Moran BJ, et al. Postoperative adhesions: ten-year follow-up of 12,584 patients undergoing lower abdominal surgery. *Dis Colon Rectum* 2001; 44: 822–29.
10. Leung TT, Dixon E, Gill M, et al. Bowel obstruction following appendectomy: what is the true incidence? *Ann Surg* 2009; 250: 51–53.
11. Pickhardt PJ, Levy AD, Rohrmann CA Jr., Kende AI. Primary neoplasms of the appendix manifesting as acute appendicitis: CT fi ndings with pathologic comparison. *Radiology* 2002; 224: 775–81.

12. Pelaez N, Pera M, Courtier R, et al. Applicability, safety and effi cacy of an ambulatory treatment protocol in patients with uncomplicated acute diverticulitis. *Cir Esp* 2006; 80: 369–72.
13. 13 Schug-Pass C, Geers P, Hugel O, Lippert H, Kockerling F. Prospective randomized trial comparing short-term antibiotic therapy versus standard therapy for acute uncomplicated sigmoid diverticulitis. *Int J Colorectal Dis* 2010; 25: 751–59.
14. Fraser JD, Aguayo P, Leys CM, et al. A complete course of intravenous antibiotics vs a combination of intravenous and oral antibiotics for perforated appendicitis in children: a prospective, randomized trial. *J Pediatr Surg* 2009; 45: 1198–202.
15. Lingreen R, Grider JS. Retrospective review of patient self-reported improvement and post-procedure fi ndings for mild (minimally invasive lumbar decompression). *Pain Physician* 2010; 13: 555–60.
16. Aguilo J, Peiro S, Munoz C, et al. Adverse outcomes in the surgical treatment of acute appendicitis. *Cir Esp* 2005; 78: 312–17.
17. Ingraham AM, Cohen ME, Bilimoria KY, Pritts T1A, Ko CY, Esposito TJ. Comparison of outcomes after laparoscopic versus open appendectomy for acute appendicitis at 222 ACS NSQIP hospitals. *Surgery* 2010; 148: 625–35.
18. Piaggio G, Elbourne DR, Altman DG, Pocock SJ, Evans SJ. Reporting of noninferiority and equivalence randomized trials: an extension of the CONSORT statement. *JAMA* 2006; 295: 1152–60.
19. Altman DG, Gore SM, Gardner MJ, Pocock SJ. Statistical guidelines for contributors to medical journals. In: Altman DG, Machin D, Bryant TN, Gardner MJ, eds. Statistics with Confi dence: Confi dence Intervals and Statistical Guidelines. 2nd edn. London: BMJ Books; 2000: 171–90.
20. Horton MD, Counter SF, Florence MG, Hart MJ. A prospective trial of computed tomography and ultrasonography for diagnosing appendicitis in the atypical patient. *Am J Surg* 2000; 179: 379–81.
21. Pinto Leite N, Pereira JM, Cunha R, Pinto P, Sirlin C. CT evaluation of appendicitis and its complications: imaging techniques and key diagnostic fi ndings. *Am J Roentgenol* 2005; 185: 406–17.
22. Bixby SD, Lucey BC, Soto JA, Theysohn JM, Ozonoff A, Varghese JC. Perforated versus nonperforated acute appendicitis: accuracy of multidetector CT detection. *Radiology* 2006; 241: 780–86.
23. Tsuboi M, Takase K, Kaneda I, et al. Perforated and nonperforated appendicitis: defect in enhancing appendiceal wall: depiction with multi-detector row CT. *Radiology* 2008; 246: 142–47.
24. Shindoh J, Niwa H, Kawai K, et al. Predictive factors for negative outcomes in initial non-operative management of suspected appendicitis. *J Gastrointest Surg* 2009; 14: 309–14.
25. Pitout JDD, Laupland KB. Extended-spectrum β-lactamase-producing *Enterobacteriaceae*: an emerging public-health concern. *Lancet Infect Dis* 2008; 8: 159–66.
26. de Kraker ME, Wolkewitz M, Davey PG et al. Burden of antimicrobial resistance in European hospitals: excess mortality and length of hospital stay associated with bloodstream infections due to *Escherichia coli* resistant to third-generation cephalosporins. *J Antimicrob Chemother* 2010; 66: 398–407.

ENONCE

1°) Résumer cet article en 250 mots sur la grille fournie en suivant le plan : Objectif – Méthode – Résultats – Conclusion (soit 254 cases).

2°) Répondre aux questions suivantes

QUESTION n° 1 :

Pourquoi avoir choisi de réaliser une étude de non-infériorité plutôt que de supériorité ?

QUESTION n° 2 :

Etait-il éthique de réaliser une telle étude ? Argumentez.

QUESTION n° 3 :

Pour quelles raisons sont exclus les patients qui ont reçu des antibiotiques dans les 5 jours précédents et ceux incapables de comprendre l'information sur le protocole.

QUESTION n° 4 :

Quelle est la faiblesse méthodologique principale de cette étude et pourquoi n'était-elle pas évitable ?

QUESTION n° 5 :

Discutez le choix du critère de jugement principal ?

QUESTION n° 6 :

Les auteurs concluent que : « l'incidence à 30 jours d'une péritonite après intervention, qui était le critère de jugement principal, était significativement plus élevée dans le groupe traitement antibiotique ». Ce résultat vous parait-il robuste ? Argumentez.

RESUME AVEC COTATION :

Objectif (12 points, 3 par item)

- Démontrer la non infériorité / comparer
- Un traitement antibiotique (association amoxicilline et acide clavulamique)
- Par rapport à l'appendicectomie d'urgence
- Chez des patients ayant une appendicite aiguë

Méthode (38 points)

- Essai randomisé (4 points)
- En ouvert (4 points)
- De non-inférioritéé (4 points)
- Multicentrique (5 centres) (2 points)
- Aux urgences (4 points)
- Adultes de plus de 18 ans (2 points)
- Avec diagnostic d'appendicite aiguë non compliquée (4 points)
- Affirmé par une imagerie (TDM) (4 points)
- Amoxicilline acide clavulamique vs appendicectomie (4 points)
- ATB au moins 7 jours (2 points)
- CDJ principal = survenue d'une péritonite aiguë dans les 30 jours suivant le début du traitement (4 points)

Résultats (38 points)

- 120 patients ont reçu l'antibiothérapie (4 points)
- 119 ont été opérés d'emblée (4 points)
- 9 patients (7.5%) dur groupe antibiotique ont présenté un tableau de péritonite aiguë (4 points)
- Contre 2 (1.7%) du groupe appendicectomie (4 points)
- Une différence statistiquement significative d'incidence entre les 2 traitement proposées existe 5.8% (6 points)
- IC95% [0.3% ; 12.1%] (6 points)
- 14 sujets sur 120 (11.6%) ont été appendicectomisés dans les 30 premiers jours (5 points)
- 30 sur 102 (29.4%) avant la fin de l'année suivante (5 points)

Conclusion (12 points, 6 par item)

- L'association antibiotique n'était pas non inférieure à l'appendicectomie
- L'appendicectomie reste le traitement de référence de l'appendicite aiguë

Question n°1 (18 points)

- La chirurgie est le traitement de référence dans l'appendicite difficilement dépassable en terme d'efficacité. (4 points)
- La non-infériorité du traitement antibiotique serait suffisante pour valider l'intérêt de ce traitement (4 points)
- Car il est non invasif (4 points)
- Car le rapport bénéfice risque est plus favorable (6 points)

Question n°2 (16 points)

- Oui cette étude était éthique car : (4 points)
- Le traitement antibiotique n'avait jamais été correctement évalué auparavant (4 points)
- Il existe des arguments a priori en faveur de son efficacité (4 points)

- Il existe des arguments a priori en faveur de son bénéfice (moins de complication par rapport à la chirurgie (4 points)
- De plus l'étude a été approuvée par un comité d'éthique
- Les patients ont donné un consentement éclairé

Question n°3 (13 points)

- Les patients ayant reçus des antibiotiques dans les 5 jours sont exclus car ils ont reçu l'un des 2 traitements étudiés (4 points)
- Les patients incapables de comprendre l'information ne pourront pas donner un consentement éclairé (problème éthique) (6 points)
- Et d'autre part risque de mal suivre le protocole, d'être non compliant (3 points)

- ⚠ dans le corrigé officiel : si biais d'attrition, biais de classement ou biais de sélection alors 0 à la question

Question n°4 (12 points)

- Etude en ouvert (pas d'aveugle) (4 points)
- Cela était inévitable du fait de la chirurgie (4 points)
- Inévitable car une chirurgie factice / placebo / serait non éthique et difficilement acceptable (4 points)

Question n°5 (17 points)

- Critère unique (4 points)
- Critère cliniquement pertinent (4 points)
- Mais la mesure de ce critère est différente dans les 2 groupes (4 points)
- La détermination du critère diagnostique peut être imprécise, et de qualité méthodologique médriocre (5 points)

Question n°6 (12 points)

- Non, le résultat est peu robuste car il n'est survenu que peu d'évènements (4 points)
- 11 péritonites dans les 30 jours au total : 2 dans le groupe chirurgie contre 9 dans le groupe antibiotiques (4 points)
- La limite inférieure de l'IC95% est proche de 0 (0.3) (4 points)

QUESTIONS	COMMENTAIRES
Général	• Une fois de plus, un choix d'article surprenant, étude avec de nombreux biais, de faible niveau de preuve • Pour le résumé, axer principalement sur la méthode et les résultats c'est ça qui rapporte le plus de points • Dans la partie méthode n'oublier aucun mot clé du type d'étude, chacun rapporte des points !
1	• Bien connaître les différences entre études de non-infériorité et étude de supériorité • Savoir dans quel cas on utilise l'une plutôt que l'autre
2	• Ne pas se contenter des choses évidentes comme le comité d'éthique et le consentement, ici ils n'étaient même pas cotés. • On demande dans cette question une réflexion de l'étudiant sur l'éthique dans les études thérapeutiques
3	• Attention ne pas vouloir en mettre trop, cela peut coûter cher • Il faut ici remarquer que le traitement antibiotique est l'un des traitements étudiés, on ne peut donc pas l'avoir reçu avant l'étude
4	• On demande ici de faire un choix parmi les différentes faiblesses de cette étude. • Une étude en ouvert expose toujours a des biais, c'est une faiblesse majeure dans une étude mais elle est parfois inévitable.
5	• Critères de qualité d'un CDJ : o Clinique o Précis o Unique o Défini a priori o Objectif o Adapté à la question posée
6	• Discuter de la robustesse d'un résultat : o Etendue de l'IC95% o Limite inférieure proche du seuil o Nombre suffisant d'évènements

ARTICLE 7 : LCA ECN 2013

-

Introduction

De nombreuses études ont évalué l'association entre l'allaitement maternel et le développement cognitif des enfants. En moyenne, les enfants ayant bénéficié d'un allaitement maternel ont un quotient intellectuel (QI) qui est approximativement 5 points plus élevé que les enfants qui n'ont jamais eu d'allaitement maternel (1,2). La plupart de ces études sont observationnelles, cependant, après ajustement sur les facteurs de confusion, cet effet reste faible.
Deux importantes études sur l'allaitement maternel et le développement cognitif avec des schémas très différents ont donné des résultats contradictoires.
Nous présentons ici des données pour l'étude du lien entre la durée d'un allaitement maternel même partiel ou d'un allaitement maternel complet sur le développement cognitif à l'âge de 5 ans dans une cohorte de 11 879 enfants âgés de 5 ans résidant au Royaume-Uni. Nous avons ajusté sur de nombreux facteurs caractérisant la grossesse et le début de la vie de l'enfant qui étaient potentiellement associés au développement cognitif. Notre étude est particulière dans le sens où nous avons stratifié la population en fonction de la prématurité à la naissance. Les études antérieures ont montré un effet bénéfique de l'allaitement maternel sur le développement cognitif plus marqué chez les enfants prématurés que chez les enfants nés à terme (1,2).

Méthodes

L'étude de cohorte Millenium
L'étude de cohorte Millenium (MCS) est une étude prospective représentative de la population nationale du Royaume-Uni basée sur 18 818 enfants nés au Royaume-Uni (9). Les enfants ont été recrutés approximativement à l'âge de 9 mois (visite 1), et des informations détaillées ont été recueillies pour un large éventail de paramètres socio-économiques et de l'état de santé par interrogatoire des parents. Les parents ont été à nouveau questionnés quand l'enfant avait 3, 5 et 7 ans (visites 2 à 4).

Type d'alimentation des enfants
Le début de l'allaitement maternel était évalué à la visite 1 par la question « Avez-vous essayé d'allaiter votre enfant ? ». La durée de l'allaitement maternel et son caractère exclusif étaient estimés en utilisant des questions de la visite 1 à propos de l'âge où l'enfant avait reçu son dernier allaitement maternel et de quand lui avait été donné un lait maternisé ou un autre type de lait ou des aliments solides. La durée de l'allaitement après la visite 1 était évaluée en utilisant la question de la visite 2 « Quel âge avait votre enfant quand il a eu son dernier allaitement maternel ? » La durée de « l'allaitement maternel » (c'est-
à-dire allaitement exclusif ou partiel) et de « l'allaitement maternel exclusif » a été quantifié en classes de deux mois : jamais allaité, allaitement inférieur à 2 mois, allaitement entre 2 et 4 mois, allaitement supérieur à 4 mois. Un allaitement maternel exclusif de 4 à 6 mois était recommandé au moment de l'étude. Chez les enfants nés à terme, les effectifs étaient assez importants pour permettre de séparer les enfants dont l'allaitement maternel était supérieur à 4 mois en 3 classes : allaitement maternel de 4 à 6 mois, de 6 à 12 mois, ou supérieur à 12 mois.

Développement cognitif
Le développement cognitif a été évalué à la visite 3, en utilisant l'échelle anglaise de capacités (British Ability Scales = BAS) deuxième édition, qui est une batterie de tests administrés individuellement évaluant les capacités cognitives et éducatives, utilisable de deux ans et demi à 17 ans et 11 mois (11, 12). Trois sous-échelles de la BAS ont été utilisées dans la MCS (vocabulaire des noms, similarité d'images et construction de formes). Ces sous-échelles évaluent les aspects essentiels des capacités verbales, du raisonnement sur les images et des capacités de perception spatiale. Ces sous-échelles sont des outils robustes individuellement interprétables, nous aidant à comprendre les capacités de l'enfant dans trois des plus signifiants domaines des outils de traitement de l'information (12). Des enquêteurs entraînés ont mesurés ces sous-échelles directement auprès des enfants appartenant à la MCS en utilisant un entretien assisté par ordinateur. Les tests n'étaient pas réalisés lorsque l'enfant était incapable de lire, qu'il avait d'importants troubles du comportement, ou lorsqu'il n'avait pas le niveau requis en anglais ou en gallois (les tests n'existaient que pour ces 2 langues).

Exclusions et perdus de vue
L'analyse s'est intéressée aux effets de l'allaitement maternel chez des enfants blancs nés de naissance unique avec un âge gestationnel d'au moins 28 semaines et pour lesquels l'interlocuteur privilégié était la mère naturelle de l'enfant. Les enfants d'ethnies non blanche ont été exclus parce que la validité de la BAS n'a pas été évaluée chez ces groupes (11, 12). Dans la MCS, l'évaluation par la BAS était seulement possible en anglais et en gallois, aussi les enfants qui ne parlaient pas anglais à la maison ont été exclus. Les enfants avec un âge gestationnel

inférieur à 28 semaines ont été exclus car ils ont plus fréquemment des schémas d'alimentation complexes et des problèmes de développement qui n'auraient pas été bien identifiés à partir des données de la MCS.

Sur les 18 818 enfants recrutés à l'étape 1, nous avons exclus 522 naissances multiples, 37 enfants pour lesquels aucune donnée n'était disponible sur leur mère naturelle, 244 enfants avec un âge gestationnel de naissance inférieur à 28 semaines ou manquant, 79 enfants avec des données incohérentes de poids de naissance, d'âge gestationnel ou des deux, et 3117 enfants qui n'étaient pas blancs. La population éligible était donc de 14 819 enfants recrutés à la visite 1, parmi lesquels 11 951 (81%) ont participé à la visite 3. Une exclusion a posteriori de 72 enfants ne parlant pas anglais à la maison a été effectuée lors de la visite 3. Ainsi la population d'étude constituée était de 11 879 enfants, 11 101 qui étaient nés à terme et 778 prématurés. Le nombre d'enfants avec des données sur les sous-échelles de la BAS à la visite 3 était de 11 705 pour le vocabulaire des noms, 11 720 pour les similarités d'images et 11658 pour la construction de formes (soit 79% de la population éligible recrutée à la visite 1).

Méthodes statistiques

Toutes les analyses ont été conduites séparément chez les enfants nés à terme (gestation supérieure à 37 semaines complètes) et chez les prématurés (gestation de 28 à 36 semaines). Les moyennes des scores BAS pour chaque sous-échelle ont été estimées dans chaque groupe d'allaitement. Une régression linéaire a été utilisée pour estimer les différences entre les moyennes de score BAS entre les groupes d'allaitement après ajustement sur le sexe des enfants, le poids de naissance, l'âge gestationnel à la naissance (en semaines) et entre les facteurs de confusion potentiels et les facteurs intermédiaires énoncés ci-après.

Premièrement, un ajustement a été effectué pour les potentiels facteurs de confusion socio-démographiques et ceux associés à la grossesse. Les variables de ce groupe ont été incluses dans le modèle quand elles étaient significativement ($p<0,05$) associées avec le critère de jugement après ajustement sur les autres facteurs sociodémographiques et ceux liés à la grossesse présents dans le modèle ; ce modèle a été dénommé comme partiellement ajusté.

Deuxièmement, un ajustement a été effectué pour les facteurs potentiels liés aux parents et aux premières années d'apprentissage. Les variables de ce groupe ont été ajoutées au modèle partiellement ajusté quand elles étaient significativement associées ($p<0,05$) avec le critère de jugement, après ajustement pour les autres variables parentales et pour les variables des premières années de vies ; ce modèle a été dénommé comme complètement ajusté.

Au final, les coefficients des modèles de régression complètement ajustés ont été exprimés comme un équivalent de progrès que l'on peut escompter en un mois chez un enfant âgé en moyenne de 5 ans ; ceci a été effectué en utilisant les équivalent-âges, dérivés de la population de la cohorte MCS (17,18). Par exemple, sur une période d'un mois, nous pouvons espérer sur les scores de BAS, d'un enfant âgé de 5 ans « typique », une augmentation de 0,83 pour le vocabulaire des noms, de 0,62 pour les similarités d'images, et de 1,81 pour la construction de formes. Nous avons également testé si l'allaitement maternel avait un effet différent sur le développement cognitif chez les garçons comparés aux filles, mais l'interaction n'était pas statistiquement significative et n'a donc pas été incluse dans les modèles.

Toutes les analyses ont été effectuées pour un échantillon stratifié en cluster en utilisant la « commande survey » du logiciel Stata version 10 (Stata Corporation, College Station, Texas). Ainsi, tous les intervalles de confiance et les valeurs de p prennent en compte les clusters et toutes les proportions, les moyennes et les coefficients de régression ont été pondérés en utilisant les pondérations de la visite 3.

Résultats

Le tableau III montre les caractéristiques de la population dans les groupes « à terme » (n= 11 101) et « prématurité » (n= 778). Huit pour cent des mères ont rapporté une consommation d'alcool modérée à élevée pendant la grossesse, et 23% des mères avaient fumé pendant la grossesse. Quatorze pour cent des mères étaient seules, et 7% des mères étaient diplômées de l'enseignement supérieur. Beaucoup de ces caractéristiques étaient similaires dans le groupe prématurité. Comme attendu, les différences essentielles entre les groupes concernaient le poids moyen à la naissance et des soins particuliers à la naissance. Les mères dans le groupe prématurité avaient eu tendance à fumer plus pendant la grossesse et étaient souvent moins diplômées de l'enseignement supérieur. Le groupe prématurité était aussi moins susceptible d'avoir été jamais nourri au sein (63% vs 68%), allaité pendant au moins 4 mois (22% vs 31%) et exclusivement nourri au sein pendant au moins 4 mois (11% vs 16%) en comparaison du groupe à terme. Les variables liées à la parentèle et aux apprentissages pendant les premières années qui persistaient dans n'importe lequel des 6 modèles complètement ajustés (pour les deux groupes gestationnels et les 3 sous-échelles de la BAS) apparaissent dans le tableau III. Il n'y avait pas de différence marquée pour ces variables entre les groupes « à terme » et « prématurité ».

De nombreuses caractéristiques étaient associées avec la durée de l'allaitement (tableau III). Il y avait des associations marquées entre une durée allongée de l'allaitement maternel et : la programmation de la grossesse, l'absence de tabagisme pendant la grossesse, un âge maternel plus élevé, l'absence d'uni parentalité, un plus haut niveau d'éducation, et une classe sociale plus élevée. Les mères qui allaitaient depuis au moins 4 mois racontaient plus facilement des histoires à leur enfant chaque jour (61%) comparées aux mères qui n'avaient jamais allaité (45%).

Association entre l'allaitement et les scores BAS dans le groupe « à terme ».
Chez les enfants nés à terme, le score moyen de vocabulaire des noms augmentait avec la durée de l'allaitement allant de 106,5 chez les enfants qui n'ont jamais été allaités jusqu'à 114,2 chez les enfants qui ont été allaités au moins 12 mois (différence= 7,7, tableau I). La différence dans les moyennes entre chacun des groupes allaités et le groupe jamais allaité est devenu notablement plus faible quand elle a été partiellement ajustée sur les facteurs confondants, les plus notables étant l'éducation maternelle (données disponibles sur demande) et la classe sociale, et ont diminués encore plus quand elle a été complètement ajustée. Malgré tout il a persisté une différence de deux points entre les enfants qui ont été allaités pendant au moins 6 mois et les enfants qui n'ont jamais été allaités ; l'allaitement pour au moins 4 mois était associé avec une augmentation de deux points du score pour la similarité d'images (tableau I). L'existence d'un allaitement maternel de n'importe quelle durée était associée avec une augmentation d'au moins un point pour la construction de formes, mais il n'y avait pas de lien évident avec l'augmentation de la durée d'allaitement. La proportion d'enfants exclusivement nourris au lait maternel pendant au moins quatre mois augmentait avec la durée de l'allaitement maternel (qu'il soit partiel ou exclusif), passant de 38% chez les enfants allaités de 4 à 5,9 mois à 53% chez les enfants allaités pendant au moins 12 mois. L'association entre l'allaitement exclusif et les scores BAS était grossièrement similaire à ce qui a été retrouvé pour l'allaitement maternel ; pour des raisons de simplicité seuls les résultats complètement ajustés sont donnés (tableau I).

Association entre l'allaitement au sein et les scores BAS dans le groupe « prématurés ».
Les scores moyens pour la similarité des images et la construction des formes tendaient à être inférieurs dans le groupe prématurés (tableau II) par rapport au groupe à terme (tableau I). Dans les modèles complètement ajustés pour le groupe prématurés, l'allaitement pendant au moins 2 mois était associé avec une augmentation de 4 points du score pour les similarités d'images et de 6 points pour le score de construction des formes. L'allaitement pendant au moins 4 mois était associé à une augmentation de 4 points du score de vocabulaire des noms ; un effet similaire a été observé au sein des sous groupes d'allaitement exclusif (tableau II). Chez les enfants prématurés qui avaient eu un allaitement maternel pendant au moins 4 mois, approximativement la moitié (51%) avaient été allaités au lait maternel de façon exclusive depuis au moins quatre mois ; chez les enfants prématurés allaités au lait maternel entre 2 et 3,9 mois, 58% avaient été allaité exclusivement au lait maternel depuis au moins 2 mois.

Comment ces différences dans les scores BAS peuvent-elles être comparées avec la progression d'un enfant « moyen » âgé de 5 ans ?
Les différences complètement ajustées provenant des tableaux I et II ont été converties en scores équivalents âge qui indiquent les progrès du développement cognitif de l'enfant. Ces différences indiquent combien de mois d'avance, en termes de développement cognitif, possèdent les enfants nourris au lait maternel par rapport à des enfants qui n'ont jamais reçu de lait maternel. Dans le groupe des enfants nés à terme, les enfants allaités au lait maternel pendant au moins 4 mois sont approximativement en avance de 3 mois par rapport aux enfants jamais allaités au lait maternel, sur les similarités d'images. Les enfants allaités au lait maternel pendant au moins 6 mois étaient approximativement 2 à 3 mois en avance sur le vocabulaire des noms (tableau IV). Pour les constructions de formes, les effets étaient plus faibles, et il n'y avait pas de lien clair avec l'augmentation de la durée d'allaitement maternel. Les enfants prématurés qui avaient été allaités au lait maternel pendant au moins 2 mois étaient en avance d'au moins 6 mois par rapport aux enfants qui n'avaient jamais été allaités au lait maternel en ce qui concerne les similarités d'image et approximativement 3 mois d'avance pour la construction de forme. Quand ils étaient allaités au lait maternel pendant au moins 4 mois, les enfants prématurés étaient approximativement 5 à 6 mois en avance pour le vocabulaire des noms.

Discussion

Nos résultats suggèrent que l'allaitement maternel est associé à un meilleur développement cognitif, particulièrement s'il est prolongé. Cet effet était moins important après ajustement sur les facteurs de confusion, en particulier le niveau d'éducation de la mère et la classe sociale. Même après ajustement sur de multiples facteurs de confusion connus, l'allaitement maternel prolongé (de durée $\geq$ 4 mois pour la similarité d'images et $\geq$ 6 mois pour le vocabulaire des noms) demeurait associé à une élévation de deux points du score BAS à l'âge de 5 ans chez les enfants nés à terme. Chez les prématurés, les effets étaient encore plus marqués, même chez ceux allaités pendant au moins 2 mois. Ces résultats suggèrent que les enfants de 5 ans qui ont eu un allaitement maternel ont un développement cognitif en avance de quelques mois par rapport à ceux qui n'en ont jamais eu.
Les principales qualités de notre étude sont la grande taille de la population, et l'étude des effets distincts de la durée d'un allaitement maternel (exclusif ou mixte) et d'un allaitement maternel exclusif, à la fois dans le groupe des enfants nés à terme et dans le groupe des prématurés, ainsi que des ajustements sur de multiples facteurs de confusion ayant trait à l'environnement de l'enfant. La principale limite était que notre étude n'était pas randomisée et donc susceptible d'être influencée par des facteurs de confusion. L'un des principaux facteurs de confusion est le QI maternel, bien que l'ajustement sur le QI maternel laisse persister une association forte entre l'allaitement

maternel et le QI de l'enfant dans beaucoup d'études. Le QI maternel n'était pas mesuré dans la MCS, mais nos valeurs estimées étaient réduites de manière substantielle après ajustement pour d'autres facteurs de confusion particulièrement l'éducation maternelle. Il est vraisemblable qu'il demeure des facteurs de confusion, entre autres le QI maternel. Cependant, l'effet frappant observé dans le groupe des prématurés suggère un certain effet direct du lait maternel.

Nos données concernant les scores BAS ne sont pas standardisées et donc ne sont pas directement comparables à celles d'autres études. Cependant nos résultats sont cohérents avec ceux d'une méta-analyse montrant que l'allaitement maternel était associé à une moyenne ajustée d'augmentation du QI de 2,7 points chez l'enfant de poids de naissance normal et de 5,2 points chez l'enfant de petit poids de naissance. Depuis la publication de cette méta-analyse, plusieurs grandes études ont montré une association entre l'allaitement maternel et le développement cognitif mais d'autres non. Comme pour beaucoup d'autres études, notre étude ne fait pas la part entre l'allaitement direct au sein et l'allaitement maternel par l'intermédiaire d'une sonde d'alimentation, d'une tasse ou d'un biberon. Il peut donc y avoir eu un mauvais classement pour l'allaitement maternel, surtout chez les grands prématurés. En classant la durée d'allaitement maternel par périodes de 2 mois nous espérons avoir minimisé ce type d'erreurs de classement. Peu d'études sur le développement cognitif ont analysé séparément l'effet de la durée de n'importe quel type d'allaitement maternel et de l'allaitement maternel exclusif. Dans notre étude, ces deux variables étaient associées au développement cognitif tel que nous l'avons mesuré. L'allaitement maternel quel qu'en soit le type pendant 4,0 à 5,9 mois était significativement associé aux tests de similarité d'images et de construction des formes dans le groupe des enfants nés à terme, quoique seulement 38% des enfants de ce groupe aient été nourris exclusivement au lait maternel pendant au moins 4 mois.

Un des mécanismes possibles de l'effet du lait maternel sur le développement cognitif est qu'il contient des concentrations plus élevées d'acides gras polyinsaturés essentiels à longue chaîne que le lait maternisé. Ceux-ci ont un rôle essentiel dans le développement du cerveau, particulièrement chez le prématuré. Certains enfants de la cohorte MCS ont pu recevoir du lait maternisé supplémenté en acides gras essentiels de synthèse à longue chaîne, mais l'effet de ces derniers sur le développement cognitif reste mal établi. Le lait maternel contient aussi des facteurs de croissance et des hormones, manquant dans le lait maternisé, qui influencent le fonctionnement cérébral et le développement fonctionnel. Une autre explication pourrait être que c'est l'interaction physique ou sociale lors de l'allaitement maternel qui stimule le développement cognitif. Un autre mécanisme potentiel serait que le lait maternisé serait associé à des infections infantiles ce qui pourrait retarder le développement cognitif précocement et à terme. Les effets conjoints de ces différents mécanismes pourraient expliquer la force de l'association, en particulier chez les prématurés.

En conclusion, nous avons observé une association entre l'allaitement maternel prolongé et des scores de développement cognitif plus élevés. Dans un domaine où les essais randomisés ne sont ni éthiques ni réalisables, cette cohorte de grande taille, bien contrôlée, est un apport important aux données disponibles. Nos résultats impliquent que l'absence d'allaitement maternel retarde le développement cognitif de quelques mois. Même s'il persistait des facteurs de confusion, il est vraisemblable que l'allaitement maternel prolongé était associé à une amélioration significative du développement cognitif de l'enfant, en particulier chez le prématuré. Cet effet se manifeste pour des durées d'allaitement maternel de 4 à 6 mois chez l'enfant à terme et de 2 mois chez le prématuré.

Références

1. Anderson JW, Johnstone B, Remley DT. **Breast-feeding and cognitive development: a meta-analysis.** *Am J Clin Nutr.* 1999;70:525–535
2. Ip S, Chung M, Raman G, Chew P, Magula N, DeVine D, et al. **Breastfeeding and maternal and infant health outcomes in developed countries. Evidence report/technology assessment no. 153. AHRQ publication no. 07-E007.** Rockville, MD: Agency for Healthcare Research and Quality; 2007;
3. Der G, Batty GD, Deary IJ. **Effect of breast feeding on intelligence in children: prospective study, sibling pairs analysis, and meta-analysis.** *BMJ.* 2006;333:945
4. Kramer MS, Aboud F, Mironova E, Vanilovich I, Platt RW, Matush L, et al. Promotion of Breastfeeding Intervention Trial (PROBIT) study group **Breastfeeding and child cognitive development: new evidence from a large randomized trial.** *Arch Gen Psychiatry.* 2008;65:578–584
5. Oddy WH, Kendall GE, Blair E, de Klerk NH, Stanley FJ, Landau LI, et al. **Breast feeding and cognitive development in childhood: a prospective birth cohort study.** *Paediatr Perinat Epidemiol.* 2003;17:81–90
6. Flacking R, Nyqvist KH, Ewald U. **Effects of socioeconomic status on breastfeeding duration in mothers of preterm and term infants.** *Eur J Public Health.* 2007;17:579–584
7. Merewood A, Brooks D, Bauchner H, MacAuley L, Mehta SD. **Maternal birthplace and breastfeeding initiation among term and preterm infants: a statewide assessment for Massachusetts.** *Pediatrics.* 2006;118:e1048–e1054
8. Bhutta AT, Cleves MA, Casey PH, Cradock MM, Anand KJ. **Cognitive and behavioral outcomes of school-aged children who were born preterm: a meta-analysis.** *JAMA.* 2002;288:728–737
9. Plewis I (Ed). Millennium Cohort Study first survey: technical report on sampling. 4th edition. London: Centre for Longitudinal Studies, Institute of Education 2007.
10. Office for National Statistics. Infant and perinatal mortality 2006: health areas, England and Wales. Health Stat Q 2007;35(Suppl):i-iv.
11. Elliott CD, Smith P, McCulloch K. **British Ability Scales Second Edition (BAS II): technical manual.** London: NFER-Nelson; 1997;
12. Hill V. **Through the past darkly: a review of the British Ability Scales Second Edition.** *Child Adolesc Ment Health.* 2005;10:87–98
13. Kelly Y, Sacker A, Gray R, Kelly J, Wolke D, Quigley MA. **Light drinking in pregnancy, a risk for behavioural problems and cognitive deficits at 3 years of age?** *Int J Epidemiol.* 2009;38:129–140
14. Condon JT, Corkindale C. **The assessment of parent-to-infant attachment: development of a self-report questionnaire instrument.** *J Reprod Infant Psychol.* 1998;16:57–76
15. Rutter M, Tizard J, Whitmore K. **Education, health and behaviour.** London: Longmans; 1970;
16. Wang PS, Simon GE, Avorn J, Azocar F, Ludman EJ, McCulloch J, et al. **Telephone screening, outreach, and care management for depressed workers and impact on clinical and work productivity outcomes: a randomized controlled trial.** *JAMA.* 2007;298:1401–1411
17. In: Hansen K editors. **Millennium Cohort Study First Four Surveys: a guide to the datasets.** 5th ed. London: Centre for Longitudinal Studies, University of London; 2010;
18. Jones EM, Schoon I. **Child behaviour and cognitive development.** In: Hansen K, Joshi H editor. **Millennium Cohort Study Third Survey: a user's guide to initial findings.** London: Centre for Longitudinal Studies, University of London; 2008;
19. Oddy WH, Li J, Whitehouse AJO, Zubrick SR, Malacova E. **Breastfeeding duration and academic achievement in a cohort of children at ten years of age.** *Pediatrics.* 2011;127:e137–e145
20. Angelsen NK, Vik T, Jacobsen G, Bakketeig LS. **Breast feeding and cognitive development at age 1 and 5 years.** *Arch Dis Child.* 2001;85:183–188
21. Quinn PJ, O'Callaghan M, Williams GM, Najman JM, Andersen MJ, Bor W. **The effect of breastfeeding on child development at 5 years: a cohort study.** *J Paediatr Child Health.* 2001;37:465–469
22. Mortensen EL, Michaelsen KF, Sanders SA, Machover Reinisch J. **The association between duration of breastfeeding and adult intelligence.** *JAMA.* 2002;287:2365–2371
23. Lawlor DA, Najman JM, Batty GD, O'Callaghan MJ, Williams GM, Bor W. **Early life predictors of childhood intelligence: findings from the Mater University study of pregnancy and its outcomes.** *Paediatr Perinat Epidemiol.* 2006;20:148–162
24. Vohr BR, Poindexter BB, Dusick AM, McKinley LT, Wright LL, Langer JC, et al. **Beneficial effects of breast milk in the neonatal intensive care unit on the developmental outcome of extremely low birth weight infants at 18 months of age.** *Pediatrics.* 2006;118:115–123
25. Whitehouse AJO, Robinson M, Li J, Oddy WH. **The effects of breast-feeding duration on language ability to middle childhood.** *Paediatr Perinat Epidemiol.* 2011;25:44–52
26. Holme A, MacArthur C, Lancashire R. **The effects of breastfeeding on cognitive and neurological development of children at 9 years.** *Child Care Health Dev.* 2010;36:583–590
27. Innis SM. **Polyunsaturated fatty acids in human milk: an essential role in infant development.** *Adv Exp Med Biol.* 2004;554:27–43
28. Simmer K, Patole S, Rao SC. Longchain polyunsaturated fatty acid supplementation in infants born at term. Cochrane Database of Systematic Reviews 2008, Issue 1. Art. No.: CD000376. DOI: 10.1002/14651858.CD000376.pub2.
29. Simmer K, Schulzke S, Patole S. Longchain polyunsaturated fatty acid supplementation in preterm infants. Cochrane Database of Systematic Reviews 2008, Issue 1. Art. No.: CD000375. DOI: 10.1002/14651858.CD000375.pub3.
30. De Andraca I, Peirano P, Uauy R. **Nutrition and care in the prenatal and neonatal period and later development: human milk is best for optimal mental development.** In: **Nutrition, health and child development. Research advances and policy implications.** Washington, DC: PAHO/University of the West Indies/The World Bank; 1998;p. 43–68(Scientific publication no. 566.)
31. Quigley MA, Kelly YJ, Sacker A. **Breastfeeding and hospitalization for diarrheal and respiratory infection in the UK Millennium Cohort Study.** *Pediatrics.* 2007;119:e837–e842
32. Sacker A, Quigley MA, Kelly YJ. **Breastfeeding and developmental delay: findings from the Millennium Cohort Study.** *Pediatrics.* 2006;118:e682–e689

Article adapté de :
Quigley MA, Hockley C, Carson C, Kelly Y, Renfrew MJ, Sacker A. Breastfeeding is associated with improved child cognitive development: a population-based cohort study. J Pediatr. 2012 Jan;160(1):25-32. doi: 10.1016/j.jpeds.2011.06.035. Epub 2011 Aug 11. PubMed PMID: 21839469.

Table I : Coefficients de régression montrant les différences entre les moyennes de score à la British Ability Scales pour les enfants ayant bénéficié d'un allaitement maternel comparé à ceux qui n'ont jamais reçu d'allaitement maternel (enfants nés à terme)

Table I. Regression coefficients showing difference in mean BAS scores for breastfed compared with never breastfed children (born at term)

	Any breastfeeding (partial or exclusive)				Exclusive breastfeeding
Duration of breastfeeding	Mean (n)	Crude Coefficient (95% CI)	Partially adjusted coefficient* (95% CI)	Fully adjusted coefficient† (95% CI)	Fully adjusted coefficient† (95% CI)
BAS naming vocabulary scale		n = 10 944	n = 10 929	n = 10 416	n = 10 416
Never	106.5 (3825)	Reference	Reference	Reference	Reference
<2.0 months	110.2 (2901)	3.7 (2.8-4.6)	0.7 (−0.1-1.5)	0.7 (−0.1-1.5)	1.1 (0.4-1.9)
2.0-3.9 months	111.8 (1047)	5.4 (4.1-6.6)	1.2 (0-2.4)	1.2 (0-2.4)	1.0 (0-2.0)
4.0-5.9 months‡	113.0 (889)	6.5 (5.1-7.9)	1.2 (0-2.5)	1.0 (−0.3-2.3)	
6.0-11.9 months	114.1 (1392)	7.7 (6.5-8.8)	2.2 (1.2-3.2)	2.0 (1.0-3.0)	1.6 (0.6-2.5)
≥12.0 months	114.2 (890)	7.7 (6.6-8.9)	2.4 (1.3-3.5)	2.4 (1.3-3.6)	
BAS picture similarities scale		n = 10 957	n = 10 949	n = 10 526	n = 10 641
Never	79.9 (3836)	Reference	Reference	Reference	Reference
<2.0 months	82.4 (2901)	2.5 (1.8-3.2)	1.4 (0.7-2.1)	1.4 (0.7-2.1)	1.4 (0.7-2.0)
2.0-3.9 months	82.6 (1047)	2.7 (1.7-3.7)	1.0 (0.1-1.9)	0.9 (0-1.9)	1.4 (0.6-2.2)
4.0-5.9 months‡	83.8 (889)	4.0 (3.0-5.0)	1.8 (0.9-2.8)	1.7 (0.8-2.7)	
6.0-11.9 months	84.1 (1393)	4.2 (3.2-5.2)	2.0 (1.0-3.0)	1.9 (0.9-2.9)	2.0 (1.1-3.0)
≥12.0 months	83.9 (891)	4.0 (3.0-5.0)	1.7 (0.7-2.7)	1.9 (0.9-2.8)	
BAS pattern construction scale		n = 10 902	n = 10 887	n = 10 678	n = 10 678
Never	85.4 (3812)	Reference	Reference	Reference	Reference
<2.0 months	88.5 (2885)	3.1 (2.0-4.2)	0.9 (−0.2-2.0)	1.0 (−0.1-2.1)	1.1 (0.1-2.1)
2.0-3.9 months	90.4 (1042)	5.0 (3.6-6.4)	1.7 (0.4-3.0)	1.7 (0.3-3.0)	2.1 (0.9-3.4)
4.0-5.9 months‡	92.2 (886)	6.8 (5.2-8.4)	2.5 (1.0-4.0)	2.4 (0.8-3.9)	
6.0-11.9 months	92.1 (1389)	6.7 (5.2-8.2)	2.0 (0.6-3.4)	2.0 (0.5-3.4)	1.4 (0-2.8)
≥12.0 months	91.3 (888)	5.9 (4.3-7.6)	1.1 (−0.5-2.7)	1.0 (−0.6-2.6)	

Table II : Coefficients de régression montrant les différences entre les moyennes de score à la British Ability Scales pour les enfants ayant bénéficié d'un allaitement maternel comparé à ceux qui n'ont jamais reçu d'allaitement maternel (prématurés)

Table II. Regression coefficients showing difference in mean BAS scores for breastfed compared with never breastfed children (born preterm)

	Any breastfeeding (partial or exclusive)				Exclusive breastfeeding
Duration of breastfeeding	Mean (n)	Crude coefficient (95% CI)	Partially adjusted coefficient* (95% CI)	Fully adjusted coefficient† (95% CI)	Fully adjusted coefficient† (95% CI)
BAS naming vocabulary scale		n = 761	n = 760	n = 745	n = 745
Never	106.2 (292)	Reference	Reference	Reference	Reference
<2.0 months	108.2 (245)	2.0 (−1.0-4.9)	0.8 (−1.9-3.5)	0.6 (−2.2-3.3)	1.6 (−1.0-4.3)
2.0-3.9 months	111.4 (69)	5.2 (1.8-8.7)	2.2 (−1.1-5.6)	1.9 (−1.4-5.3)	1.4 (−1.8-4.5)
≥4.0 months	115.5 (155)	9.3 (6.3 to12.2)	5.0 (2.2-7.7)	4.6 (1.7-7.5)	4.2 (0.8-7.6)
BAS picture similarities scale		n = 763	n = 762	n = 758	n = 758
Never	78.8 (295)	Reference	Reference	Reference	Reference
<2.0 months	80.8 (245)	2.0 (−0.4-4.4)	1.8 (−0.5-4.1)	2.0 (−0.3-4.4)	2.8 (0.6-4.9)
2.0-3.9 months	84.5 (68)	5.7 (2.6-8.7)	4.2 (0.9-7.6)	4.7 (1.5-7.9)	2.1 (−1.8-5.9)
≥4.0 months	84.2 (155)	5.4 (3.0-7.9)	3.5 (0.7-6.4)	4.0 (1.2-6.8)	4.9 (2.3-7.6)
BAS pattern construction scale		n = 756	n = 755	n = 727	n = 727
Never	80.6 (289)	Reference	Reference	Reference	Reference
<2.0 months	85.1 (245)	4.4 (0.1-8.7)	3.7 (−0.4-7.8)	3.1 (−1.0-7.2)	3.0 (−1.0-7.0)
2.0-3.9 months	89.2 (67)	8.6 (3.9-13.2)	7.1 (2.4-11.8)	6.1 (1.2-10.9)	7.3 (2.4-12.2)
≥4.0 months	89.3 (155)	8.7 (3.4-14.0)	6.2 (0.8-11.5)	6.0 (1.0-11.1)	7.2 (1.7-12.6)

Table III : Caractéristiques descriptives de la population, en fonction de l'âge gestationnel et de la durée de l'allaitement au lait maternel

Table III. Descriptive characteristics of the study population according to gestational age groups and breastfeeding duration groups

	Gestational age		Any breastfeeding duration (months)			
	Term n = 11 101	Preterm n = 778	Never n = 4204	<2.0 n = 3200	2.0-3.9 n = 1123	≥4.0 n = 3352
Pregnancy-related*						
Baby was firstborn, %	42	46	36	50	47	41
Pregnancy not planned, %	42	46	55	42	35	30
Maternal smoking in pregnancy, %	23	30	52	41	35	20
Maternal alcohol in pregnancy,† %	8	9	8	8	8	9
Mean birth weight, kg (SD)	3.5 (0.5)	2.5 (0.6)	3.4 (0.6)	3.4 (0.6)	3.4 (0.6)	3.5 (0.5)
Female baby, %	49	45	50	47	50	49
Admission to special care, %	6	51	8	10	10	7
Sociodemographic						
Mean maternal age,* years (SD)	29 (5.8)	29 (6.2)	27 (6.0)	28 (5.6)	30 (5.6)	31 (4.9)
Lone parent,* %	14	16	25	13	9	5
Speak only English at home,§ %	99	99	99	99	99	98
Maternal postgraduate education, %	7	4	3	6	7	11
High parental occupation,¶ %	51	46	29	48	61	73
Parenting—strong maternal beliefs on importance of*:						
Talking to a baby, %	84	81	78	84	85	89
Stimulation for baby's development, %	66	62	58	67	68	73
Regular eating and sleeping patterns, %	52	51	52	55	55	49
Maternal parenting competence§						
Believes to be very good/better than average, %	52	44	42	49	56	62
Maternal activities and discipline with the child§						
Reading (daily), %	52	51	45	52	51	61
Tell stories (daily), %	12	11	12	12	11	11
Painting/drawing (daily), %	8	9	9	8	6	8
Child obeys instructions (always), %	54	51	51	55	55	55
Time spent with child (plenty/just enough), %	66	65	69	64	63	66
Maternal depression,§‡ %	31	35	34	33	31	27
Childcare*						
No childcare, %	60	66	69	58	53	56
Nursery/childminder, %	18	14	9	17	24	26
Informal childcare, %	22	21	22	25	23	17
Schooling§						
Attends full time, %	97	96	96	97	97	96
Months at school, mean (SD)	6.9 (2.6)	6.9 (2.6)	6.8 (2.6)	7.0 (2.6)	7.0 (2.5)	6.9 (2.5)

Table IV : Nombre de mois d'avance présentés par les enfants allaités au lait maternel, comparé aux enfants n'ayant jamais eu d'allaitement maternel, selon la British Ability Scales, en fonction de l'âge gestationnel

Table IV. Number of months ahead a breastfed child will be compared with a never breastfed child according to BAS subscale and gestational age group

	Children born at term		Children born preterm	
	Any breastfeeding	Exclusive breastfeeding	Any breastfeeding	Exclusive breastfeeding
Duration of breastfeeding	Months ahead	Months ahead	Months ahead	Months ahead
BAS naming vocabulary scale	n = 10 414	n = 10 414	n = 745	n = 745
Never	Reference	Reference	Reference	Reference
<2.0 months	*	1-2	*	*
2.0-3.9 months	1-2	*	*	*
4.0-5.9 months†	*			
6.0-11.9 months	2-3	2	5-6	5
≥12.0 months	3			
BAS picture similarities scale	n = 10 526	n = 10 641	n = 758	n = 758
Never	Reference	Reference	Reference	Reference
<2.0 months	2-3	2-3	*	4
2.0-3.9 months	*	2-3	7-8	*
4.0-5.9 months†	3			
6.0-11.9 months	3	3	6-7	8
≥12.0 months	3			
BAS pattern construction scale	n = 10 678	n = 10 195	n = 727	n = 727
Never	Reference	Reference	Reference	Reference
<2.0 months	*	<1	*	*
2.0-3.9 months	1	1	3	4
4.0-5.9 months†	1			
6.0-11.9 months	1	<1	3	4
≥12.0 months	<1			

Questions

1) Pourquoi les auteurs ont-ils choisi de réaliser cette étude ?

2) De quel type d'étude s'agit-il ?

3) Comment le développement cognitif des enfants a-t-il été étudié ? Avec quoi ? Quand ?

4) Les résultats sont donnés séparément pour les prématurés et les nouveaux nés à terme. Pourquoi les auteurs ont-ils procédé de la sorte ?

5) Sur les 18818 enfants recrutés à l'étape 1, 11951 ont participé à l'étape 3. Quelle(s) en est(sont) la(les) conséquence(s) possible(s) sur les résultats de l'étude ?

6) Les auteurs présentent des résultats bruts, ajustés « partiellement » et ajustés « complètement ». Quel était le but de cette démarche ? Au final, quels résultats faut-il retenir ?

7) Sur la troisième ligne du corps du tableau I, comment interprétez-vous les coefficients de la régression linéaire, présentés sur la même ligne (< 2.0 mois), coefficient brut 3,7 ($IC_{95\%}$ = [2,8 ; 4,6]) et coefficient complètement ajusté 0,7 ($IC_{95\%}$ = [-0,1 ; 1,5])

8) Quelles sont les données de cet article en faveur d'un rôle causal de l'allaitement maternel dans le « meilleur » développement cognitif de l'enfant ?

CORRECTION NON OFFICIELLE

Question 1 (8 points)

- De nombreuses études ont évalué l'association entre l'allaitement maternel et le développement cognitif des enfants (1 point)
- La plupart de ces études sont observationnelles (1 point)
- Après ajustement sur les facteurs de confusion, cet effet restait faible (1 point)
- Deux importantes études sur l'allaitement maternel et le développement cognitif avec des schémas très différents ont donné des résultats contradictoires (1 point)
- Dans cette étude :

→ajustement sur de nombreux facteurs de confusion, dont certains ayant trait à l'environnement de l'enfant (1 points)

→étude stratifiée selon la prématurité (1 point)

→grande cohorte avec nombreux patients (1 point)

→ l'étude des effets distincts de la durée d'un allaitement maternel (exclusif ou mixte) et d'un allaitement maternel exclusif (1 point)

Question 2 (9 points)

- Etude :
  - Observationnelle (1 point)
  - Analytique (1 point)
  - De Cohorte (1 point)
  - Prospective (1 point)
  - Longitudinale (1 point)
  - En ouvert (1 point)
  - Non randomisée (1 point)
  - Contrôlée (1 point)
  - En groupes parallèles (1 point)
  - Unicentrique (1 point)
  - Sur échantillon représentatif de la population blanche britannique (1 point)

Question 3 (10 points)

- Le développement cognitif a été évalué à la visite 3 (à 5 ans) (1 point)

- Utilisation de l'échelle anglaise de capacités (British Ability Scales = BAS) deuxième édition (1 point)
- batterie de tests administrés individuellement (1 point)
- évaluant les capacités cognitives et éducatives (1 point)
- utilisable de deux ans et demi à 17 ans et 11 mois

- 3 sous échelles utilisées : (1 point)
- vocabulaire des noms,
- similarité d'images
- construction de formes (0.5 point *3)

- Ces sous-échelles évaluent les aspects essentiels des capacités verbales, du raisonnement sur les images et des capacités de perception spatiale (0.5 point *3)

- Des enquêteurs entraînés (1 point) ont mesurés ces sous-échelles directement auprès des enfants appartenant à la MCS en utilisant un entretien assisté par ordinateur (1 point)

Question 4 (6 points)

- La prématurité est associée à une diminution du développement cognitif, il s'agit donc d'un biais de confusion potentiel (2 points)
- La stratification selon la prématurité permet d' éviter ce biais (1 point)
- La stratification selon la prématurité permet également d'étudier l'effet de l'allaitement dans chaque sous groupe (1 point)
- On peut alors évaluer son impact et l'importance de cet effet selon la population étudiée et ainsi définir une population cible (2 points)

Question 5 (9 points)

- Plus de 10% des patients recrutés sont exclus de l'analyse (>35%) donc biais d'attrition (1 point)
- Cela entraîne un biais de sélection potentiel si les patients exclus ont des caractéristiques différentes des patients analysés (2 points)
- →on risque alors de conclure à tort qu'une différence statistiquement significative existe alors que celle-ci n'existe pas (augmentation du risque alpha) (2 points)
- Il existe également une perte de puissance (augmentation du risque bêta), on risque de conclure à tort qu'il n'existe pas d'association alors que celle-ci existe (2+2 points)

Question 6 (8 points)

- Premièrement, un ajustement a été effectué pour les potentiels facteurs de confusion socio-démographiques et ceux associés à la grossesse. On dénommait ces résultats comme partiellement ajustés. (1 point)
- Deuxièmement, un ajustement a été effectué pour les facteurs potentiels liés aux parents et aux premières années d'apprentissage. On dénommait ces résultats comme complètement ajustés. (1 point)
- Cet ajustement en 2 étapes permet d'évaluer séparément l'impact de ces 2 types de critères (2 points)
- Ces 2 types de critères ont des différences temporelles, les uns sont ante natals, les autres post natals. L'ajustement en 2 étapes permet de respecter cette temporalité et d'évaluer l'impact des 2emes critères en fonction des premiers. (2 points)
- Au final, il faut retenir les résultats les plus ajustés soit les résultats complètement ajustés. (2 points)

Question 7 (10 points)

- En ce qui concerne le vocabulaire des noms évalué à 5 ans (1 point)
- Les enfants ayant eut un allaitement maternel inférieur à 2 mois (1 point)
- Avaient un coefficient de régression linéaire brut (non ajusté) de 3.7 (1 point)
- Par rapport aux enfant non allaités (1 point)
- C'est-à-dire qu'ils obtenaient un score de 3.7 points plus élevé au test de vocabulaire des noms de la BAS
- De manière statistiquement significative avec un IC 95% [2.8 ;4.6] (1 point)

- Après ajustement sur les différents facteurs de confusion potentiels (1 point)
- Ce coefficient retombait à 0.7 (1 point)
- Et n'était plus statistiquement significatif puisque l'intervalle de confiance comprenait 0 (IC95% [-0.1 ; 1.5] (1 point)

- On peut donc dire qu'on ne met pas en évidence d'amélioration statistiquement significative des compétences cognitives en ce qui concerne le vocabulaire des noms évalué à 5 ans chez les enfant allaités moins de 2 mois par rapport aux enfant non allaités (2 points)

Question 8 (10.5 points)

- On ne peut pas affirmer la causalité car il s'agit d'une étude observationnelle (1 point)
- On peut cependant prétendre à une présomption de causalité (1 point)
- Critères de Bradford Hill (2 points)
- Temporalité (allaitement précède développement cognitif et son évaluation) (0.5 point)
- Evidence biologique (0.5 point)
- Plausibilité biologique (0.5 point)
- Rapport dose effet (1 point)
- Cohérence externe avec la littérature existante (0.5 point)
- Constance de la relation dans le temps (1 point)
- Force de l'association (on va jusqu'à une élévation de 7.7 points pour le vocabulaire des noms chez les enfants allaités plus de 12 mois) (1 point)
- Cohérence interne (étude bien menée sans biais majeur) (0.5 point)
- Critère analogique

- Il manque certains critères
- Spécificité de l'association (nombreux facteurs de confusion) (1 point)

Question 9 (9.5 points)

- Rapport bénéfice risque (2 points)
- Pas de risque à l'allaitement maternel (0.5 point)
- Nombreux arguments en faveur d'une augmentation du développement cognitif chez les enfants allaités comparés aux non allaités (1 point)
- Même un allaitement partiel ou de faible durée permet déjà une amélioration des performances cognitives (2 points)
- Amélioration croissante avec la durée de l'allaitement et la proportion de lait maternel par rapport au lait artificiel (1 point)
- Effet d'autant plus marqué que l'enfant est prématuré (1 point)
- Amélioration visible par une avance de l'age cérébral de plusieurs mois (enfant plus précoce) (1 point)
- Amélioration de quasi toutes les compétences cérébrales, à savoir, le langage, le raisonnement sur les images, les capacités spatiales (1 point)

RESUME
(sur 20 points)

OBJECTIF : Evaluer l'association entre allaitement maternel et développement cognitif chez des enfants britanniques selon la prématurité ou non par rapport à l'allaitement artificiel *(20 mots)*
MÉTHODES : Une étude de cohorte prospective millenium (MCS) a été menée auprès de 18818 enfants représentatifs de la population britannique. On excluait les enfants non blancs. On évaluait à 9 mois l'allaitement maternel ou non et sa durée. A 5 ans, des enquêteurs entraînés évaluaient le développement cognitifs de l'enfant à l'aide de 3 sous échelles de la British Ability Scale (BAS) ; le vocabulaire des noms, la similarité d'image, la construction de formes). On stratifiait selon la prématurité. Les résultats étaient ensuite ajustés une première fois sur les facteurs de confusion socio-démographiques et de la grossesse, puis une seconde fois sur les facteurs liés aux parents et aux premières années de vie. *(90 mots)*

RÉSULTATS : 11101 enfants à terme et 778 enfants prématurés analysés. De nombreuses caractéristiques étaient associées à la durée de l'allaitement.
Chez les enfants à terme, le score de vocabulaire des noms augmentait avec l'allaitement (106.1 pour les non allaités contre 114.2 pour ceux allaités >12 mois, coefficient de régression 7.7 IC95%=[6.6 ;8.9] sans ajustement, et 2.4 IC95% = [1.3 ;3.6] après ajustement complet). L'allaitement >4 mois était associé avec une augmentation de 2 points du score de similarité d'images. L'existence d'un allaitement maternel était associée avec une augmentation >1 point pour la construction de formes.
Chez les prématurés, dans les modèles complètement ajustés, l'allaitement >2 mois était associé avec une augmentation de 4 points IC95% = [1.2 ;6.8] du score pour les similarités d'images et de 6 points IC 95% = [1.0 ;11.1] pour le score de construction des formes.
Cela correspondait à une avance de 3 à 6 mois à 5 ans chez les patient allaités comparés aux non allaités. (120 mots)

CONCLUSION : Il existe une association entre l'allaitement maternel prolongé et des scores de développement cognitif plus élevés en particulier chez les prématurés avec une relation dose-effet *(21 mots)*

QUESTIONS	COMMENTAIRES
1	• Il faut se demander que va apporter cette étude ? • Pourquoi on va dépenser du temps et de l'argent à la réaliser ? • Si de nombreuses études bien menées ont déjà répondu à la question ça ne sert à rien, il faut une originalité à cette étude
2	• Question classique • Ne rien oublier : • Temporalité (transversale / longitudinale ; rétrospective / prospective) • Type d'étude (épidémiologique/diagnostique/thérapeutique) • En épidémiologie : descriptive ou analogique ? • Aveugle ? • 1 ou des centres ?
3	• Reprendre le texte de l'article de manière précise • N'oublier aucun détail • Tenter d'expliquer, associer les sous échelles à ce qu'elles évaluent chacune
4	• Rôle d'une analyse stratifiée
5	• Risques alpha et bêta +++ • Diminuer le nombre de sujet = attrition = baisse de puissance
6	• Pour limiter les biais de confusion • Ajustement à posteriori • A priori = appariement ou stratification
7	• Toujours commencer par traduire en français ce qui est écrit dans le tableau • Puis analyser ces chiffres • Evaluer si statistiquement significatif • Toujours retenir les résultats les plus ajustés
8	**Critère de Bradford Hill à connaître parfaitement +++** • Critères caractérisant la nature de l'association o **Temporalité** : antériorité de l'exposition sur l'évènement étudié o **La force de l'association** : plus le RR ou l'OR est grand plus la relation est forte et plus la plausibilité est élevée o **La relation dose effet**, le risque de la maladie doit augmenter avec le niveau d'exposition ou la dose absorbée o **Spécificité de la relation**, si une exposition spécifique est reliée à la survenue d'un évènement de santé particulier, cela renforce le lien de causalité o **Cohérence de la relation** o **Reproductibilité des résultats**, la relation doit être présente dans tous les sous-groupes

	○ **La suppression du facteur d'exposition doit s'accompagner d'une diminution du risque** dans le temps • Critères contextuels ○ **Cohérence avec les connaissances de la littérature** = validité externe ○ **Plausibilité scientifique du lien** ○ **Existence de preuve expérimentale** Moyen mnémotechnique • **« Evidemment CoCo force spécialement Constance au rapport anal »** ○ Evidemment : évidence expérimentale ○ Co : cohérence externe ○ Co : cohérence temporelle ○ Force : force de l'association ○ Spécialement : spécificité de la relation ○ Constance : constance de l'association=reproductibilité ○ Au : plausibilité biologique ○ Rapport : rapport dose-effet ○ Anal : raisonnement analogique
9	• Intérêt de l'article dans la vie quotidienne • Que tirer comme leçon de cette étude • Faut-il changer nos pratiques ?

Achevé d'imprimer en Mai 2014